그림으로

통증·진통의 구조

하시구치 사오리 감수 김연동 감역 이진경 옮김

BM (주)도서출판 **성안당**

들어가며

통증은 생명 유지를 위해 없어서는 안 되는 중요한 감각이다. 우리는 통증 덕분에 자신에게 위험한 것이 무엇인지 배우며 위험도 피할 수 있다. 또한, 통증으로 병의 존재도 알 수 있다.

반면, 통증 때문에 삶의 질(Quality of Life: QOL)은 크게 떨어진다. 통증으로 고통받는 사람은 해마다 늘어나 일본 내에서도 2,000만 명 이상이 중등도 이상의 만성통증으로 시달리고 있다. 이러한 통증의 완화를 위해 인류는 오늘날까지 다양한 방법을 시도해 왔다. 고대 주술적 방법을 시작으로 약초와 생약, 따뜻하게 하거나 차갑게 하는 방법, 통증이 생기지 않게 하는 관리법, 진통제, 신경차단 요법과 수술 등의 침습적 방법, 인지행동 요법, 카운슬링, 재활 치료 등이 그것이다.

하지만 한 가지 방법으로 통증이 개선되는 일은 드물고 통증이 복잡할수록 여러 가지 방법을 조합해 종합적인 치료를 하는 이른바 다각적인 접근이 중요하다. 이는 무슨 방법이든 다 사용하면 좋다는 것이 아니라 통증의 종류에 맞는 방법을 적용해야 효과적이라는 뜻이다. 따라서 적절한 치료와 관리를 제공하기 위해서는 다양한 직종이 서로 연관되어야 하며, 적절한 진통법을 제공하기 위해서는 각 직종이 통증에 관한 지식을 제대로 알고 있어야 한다.

이 책에서는 통증이 발생하는 원리, 다양한 종류의 통증, 통증과 관련된 질환, 통증의 관리와 치료에 대해 알기 쉽게 설명하고 있다. 중요한 용어는 키워드로 반복해 실었으며 그림을 사용해 이해를 돕고자 하였다. 통증치료를 처음 배우는 사람에게는 개념을 세워 접근하기 쉽게 했고 많은 환자를 접해 본 경험자에게는 한 번 훑어봄으로써 통증의 전체적인 내용을 한눈에 파악할 수 있도록 하였다.

이 책이 통증 치료에 임하는 여러분에게 도움이 되어 통증으로 고통받는 사람을 위해 유용하게 사용되길 진심으로 바란다.

하시구치 사오리

들어가며 --- 2

이 책을 보는 방법 ------------------------------ 7

제1장 통증의 기초 지식

통증이란 무엇일까? ------------------------------- 10

통증은 이상을 알리는 신호 --------------------- 12

통증에도 종류가 있다 ----------------------------- 14

발생 원인으로 통증을 분류한다 --------------- 16

침해수용성 통증 ------------------------------------- 18

신경병증성 통증 ------------------------------------- 20

심인성 통증 --- 22

발생 부위로 통증을 분류한다 ------------------ 24

통증 부위가 명확한 체성통증 ------------------ 26

부위 특정이 어려운 내장통증 ------------------ 28

다른 부위가 아픈 연관통증 --------------------- 30

급성통증의 발생기전 ----------------------------- 32

만성통증의 발생기전 ----------------------------- 34

자발통증과 유발통증 ----------------------------- 36

전인적 통증(토탈페인-Total Pain) ----------- 38

통증이 인체에 미치는 영향 --------------------- 40

SPECIAL COLUMN 마인드풀니스(Mindfulness-마음챙김)의 활용 ---- 42

제2장 통증이 생기는 구조

중추신경과 말초신경 ----------------------------- 44

뉴런과 신경섬유의 종류 ------------------------- 46

정보 전달과 척수로의 입력 --------------------- 48

피부감각의 종류와 수용기 ---------------------- 50

감각신경의 전도로 --------------------------------- 52

대뇌겉질의 몸감각영역 ──────────── 54

자율신경 ──────────────────── 56

침해수용성 통증이 생기는 구조 ─────── 58

침해자극을 감지하는 침해수용체 ────── 60

통증유발물질과 발통증강물질 ─────── 62

통증 정보를 중계하는 후근신경절 ────── 64

척수에서 뇌로 통증이 전해지는 구조 ──── 66

뇌줄기, 대뇌둘레계통과 통증 ──────── 68

신경병증성 통증 ──────────────── 70

신경이 끊어지면 어떻게 될까? ─────── 72

교감신경이 관여하는 통증 ─────────── 74

연관통증의 발생 원리 ─────────────── 76

통증의 트리거 포인트 ─────────────── 78

없어진 사지에 통증을 느끼는 환상팔다리 통증 ── 80

통증의 악순환과 만성화 ─────────── 82

통증 자극이 계속되면 과민해진다 ─────── 84

통증을 좌우하는 요인 ① 역치 ─────── 86

통증을 좌우하는 요인 ② 온도 ─────── 88

통증을 좌우하는 요인 ③ 심리적 요인 ──── 90

통증을 좌우하는 요인 ④ 날씨 ─────── 92

통증과 가려움 ──────────────── 94

통증과 저림 ───────────────── 96

SPECIAL COLUMN 무통분만은 왜 늘지 않을까? ──── 98

제3장 통증의 평가와 진단

통증을 측정하는 도구 ───────────── 100

통증 문진과 관찰 포인트 ─────────── 102

여러 가지 통증의 표현 ────────────── 104

통증을 수치화하는 검사법 ─────────── 106

통증 진찰 ① 이학적 검사 ──────────── 108

통증 진단 ② 영상 진단 ----------------------- 110

통증 진단 ③ 심리 검사 ----------------------- 112

통증 진찰 ④ 혈액 검사와 기타 검사 -------------- 114

SPECIAL COLUMN 재택요양과 통증 관리 --------- 116

제4장 통증을 완화하는 방법

체내의 통증 억제 시스템 ---------------------- 118

손으로 쓰다듬는 진통 효과 -------------------- 120

스트레스가 통증을 둔화시킨다 ----------------- 122

쾌감이 통증을 둔화시킨다 -------------------- 124

통증은 익숙해질까? ------------------------- 126

통증 치료법의 개요 -------------------------- 128

진통제에 의한 치료 -------------------------- 130

NSAIDs-비스테로이드성 항염증제 ------------- 132

NSAIDs의 예: '록소닌' 등 ------------------- 134

아세트아미노펜 ----------------------------- 136

최강의 진통제-오피오이드 -------------------- 138

오피오이드의 예 ① 모르핀 -------------------- 140

오피오이드의 예 ② 옥시코돈, 펜타닐 ----------- 142

보조진통제 --------------------------------- 144

기타 약물 ---------------------------------- 146

한방약 치료 -------------------------------- 148

신경 차단 요법 ----------------------------- 150

경막외 차단 -------------------------------- 152

별모양신경절 차단 -------------------------- 154

트리거 포인트 주사 ------------------------- 156

이학 요법의 개요 --------------------------- 158

운동 요법 ---------------------------------- 160

물리 요법 ---------------------------------- 162

심리 요법 ---------------------------------- 164

기타 치료법 ① 외과적 치료 ──────────── 166

기타 치료법 ② 레이저 치료 ──────────── 168

기타 치료법 ③ 광선 요법 ──────────── 170

동양의학의 통증 치료 ──────────── 172

SPECIAL COLUMN 모르핀이 듣지 않는 통증 ─── 174

제5장 여러 가지 통증질환

두통 ① 일차성 두통 ──────────── 176

두통 ② 이차성 두통 ──────────── 178

뇌졸중 후 중추성 통증 ──────────── 180

안면 통증(삼차신경통) ──────────── 182

턱관절 장애(악관절증) ──────────── 184

목 통증(경부 통증) ──────────── 186

외상성 경부 증후군(채찍질 손상) ──────── 188

어깨 통증(어깨관절 주위염) ──────────── 190

팔과 손의 통증 ──────────── 192

가슴 통증 ① 응급흉통 ──────────── 194

가슴 통증 ② 가볍게 넘기면 안 되는 흉통 ──── 196

복부 통증 ① 부위로 병을 예측할 수 있다 ──── 198

복부 통증 ② 응급복통 ──────────── 200

비뇨생식기 계통의 통증 ──────────── 202

부인과 질환에 의한 통증 ──────────── 204

허리 통증 ① 갑자기 나타나는 극심한 요통 ──── 206

허리 통증 ② 만성적인 요통 ──────────── 208

골절로 인한 통증 ──────────── 210

근육 통증 ──────────── 212

관절 통증 ──────────── 214

엉덩관절 통증(고관절 통증) ──────────── 216

무릎 통증 ──────────── 218

발과 발가락의 통증 ──────────── 220

오래 걷기 힘든 간헐성 절뚝거림 ──────── 222

전신성 통증 ──────── 224

복합부위 통증 증후군 ──────── 226

수술 후 통증 증후군 ──────── 228

암성 통증과 완화 케어 ──────── 230

항암제에 의한 통증 ──────── 232

찾아보기 ──────── 234

이 책을 보는 방법

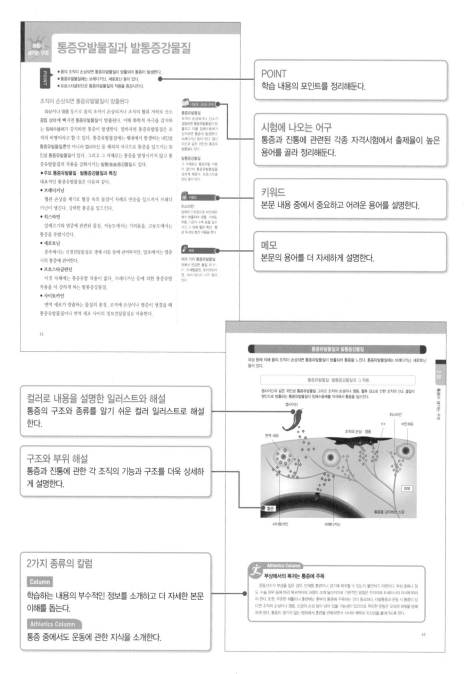

POINT
학습 내용의 포인트를 정리해둔다.

시험에 나오는 어구
통증과 진통에 관련된 각종 자격시험에서 출제율이 높은 용어를 골라 정리해둔다.

키워드
본문 내용 중에서 중요하고 어려운 용어를 설명한다.

메모
본문의 용어를 더 자세하게 설명한다.

컬러로 내용을 설명한 일러스트와 해설
통증의 구조와 종류를 알기 쉬운 컬러 일러스트로 해설한다.

구조와 부위 해설
통증과 진통에 관한 각 조직의 기능과 구조를 더욱 상세하게 설명한다.

2가지 종류의 칼럼

Column
학습하는 내용의 부수적인 정보를 소개하고 더 자세한 본문 이해를 돕는다.

Athletics Column
통증 중에서도 운동에 관한 지식을 소개한다.

1장

통증의
기초 지식

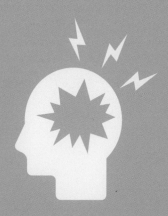

통증의
기초 지식

통증이란 무엇일까?

POINT
- 국제통증학회에서 정한 통증의 정의가 국제적으로 통용된다.
- 통증은 주관적이고 개인적이며 지극히 불쾌한 정동(情動)이다.
- 분노나 불안 같은 감정과 혈압 상승 등의 신체적 변화가 통증과 동반되어 생긴다.

통증은 주관적·개인적인 것

　국제통증학회는 **통증**을 '실질적인 또는 잠재적인 **조직 손상**이나 이러한 손상에 관련하여 표현되는 **감각적이고 정서적인 불쾌한 경험**'이라고 정의하고 있다. 통증을 이해하는 데 가장 중요한 점은 어디까지나 **주관적**이며 개인적이라는 점이다.

　통증의 정의에서는 실제 눈에 보이는 칼로 베인 상처(절상(切傷))나 피하출혈처럼 상처가 났을 때만이 아니라 상처를 입을 것 같은 상황일 때에도 통증은 있다고 보며 통증을 '표현되는 것'으로 설명한다. 즉, 그 사람의 통증이나 그 원인이 되는 현상을 다른사람이 볼 수 있는 것으로 국한하지 않고 본인의 말과 표정으로 고통을 표현한다면 통증은 확실하게 존재한다고 보는 것이다. 실제로 검사를 해도 장기에는 아무 이상이 없는데 고통을 호소하는 경우가 있으며, 이때의 고통 호소를 기분 탓으로만 돌려서 부정해서는 안 된다.

　또, 정의에서 설명하듯이 통증은 지극히 불쾌한 경험이다. 불쾌한 정동은 통증으로 인해 생기는 분노와 슬픔, 짜증, 불안, 공포와 같은 심리 상태나 호흡이 거칠어지고 혈압이 상승하는 등의 신체적 변화를 가리킨다. 통증이 지속되면 몸과 마음이 지치고 우울감에 빠지는 등 일상생활에 지장을 초래하게 된다. 따라서 통증은 방치해서는 안 되며 가능한 한 빨리 모든 수단을 동원해서 완화하거나 제거해야 한다.

 시험에 나오는 어구

통증
조직이 손상되거나 손상 가능성이 있을 때에 표현되는 지극히 불쾌한 감정·정동. 주관적이고 개인적인 것이다.

 키워드

정동(情動, affects)
감정과 그로 인해 생기는 신체적인 변화를 말한다.

 메모

통증은 개인적인 것
같은 자극에도 통증을 느끼는 정도와 통증의 호소는 사람마다 다르다. 통증은 주관적이며 개인적인 것.

통증은 어떤 형태로 나타날까?

통증은 지극히 주관적이고 개인적이지만 그것을 얼마나 정확하게 상대에게 표현할 수 있는지가 통증이라는 불쾌한 감정·정동을 없애는 지름길이 된다.

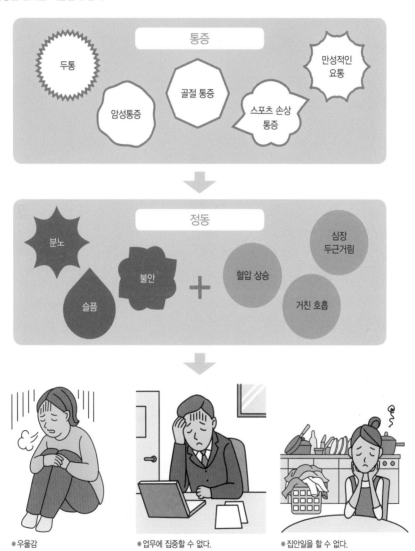

● 우울감

● 업무에 집중할 수 없다.

● 집안일을 할 수 없다.

통증에 대한 대책을 세우지 않으면 몸과 마음이 지쳐서 일상생활에 지장을 초래한다.
따라서 통증은 가능한 한 빨리 완화하거나 제거해야 한다.

통증은 이상을 알리는 신호

POINT

- 통증은 몸의 이상을 알리기 위한 경고다.
- 선천성 무통각증인 아이는 위험을 학습할 수 없다.
- 통증으로 중대한 질병을 알아낼 수 있다.

통증을 느끼지 못하면 몸의 이상을 인식할 수 없다

통증은 몸의 이상을 알려주는 신호다. 그렇다면 통증을 전혀 느끼지 못한다면 어떻게 될까?

선천적으로 통증을 느낄 수 없는 선천성 무통각증이라는 병이 있다. 이병을 앓고 있는 아이는 뼈가 부러질 정도의 충격이 가해지거나 혹은 뼈가 부러지더라도 통증을 느끼지 않기 때문에 무엇이 우리 몸에 위험한지 학습할 수 없다.

또한, 당뇨병이 진행되면 당뇨병성 신경병증이라는 합병증이 발생하는데 이때 통증을 느끼는 감각이 둔해져서 발가락에 작은 상처가 생기고 곪아도 알아채지 못한다. 그래서 모르는 사이에 조직이 썩어 새까맣게 변한 발가락을 발견하고서야 비로소 알게 된다.

통증은 조직이 손상되었을 때, 혹은 손상될 수 있는 강한 자극을 받았을 때 발생한다. 또 조직에 염증이 생기거나 허혈 상태에 빠졌을 때, 암 등에 의해 정상 조직이 압박받을 때도 통증이 발생한다. 통증이 느껴지면 그곳에 무언가 이상이 생겼다고 인식하고 병원에 가는 등의 적절한 조치를 해야 한다.

일반적으로 갑자기 증상이 나타나는 병은 통증을 수반한다. 예를 들어 뇌졸중에 의한 두통(P.178 참조), 심근경색에 의한 흉통(P.194 참조), 요관결석에 의한 복통(P.202 참조) 등은 극심한 통증 때문에 누구나 긴급사태인 것을 알 수 있다. 하지만 예를 들어 암인 경우, 초기에는 통증이 거의 없어서 스스로 병을 알아차릴 수 없다. 통증은 고통스러운 증상이지만, 몸의 이상을 경고해 주는 아주 중요한 증상이다.

선천성 무통각증

태어날 때부터 통증을 느낄 수 없는 병으로 말초신경의 이상으로 온도와 통증의 감각이 없다. 대한민국 질병관리청에서는 해당 질병을 희귀 난치성 질환으로 분유하고 있다.

 키워드

당뇨병성 신경병증

당뇨병의 합병증 중 하나. 당뇨병에 의한 말초신경의 손상으로 통증과 같은 감각을 잘 느끼지 못한다.

 메모

심인성 통증도 있다

통증은 대부분 신체적인 자극에 기인하지만, 신체적인 검사를 해도 아무런 이상이 발견되지 않는 심인성 통증도 있다(P.22 참조).

다양한 통증의 신호

통증은 몸의 이상을 알려주는 신호. 방치하거나 신경 쓰지 않으면 나중에 큰 병으로 발전될 수도 있다. 몸이 알려주는 경고에 주의깊게 귀 기울이자.

| 갑작스러운 통증 | 의사의 진찰을 받는다. | 치료를 해서 건강을 되찾는다. |

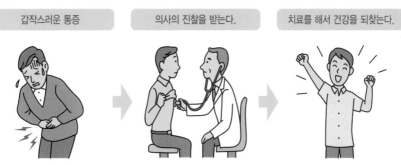

갑작스럽고 극심한 통증은 몸의 이상을 알려 준다. 의사의 진찰과 치료를 받으면 건강을 되찾을 수 있다.

| 병은 있지만, 통증이 없다. | 가벼운 통증이나 불편감이 있는 정도로는 중대한 병으로 여기지 않는다. | 알아차렸을 때는 병이 상당히 진행되었을 수도 있다. |

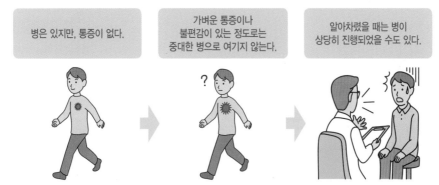

초기에 통증이 없는 병은 중대한 병이라도 알아차리기 어렵다. 통증이 있더라도 약하면 심각하게 여기지 않아 나중에 손쓸 수 없는 경우도 있다.

만약 통증을 느끼지 않는다면….

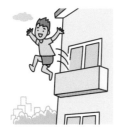

무엇이 위험한지 학습할 수 없다.

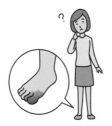

보이지 않는 곳에 상처가 생겨도 알지 못하고 조직이 썩어서 까맣게 변하고 나서야 알게 된다(절단이 필요하다).

통증에도 종류가 있다

- 통증의 분류는 정확한 진단과 치료를 위해 중요하다.
- 통증의 원인, 통증 부위, 통증 유형 등으로 분류할 수 있다.
- 통증의 종류가 다르면 원인도 다를 가능성이 있다.

어디가, 어떻게, 왜 아픈가?

두통과 복통은 원인이 다르다. 두통 중에도 쥐어짜듯이 아픈 경우와 뱅글뱅글 도는 듯이 아픈 경우는 원인이 되는 병이 다를 가능성이 있다.

통증은 그 성질과 기전에 따라 분류할 수 있다. 통증 분류는 통증의 원인을 찾고 정확한 진단과 치료를 하는 데 도움이 된다. 여기서는 먼저 어떤 분류 방법이 있는지 살펴보고 각각의 내용은 그 후, 자세히 설명하도록 한다.

■통증의 분류

통증의 분류 방법과 요점은 다음과 같다.

● 통증의 원인으로 분류한다(P.16~23 참조)

피부를 베이거나, 신경이 손상되거나 병으로 염증이 생기는 등 통증을 일으키는 자극의 종류와 통증의 원인으로 분류한다. **침해수용성 통증**과 **신경병증성 통증** 그리고 **심인성 통증**으로 나눈다.

● 통증의 부위로 분류한다(P.24~31 참조)

머리가 아프거나 허리가 아프거나 혹은 피부 표면이 아프거나 관절이 쑤시는 등 통증을 느끼는 부위에 따라 분류한다. **체성통증, 내장통증, 연관통증, 중추성 통증**으로 나눈다.

● 통증이 생기는 방식으로 분류한다(P.32~37 참조)

갑자기 생기는 통증=**급성통증**인지, 모르는 사이에 아프기 시작해서 계속 이어지는 통증=**만성통증**인지 등 통증이 생기는 방식으로 분류한다. 또한, 가만히 있어도 아픈 **자발통증**과 움직이거나 누르는 등의 자극으로 생기는 **체위성통증**은 국소에서 발생한다는 차이가 있다.

 시험에 나오는 어구

염증
조직에 감염이나 기계적 자극이 가해지면 면역이 작용해서 생기는 반응. 통증, 발적, 발열, 종창의 네 가지 징후가 나타난다.

 키워드

통증의 원인
여기서는 통증의 원인이 되는 질환이 아니라 어떤 자극에 의해서 어떤 기전으로 통증이 발생하는지 설명하고 있다.

 메모

통증의 분류로 정보를 정리한다
어떤 통증이 생겼을 때 통증의 원인, 부위, 통증이 생기는 방식, 통증 유형을 정리하면 무엇이 발생했는지 알 수 있게 된다.

통증의 분류

통증은 부위와 유형, 원인 등에 따라 분류할 수 있다. 정확한 진단과 치료를 위해서도 통증을 정확하게 분류하는 것은 중요하다.

통증의 원인에 의한 분류

침해수용성 통증

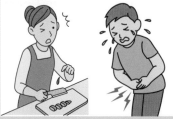

손가락을 베이거나 무릎을 부딪치는 등의 상처에 의한 통증, 설사나 변비로 인한 복통과 같은 통증

신경병증성 통증

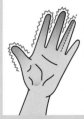

신경 압박이나 절단으로 생기는 통증

심인성 통증

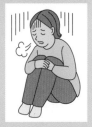

정신적인 문제로 생기는 통증

통증 부위에 의한 분류

채성통증

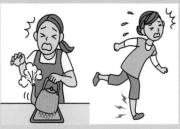

화상에 의한 피부 통증, 관절을 삔 후의 통증과 같이 피부, 근육, 뼈, 관절 등에 생기는 통증

내장통증

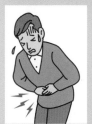

흉통과 복통 등 내장통증

연관통증

심근경색으로 턱이나 어깨에 통증을 느끼는 등 병이 있는 장기와 다른 곳에서 발생하는 통증

통증이 생기는 방식에 의한 분류

급성통증

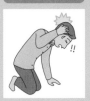

만성통증

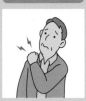

갑자기 생기는 극심한 두통과 같은 급성통증과 오랜 기간 시달려온 어깨 통증 같은 만성통증

자발통증

체위성통증

가만히 있어도 아픈 자발통증과 움직이면 아픈 체위성통증

발생 원인으로 통증을 분류한다

POINT

- 침해수용성 통증은 통증의 자극을 감지해서 발생하는 것이다.
- 신경병증성 통증은 신경 자체가 손상되어 발생하는 통증이다.
- 심리적 요인으로 발생하는 통증을 심인성 통증이라고 한다.

통증의 자극을 센서가 감지해서 발생하는 통증

기본적으로 통증은 세게 부딪치거나, 날카로운 물건에 베이거나 장기에 염증이 생기는 등의 자극을 받아서 느끼는 증상이다. 이런 자극은 우리의 몸 곳곳에 있는 센서인 **침해수용체**에서 감지한다. 그리고 침해수용체에서 자극을 감지해서 생기는 통증을 **침해수용성 통증**(P.18 참조)이라고 한다. 책상다리에 발가락을 부딪쳐 느끼는 통증이나 위장에 염증이 생겨 느끼는 복통 등 우리가 일상적으로 느끼는 통증의 대부분이 여기에 속한다.

신경 자체의 손상으로 생기는 통증

신경 자체가 손상되거나 압박받아서 발생하는 통증이 있다. 이런 통증을 **신경병증성 통증**(P.20 참조)이라고 한다. 쥐가 전선을 갉아 먹어서 누전이 일어나고 화재로 발전하는 것과 같이 신경이 손상되거나 압박받으면 정보가 정상적으로 전해지지 않거나 자연 발화해서 통증이 발생한다. **당뇨병성 신경병증**이나 **암**의 압박에 의한 통증, 신경이 차단되어 생기는 통증 등이 있다.

심인성 통증은 기분 탓이 아니다

강한 불안이나 공포, 스트레스, 슬픔 등 심리적 문제로 생기는 통증을 심인성 통증(P.22 참조)이라고 한다. 통증을 일으키는 자극이 없고 신경 자체도 정상이지만 통증을 느낀다. 아프다는 호소는 사실이며 몸에 이상이 없다고 해서 기분 탓 등으로 부정해서는 안 된다.

 시험에 나오는 어구

침해수용성 통증
기계적 자극이나 화학적 자극 등 통증을 일으키는 자극을 감지해서 생기는 통증. 일상생활에서 발생하는 통증의 대부분이 여기에 속한다.

신경병증성 통증
신경 자체가 손상되어 생기는 통증. 크게 다쳐서 신경이 절단되거나 강한 압박을 받아서 생긴다.

 키워드

수용기
어떤 자극을 감지하는 센서. 통증 수용기는 침해수용체라고 한다. 맛을 감지하는 미뢰, 소리를 감지하는 내이에 있는 달팽이관, 시각 정보를 감지하는 망막에 있는 시각세포 등도 수용기다.

 메모

수용기 · 수용체
동의어로 사용되기도 하지만 기본적으로 수용기는 자극을 감지하는 센서이고, 수용체는 세포막이나 세포 내에 존재하며 화학물질을 감지하는 단백질로 이루어진 구조를 가리킨다.

통증의 원인에 의한 분류

통증의 원인은 ① 외부의 통증 자극, ② 신경 장애, ③ 심리적 문제에 의한 것으로 크게 분류할 수 있다.

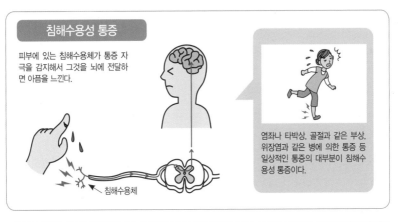

침해수용성 통증

피부에 있는 침해수용체가 통증 자극을 감지해서 그것을 뇌에 전달하면 아픔을 느낀다.

침해수용체

염좌나 타박상, 골절과 같은 부상, 위장염과 같은 병에 의한 통증 등 일상적인 통증의 대부분이 침해수용성 통증이다.

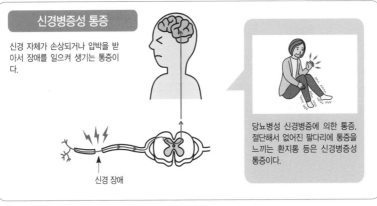

신경병증성 통증

신경 자체가 손상되거나 압박을 받아서 장애를 일으켜 생기는 통증이다.

신경 장애

당뇨병성 신경병증에 의한 통증, 절단해서 없어진 팔다리에 통증을 느끼는 환지통 등은 신경병증성 통증이다.

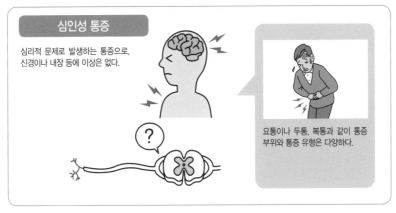

심인성 통증

심리적 문제로 발생하는 통증으로, 신경이나 내장 등에 이상은 없다.

?

요통이나 두통, 복통과 같이 통증 부위와 통증 유형은 다양하다.

침해수용성 통증

POINT

- 통증의 자극을 침해수용체에서 감지해서 생기는 통증이다.
- 통증의 자극에는 기계적 자극, 화학적 자극, 열 자극이 있다.
- 통증 부위가 명확한 체성통증과 명확하지 않은 내장통증으로 나뉜다.

체성통증과 내장통증으로 나뉜다

부딪치거나 베이는 등의 자극을 침해수용체가 감지하고 그 정보가 뇌에 전달되어 생기는 통증이 침해수용성 통증이다. 침해수용체를 자극하는 것으로는 기계적 자극, 화학적 자극, 열 자극이 있다. 침해수용성 통증이 어떤 메커니즘으로 발생하는지는 58쪽에서 상세하게 다룰 예정이므로 여기서는 통증의 특징을 살펴보기로 한다.

침해수용성 통증은 체성통증(P.26 참조)과 내장통증(P.28 참조)으로 나눌 수 있다.

체성통증은 피부, 근육, 뼈, 관절 등에서 느끼는 통증이다. 체성통증은 아픈 부위가 명확한 것이 특징으로 어디가 아픈지 물어보면 비교적 확실하게 '여기'라고 짚을 수 있다. 통증은 예리하고 찌르는 듯한 통증으로 표현된다. 대부분 급성통증으로 통증은 얼마간 계속되고 몸을 움직이면 통증이 심해지기도 한다.

내장통증은 이름대로 내장에 생기는 통증으로 위장염 등에 의한 복통, 콩팥(신장) 등 장기의 염증에 의한 통증 등이 그 예이다. 내장의 염증, 위장의 급격한 수축, 장기가 부어서 장기를 감싸는 막이 늘어나는 것 등이 자극이 된다. 내장통증의 특징은 통증 부위가 명확하지 않은 점이다.

체성통증처럼 '여기'라고 가리킬 수 없고 '이쪽 부근이 아프다'라고 호소한다. 통증은 눌리고 조이는 듯한 통증, 쥐어짜는 듯한 통증 등으로 표현된다. 메스꺼움과 발한을 수반하는 것도 내장통증의 특징이다.

 시험에 나오는 어구

침해수용성 통증
피부나 내장에 있는 침해수용체가 기계적 자극, 화학적 자극, 열 자극을 감지해서 발생하는 통증으로 체성통증과 내장통증으로 나뉜다.

체성통증
피부, 근육, 뼈, 관절 등에 생기는 통증으로 상처에 의한 것이 대부분이다.

내장통증
내장의 통증으로 위장염, 콩팥염(신장염) 등과 같은 내장의 염증. 설사 시의 급격한 장 수축에 의한 통증 등이 있다.

 키워드

기계적 자극, 화학적 자극, 열 자극
기계적 자극은 부딪치고 베이는 등의 충격, 화학적 자극은 통증유발물질 등의 화학물질 자극, 열 자극은 불이나열의 자극이다.

 메모

통증 표현
체성통증과 내장통증은 통증 유형이 다르다. 따라서 통증을 진단할 때는 환자의 통증 표현이 매우 중요하다.

침해수용성 통증의 특징

침해수용체에서 자극을 감지해서 생기는 통증인 침해수용성 통증은 체성통증과 내장통증의 두 종류가 있다.

체성통증

피부, 근육, 뼈, 관절 등에 생기는 통증을 체성통증이라고 한다.

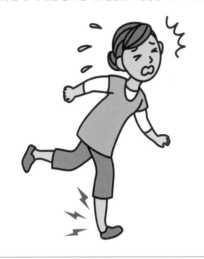

● 통증의 특징

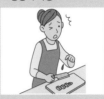

아픈 부위가 명확해서 '여기'라고 짚을 수 있다.

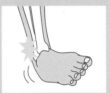

찌르는 듯한 통증, 예리한 통증 등으로 표현된다.

내장통증

내장에서 발생하는 통증으로 흉통, 복통, 등 통증, 요통 등으로 나타난다.

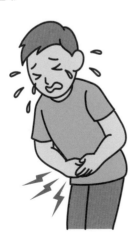

● 통증의 특징

통증 부위가 명확하지 않아서 '이쪽 부근이 아프다'라고 호소하는 경우가 많다.

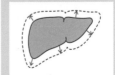

내장의 염증, 부기, 위장의 급속한 수축 등이 원인이다.

신경병증성 통증

POINT

● 신경 자체가 손상되어 생기는 통증을 신경병증성 통증이라고 한다.
● 신경의 절단, 암의 침범, 말초신경 장애 등이 원인이다.
● 상처 등이 나았는데도 전기가 흐르는 듯한 통증이나 따끔따끔한 통증이 계속된다.

상처나 병으로 신경이 손상되어 통증이 발생

신경 자체가 손상되어 신경이 비정상적으로 흥분해서 생기는 통증을 **신경병증성 통증**이라고 한다. 신경병증성 통증의 기전은 70쪽에서 설명한다.

큰 부상으로 신경이 절단되거나 손상된 경우와 신경을 공격하는 성질이 있는 바이러스(헤르페스 바이러스 등)의 **감염**, **당뇨병** 합병증으로 인한 **신경 장애** 등이 원인이다. 또한, **추간판탈출증**(P.206)이나 **척추관협착증**(P.222), 암 종양 등으로 신경이 압박받는 경우에도 통증이 발생한다. 암의 경우 암이 신경으로 퍼지거나 **항암제**의 부작용으로 신경 장애가 생겨서 통증이 발생하기도 한다. 신경병증성 통증은 말초신경뿐 아니라 **뇌졸중**, **척수 손상** 같은 중추신경 장애로도 발생한다.

신경병증성 통증은 바늘로 찌르는 듯한 통증, 전기가 흐르는 듯한 통증, 타는 듯한 통증 등으로 표현된다.

발작과 같이 예리한 통증이 반복적으로 덮쳐오기도 한다. 또한 국소의 감각이 둔해지거나 저림을 수반하기도 하며 상처가 나았는데 통증만 오랫동안 계속되는 경우도 있다.

신경병증성 통증은 부드럽게 쓰다듬는 등 원래라면 통증을 느끼지 않을 자극에 통증을 느끼는 **무해자극통증**(이질통증)(P.84 참조)을 수반하는 경우도 있다.

신경병증성 통증은 잘 낫지 않는 것도 특징으로, 시판되는 일반적인 진통제로는 큰 효과가 없으므로 통증 전문의에게 상담하는 것이 중요하다.

 시험에 나오는 어구

신경병증성 통증
신경이 손상되어 생기는 통증으로 신경 손상이나 절단, 압박 등이 원인이다. 신경이 비정상적으로 흥분해서 통증을 일으키며, 시판되는 진통제는 큰 효과가 없다.

 키워드

무해자극통증(이질통증)
부드럽게 쓰다듬거나, 옷이 스치는 정도의 자극에도 통증을 느끼는 상태로 신경이 과민해져서 발생한다.

 메모

신경병증성 통증은 오래 지속된다
좀처럼 낫지 않는 것이 신경병증성 통증의 특징으로, 수면을 방해하고 업무나 집안일에도 영향을 주어서 우울 상태에 빠지기도 하기 때문에 전문의에게 상담하는 것이 중요

신경병증성 통증의 특징

신경병증성 통증은 신경 자체가 손상되어 일어나는 경우와 암, 당뇨병 등이 원인이 되는 경우가 있다.

신경병증성 통증의 원인이 되는 외상과 병

| 척수 손상 | 뇌졸중 | 당뇨병성 신경병증 |

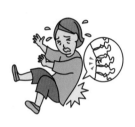 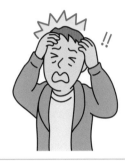 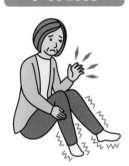

신경 자체가 손상되어 신경이 비정상적으로 흥분해서 통증이 발생한다. 척수 손상 등에 의한 신경의 손상, 당뇨병 합병증에 의한 신경 장애, 암의 신경 침범 등이 원인이다.

● 통증의 특징   바늘로 찌르는 듯한 통증, 전기가 흐르는 듯한 통증, 타는 듯한 통증 등으로 표현된다. 발작적인 심한 통증이 반복되기도 한다. 장기간에 걸쳐 통증에 시달리는 경향이 있다.

| 바늘로 찌르는 듯한 통증 | 전기가 흐르는 듯한 통증 | 타는 듯한 통증 |

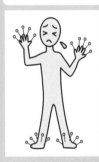 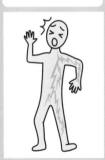 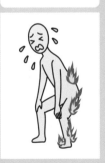

시판되는 진통제는 거의 효과가 없다.

21

심인성 통증

- 병이 없는데 통증이 계속되는 경우 심인성 통증이라고 한다.
- 스트레스나 불안과 같은 정신적 문제가 통증의 원인이 된다.
- 심인성 통증은 결코 기분 탓이 아니다.

검사에서 이상은 없는데 통증이 괴롭다

오랜 기간 통증에 시달리다 검사를 받았지만, 아무런 이상이 발견되지 않는 경우가 있다. 이럴 때의 통증을 **심인성 통증**으로 진단한다. 또한, 통증 유발 가능성이 있는 병을 발견했지만, 객관적으로 봤을 때 그 정도로 심한 통증일 리는 없는데 본인은 극심한 통증을 호소하는 경우도 있다. 이런 통증도 심인성 통증과 연관이 있다고 여겨진다.

심인성 통증은 만성이 된 통증으로 오랜 기간 고통받은 사람에게 나타나기도 한다. 뇌가 통증을 각인해 버려서 병이 나아도 통증만 계속되는 것이다. 또한, 병의 재발과 더 심한 통증에 시달릴 수도 있다는 **불안과 공포**가 더해져 통증을 느끼거나 뇌의 통증을 억제하는 작용(P.118 참조)이 저하되어 통증이 증폭되기도 한다.

심인성이라는 말은 기분 탓이라는 의미가 아니다. **정신·심리적인 문제**가 원인이라는 의미로, 정신을 관장하는 뇌의 작용과 **스트레스**에 대응하기 위해 작용하는 **교감신경** 등 몸의 생리적인 기능에 연관되어 있다. 따라서 '마음먹기에 달렸다.', '신경 쓰지 않으면 통증도 느껴지지 않는다.', '병이 아니니까 참으면 된다.'라는 생각은 잘못된 것이다. 통증은 '주관적이고 개인적인 정동체험'(P.10 참조)이므로 타인에게 보여지는 것이 아닌 본인의 통증 호소를 사실로 받아들여야 한다. 심인성 통증은 좀처럼 자연적으로 낫지 않기 때문에 **정신건강의학과**나 **심료내과**(心療內科, 심신의학적으로 심신상관의 입장에서 내과적 질환을 취급하는 것을 전문으로 하는 진료 부문)에서 적절한 치료를 받아야 한다.

 시험에 나오는 어구

심인성 통증
정신·심리적인 문제가 원인으로 생기는 통증으로 검사로도 신체적인 이상이 발견되지 않는다. 만성통증으로 고생한 사람에게도 발생한다. 자연적으로 낫기 어렵다.

 키워드

교감신경
몸의 기능을 자율적으로 조절하는 자율신경 중. 몸을 전투 태세로 바꾸는 작용을 하는 신경이다. 심박수와 혈압, 혈당치를 높이는 작용을 한다.

 메모

알려지지 않은 병의 증상일지도?
심인성 통증이라고 생각했던 통증이 여태 알려지지 않은 병에 의한 것일 가능성도 있다. 통증을 제대로 알고 적절한 치료가 필요하다.

심인성 통증의 특징

스트레스나 불안 등에서 기인하는 심인성 통증은 병이나 상처가 원인이 아니기 때문에 진단에 어려움이 있지만, 기분 탓으로 치부하는 것은 위험하다.

심인성 통증이란

통증이 있어 병원에서 검사를 받아도 신체적인 이상이 발견되지 않는 경우, 심인성 통증이라고 진단한다.

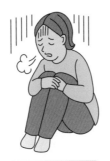

괴로운 통증을 호소한다.

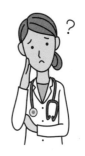

검사를 해도 이상이 없다.

심인성 통증의 요인

정신, 심리적인 문제로 통증이 생기거나 더 심해지기도 한다.

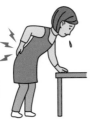

오랜 기간 시달려온 통증

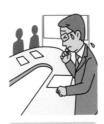

직장이나 가정에서의 스트레스, 피로

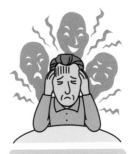

불안과 공포, 통증이나 병의 재발 걱정

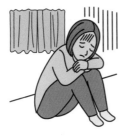

방치하면 업무나 집안일에 지장이 생기거나 우울감에 빠지기도 한다.

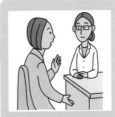

정신건강의학과나 심료내과에서 치료를 받는 것이 중요하다.

발생 부위로 통증을 분류한다

POINT

- 체성통증, 내장통증, 연관통증, 중추성 통증으로 나뉜다.
- 연관통증은 통증 발생 부위와는 다른 곳에서 느끼는 통증이다.
- 뇌와 척수에서 발생하는 통증을 중추성 통증이라고 한다.

통증이 몸의 어디에서 발생하는가

통증은 발생하는 부위에 따라서도 분류할 수 있다. 즉 피부와 근육, 뼈, 관절의 침해수용체가 자극받아서 생기는 통증인 **체성통증**, 내장이 붓거나 위장의 강한 수축 등으로 발생하는 통증인 **내장통증**, 통증의 발생 부위와는 다른 곳이 아픈 **연관통증**, 뇌와 척수가 통증을 만들어 내는 **중추성 통증**이다. 아픈 부위가 비교적 명확한 체성통증과 아픈 부위를 정확하게 짚을 수 없는 내장통증의 특징은 18쪽 침해수용성 통증에서 설명했으므로 여기서는 연관통증과 중추성 통증에 대해 설명하기로 한다.

연관통증은 통증의 원인이 되는 장애가 발생한 곳과는 다른 부위에서 느끼는 통증이다. 예를 들어 **심근경색**이 일어났을 때는 돌연 격렬한 흉통과 동시에 턱과 왼쪽 어깨, 왼쪽 팔에 통증을 느끼기도 한다. 이때 흉통 이외의 통증이 연관통증이다. 연관통증은 신경 혼선 등이 원인으로 생기는 통증으로 어떤 병일 때 어디에 연관통증이 생기기 쉽다는 패턴이 있다(P.30 참조).

중추성 통증은 뇌와 척수로 이루어진 중추에서 발생하는 통증이다. 뇌졸중이나 척수 손상 등에 의해 신경 자체가 손상되어 생기는 **신경병증성 통증**과 종양이나 염증 등에 의한 **침해수용성 통증**이 포함된다. 척수 손상일 경우는 손상 부위가 지배하는 범위와 그 아래의 감각을 잃었을 영역에 비정상적인 통증이 생기기도 한다. 하지만 중추신경이 손상받았다고 해서 꼭 중추성 통증이 일어나는 것은 아니다.

 시험에 나오는 어구

체성통증
피부, 근육, 뼈, 관절의 통증.

내장통증
내장의 염증이나 위장의 급격한 수축 등에 의해 일어나는 통증.

연관통증
통증의 발생 부위와 다른 곳에서 느껴지는 통증. 심근경색일 때의 턱과 왼쪽 어깨의 통증.

중추성 통증
뇌와 척수의 손상이나 병으로 생기는 통증. 신경이 손상되어 생기는 신경병증성 통증과 종양이나 염증 등에 의한 침해수용성 통증이 포함된다.

🔒 키워드

척수 손상
어떤 원인으로 의해 척수가 손상된 상태로, 손상 정도에 따라 통증 외에 마비나 저림 같은 이상 감각이 생긴다.

 메모

척수 손상과 근육·관절통
척수 손상으로 마비가 오면 혼자 힘으로 몸을 움직일 수 없다. 계속 같은 자세로 있으면 근육과 관절에 통증이 발생하므로 정기적으로 자세를 바꿔주어야 한다.

통증 발생 부위에 의한 분류

통증은 어디서 발생하는지에 따라서 ① 체성통증, ② 내장통증, ③ 연관통증, ④ 중추성 통증으로 분류할 수 있다.

체성통증과 내장통증

체성통증 피부, 근육, 뼈, 관절의 통증

내장통증

위장이나 간 등 내장의 통증

연관통증

통증의 발생 부위와는 다른 곳에서 발생하는 통증

심근경색 자체의 흉통

치아

왼쪽 어깨

명치

위

왼쪽 팔

중추성 통증

뇌와 척수의 손상에 의한 침해수용성 통증과 신경병증성 통증. 통증 자극이 없는데 아프다고 느끼거나 마비된 부위에 비정상적인 통증을 느끼거나 한다.

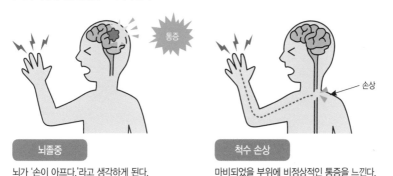

통증

손상

뇌졸중

뇌가 '손이 아프다.'라고 생각하게 된다.

척수 손상

마비되었을 부위에 비정상적인 통증을 느낀다.

통증 부위가 명확한 체성통증

- 몸감각 중, 통증 감각을 체성통증이라고 한다.
- 피부감각인 표면통(표재통)과 심부감각인 심부통이 있다.
- Aδ(에이델타)섬유가 전하는 빠른 통증과 C섬유가 전하는 느린 통증이 있다.

체성통증에는 표면통과 심부통이 있다

통각, 온각, 냉각, 촉각과 같이 피부에서 느끼는 **피부감각**과 위치각, 운동각처럼 관절이나 근육 등에서 느끼는 **심부감각**을 통틀어 **몸감각(체성감각)**이라고 한다. 그리고 피부감각의 통증을 **표면통(표재통)**, 심부감각의 통증을 **심부통**이라고 하며 이것들을 통틀어 **체성통증**이라고 한다. 체성통증은 피부와 관절 등에 있는 **침해수용체**(P.58 참조)인 **자유신경종말**로 감지되어 척수, 시상을 거쳐 대뇌의 일차몸감각영역(일차체성감각영역)에 도달한다. 체성통증의 특징은 아픈 부위가 비교적 명확해서 대부분은 '여기가 아프다'라고 가리킬 수 있다는 점이다.

표면통은 피부나 점막의 통증이다. 피부를 베이거나 뜨겁거나 너무 찬 것에 닿은 자극 등으로 통증을 느낀다. 예를 들면 뜨거운 냄비를 무심코 만졌을 때 순간적으로 날카로운 통증을 느끼고 1초 정도 지나고나서 타는 듯한 통증이 느껴진다. 전자의 순간적인 통증은 A**δ섬유**(P.46 참조)라고 불리는 신경섬유에 의해서 전달되는 것으로 통증 부위가 매우 정확하며 자극이 사라지면 통증도 바로 없어진다. 후자의 조금 지나고나서 느끼는 통증은 **C섬유**(P.46 참조)라고 불리는 신경섬유에 의해 전해지는 통증으로 통증 부위가 모호하고 자극이 없어져도 통증은 사라지지 않는 경우가 있다.

심부통은 근육과 근막, 힘줄, **뼈막(골막)**, 관절주머니(관절낭) 등에 있는 침해수용체에서 감지하는 통증이다. 아픈 부위는 비교적 명확하지만, 통증이 전해지는 빠르기의 차이는 표면통 만큼 명확하지 않고 욱신거리는 통증을 느낀다. 통증은 근육과 인대에 가해지는 기계적 자극과 염증 등에 의해 발생한다.

시험에 나오는 어구

체성통증
피부, 근육, 뼈, 관절에서 느끼는 통증. 몸감각 중, 통증 감각을 가리킨다.

표면통
표재통이라고도 한다. 피부나 점막에서 느끼는 통증.

심부통
근육, 뼈, 관절 등에서 느끼는 통증.

 키워드

Aδ섬유, C섬유
감각 정보를 전달하는 신경섬유의 종류. Aδ섬유는 말이집신경섬유(유수신경섬유)이고 C섬유는 민말이집신경섬유(무수신경섬유)이다.

 메모

연골에 통증 수용기가 있을까?
관절 연골에는 심부통을 감지하는 침해수용체가 없어서 스포츠 장애와 노화로 연골이 손상되어도 그것만으로는 통증을 느끼지 않는다.

체성통증의 종류

몸이 느끼는 통증 감각을 체성통증이라고 한다. 체성통증에는 피부에서 느끼는 '피부감각'과 관절이나 근육에서 느끼는 '심부감각'이 있다.

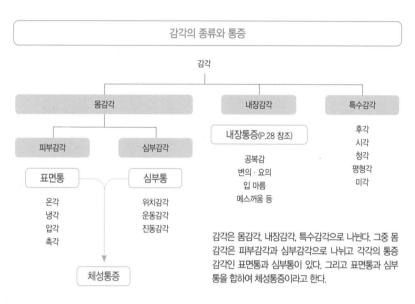

감각의 종류와 통증

감각은 몸감각, 내장감각, 특수감각으로 나뉜다. 그중 몸감각은 피부감각과 심부감각으로 나뉘고 각각의 통증 감각인 표면통과 심부통이 있다. 그리고 표면통과 심부통을 합하여 체성통증이라고 한다.

체성통증의 종류 – 표면통과 심부통

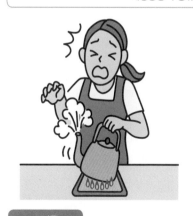

표면통

표면통은 피부나 점막의 통증을 가리킨다. 화상 등의 상처를 입었을 때 순간적으로 날카로운 통증을 느낀 후, 조금 뒤에 타는 듯한 통증을 느낀다.

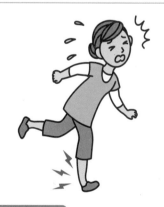

심부통

심부통은 근육, 근막, 뼈, 관절 등의 통증을 가리킨다. 상처를 입었을 때 표면통과 같은 2단계의 통증은 명확하지 않다.

부위 특정이 어려운 내장통증

POINT

- 내장의 염증이나 부기, 위장의 급격한 수축 등을 통증으로 느낀다.
- 내장통증은 대부분 둔통이며 통증 부위가 부정확하다.
- 내장통증은 연관통증을 수반하기도 한다.

통증이 둔하고 부위가 확실치 않은 내장통증

내장통증은 내장의 이상으로 생기는 통증이다. 내장에 염증이 생기거나, 위장 등의 관 모양의 장기가 갑자기 강하게 수축하거나, 혹은 간과 같은 고형 장기가 부어서 장기를 둘러싼 막이 늘어나거나 부어오른 장기가 주변 조직을 압박하면 내장통증이 발생한다.

내장통증은 대부분 **둔통**이며 누르는 듯한 통증, 쥐어짜는 듯한 통증으로 표현된다. 또한, 통증 발생 부위를 딱 집어서 특정할 수 없어 예를 들어 배가 아플 때 '배꼽 왼쪽 주변이 아프다', '아랫배가 아프다'라는 정도로 표현할 수 있는데 피부의 표면통처럼 '여기'라고 가리킬 수 없다. 이는 내장통증을 전하는 신경의 종류와 수, 분포 등이 체성통증과는 크게 다르기 때문이다.

내장통증을 전하는 신경은 **내장구심성 섬유**라고 불리는 신경섬유이며 기본적으로 **자율신경계의 교감신경**과 함께, 일부는 **부교감신경**과 함께 척수로 들어간다. 내장통증을 감지하는 신경은 밀도가 낮고 하나의 신경이 넓은 범위를 담당한다. 또한, 날카롭고 빠른 통증을 전달하는 **Aδ섬유**(P.46 참조)는 적고 느린 통증을 전달하는 **C섬유**(P.46 참조)가 압도적으로 많이 분포되어 있다. 내장통증 대부분이 둔통이고 통증 부위가 명확하지 않은 이유는 이 때문이다.

내장통증에는 **오피오이드**(마약성 진통제)라고 불리는 강한 진통제(P.138 참조)가 잘 듣는다. 또한, 나빠진 내장과는 다른 곳에서 발생하는 연관통증을 수반하는 특징이 있다. 연관통증에 대해서는 다음 항목에서 자세하게 다루도록 한다.

내장통증
내장의 염증. 위장의 강한 수축. 내장의 부기 등이 통증을 일으킨다.

내장구심성 섬유
내장의 감각을 감지해서 중추에 전달하는 신경섬유. 내장통증 외에 입 마름, 공복감, 직장이나 방광의 내압과 같은 정보를 전달한다. 자율신경과 나란히 척수후근으로 들어간다.

내장에서 격렬한 통증이 생기기도 한다
요관결석이나 담석의 통증은 극심하다. 또한, 흉막과 복막도 민감해서 이들을 자극하는 병은 통증이 몹시 심하다.

내장통증의 특징

내장통증은 내장의 염증이나 부기, 위장 등이 갑자기 강하게 수축하거나 해서 생기는 통증이다. 대부분 둔통이며 통증 부위를 특정하기 어렵다.

둔통

대부분이 둔통으로 이 주변이라는 정도로는 나타낼 수 있지만 딱 집어서 가리킬 수 없다.
※요관결석이나 담석처럼 날카로운 통증도 있다.

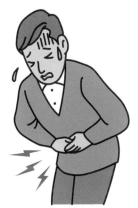

아픈 부위가
부정확

연관통증

심장병으로 왼쪽 어깨에 통증을 느끼는 등 연관통증이 생기기 쉽다.

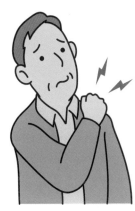

내장통증과 표면통의 신경

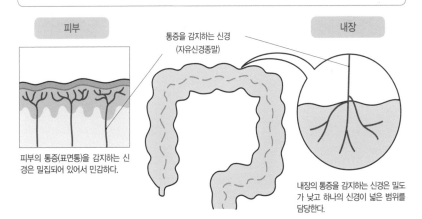

피부

통증을 감지하는 신경
(자유신경종말)

내장

피부의 통증(표면통)을 감지하는 신경은 밀집되어 있어서 민감하다.

내장의 통증을 감지하는 신경은 밀도가 낮고 하나의 신경이 넓은 범위를 담당한다.

내장통증을 감지하는 신경은 하나의 신경이 넓은 범위를 담당하기 때문에 통증이 발생했을 때 어디에서 통증이 발생했는지 특정하기 어렵다.

다른 부위가 아픈 연관통증

POINT

- 통증 발생 부위와 떨어진 곳에 생기는 통증을 연관통증이라고 한다.
- 내장통증에 생기는 연관통증은 신경의 혼선에 의해 발생한다.
- 뭉친 근육에 있는 트리거 포인트(통증 유발점)이 연관통증을 일으킨다.

내장 통증에 수반되는 피부 통증

연관통증은 염증 등으로 통증이 발생한 부위와는 다른 부위에서 느끼는 통증을 가리킨다. 특히 내장통증에 의해 피부에 발생하는 연관통증을 많이 볼 수 있다.

이런 연관통증은 **신경의 혼선**이 원인으로 여겨진다. 내장의 통증 정보가 몸의 통증(체성통증) 정보와 함께 척수에서 하나의 뉴런에 합류하기 때문에 피부도 아프다고 착각하게 되는 것이다(P.76 참조).

내장병에 수반되는 연관통증 중 가장 많이 알려진 것은 **심근경색**일 때 흉통과 함께 턱과 왼쪽 어깨, 등 등에 통증을 느끼는 경우이다. 또한, **담석** 때문에 복통과 동시에 느끼는 오른쪽 어깨 통증, **요관결석**이나 자궁·난소의 종양 등으로 느끼는 요통, **위**나 **십이지장 궤양**으로 느끼는 왼쪽 등의 통증 등이 있다. 이러한 연관통증은 병의 진단에 매우 중요한 정보가 된다.

근육에도 연관통증이 있다

근육의 과도한 사용이나 혈액순환의 불량 등으로 근육이 뭉치고 딱딱한 상태일 때 손가락으로 누르면 깊숙하면서 강한 통증이 느껴지는 지점이 있는데 이곳을 **트리거 포인트**(통증 유발점)(P.78 참조)라고 한다. 이 트리거 포인트를 눌렀을 때 뭉친 근육뿐만 아니라 떨어진 부위의 근육에서도 통증을 느끼는 경우가 있는데 이것도 연관통증이다. 이렇게 근육에서 발생하는 연관통증의 기전은 내장통증의 연관통증과는 다르다고 추측되지만, 아직 확실한 것은 밝혀지지 않았다.

시험에 나오는 어구

연관통증
통증의 원인이 되는 부위와 떨어진 곳에서 발생하는 통증. 심근경색일 때 턱과 왼쪽 어깨의 통증 등.

키워드

트리거 포인트
통증유발점이라고도 한다. 근육이 뭉쳐 있을 때 누르면 특별하게 강한 통증이 느껴지는 지점. 그곳을 누르면 다른 근육에 연관통증이 생기기도 한다.

메모

**근육 뭉침 =
근·근막통증증후군**
과도한 근육 사용과 혈액순환이 원활하지 않아서 근육이 딱딱하게 뭉쳐 있는 상태를 근·근막통증증후군이라고 한다.

연관통증의 종류

원래 통증이 발생한 부위와 떨어진 곳에서 느끼는 통증을 연관통증이라고 한다. 신경의 혼선이나 근육이 딱딱하게 뭉쳐 있기 때문에 떨어진 부위에 통증이 전달되는 경우 등이 있다.

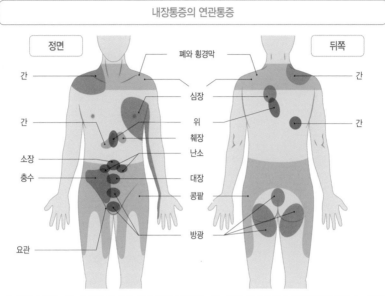

내장통증의 연관통증

정면 / 뒤쪽

폐와 횡경막 / 간 / 간 / 심장 / 위 / 췌장 / 난소 / 대장 / 콩팥 / 방광 / 간 / 소장 / 충수 / 요관

간에 병이 있을 때는 오른쪽 어깨에, 심장에 병이 생겼을 때는 왼쪽 어깨나 팔에 연관통증이 생긴다. 이것을 알아두면 어떤 병의 가능성이 있는지 추측할 수 있다.

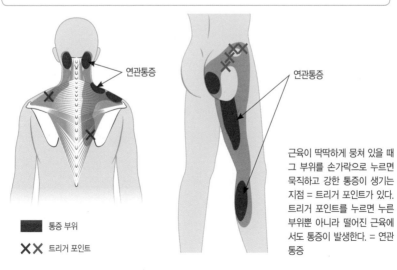

근육과 연관통증 – 트리거 포인트의 예

연관통증

연관통증

통증 부위
✕✕ 트리거 포인트

근육이 딱딱하게 뭉쳐 있을 때 그 부위를 손가락으로 누르면 묵직하고 강한 통증이 생기는 지점 = 트리거 포인트가 있다. 트리거 포인트를 누르면 누른 부위뿐 아니라 떨어진 근육에서도 통증이 발생한다. = 연관통증

급성통증의 발생기전

- 갑작스러운 외상이나 병으로 생기는 급성통증은 대부분 일과성이다.
- 급성통증이 생기면 심박수 증가와 같은 투쟁–도피 반응이 나타난다.
- 통증이 심하면 통증의 악순환에 빠져 만성화될 수 있다.

급성통증은 대부분 일과성

외상이나 급성 질환 등으로 갑자기 생기는 통증이 **급성통증**이다. 손가락이 베이는 등의 **침해자극**을 감지해서 생기는 **침해수용성 통증**이 대부분이며 일상생활 속에서 자주 경험하는 통증이다.

통증은 몸의 이상을 알려주는 신호인데 급성통증이 바로 그 역할을 수행한다. 통증이 몸의 변화를 알려주기 때문에 적절한 대처를 할 수 있는 것이다.

급성통증이 생기면 우리 몸에서는 **투쟁–도피 반응**(fight or flight response)이라고 불리는 생체반응이 일어난다. **혈관 수축, 심박수와 호흡 증가, 혈압 상승, 근육 긴장**, 그리고 손이나 이마에 땀이 난다. 이 반응은 사람이 스트레스에 노출되었을 때와 같은 반응으로 **교감신경–부신수질계**의 작용이 활발해지기 때문에 발생한다. 통증이나 스트레스는 사람에게 긴급 사태이며 그것에 맞서기 위해 몸을 전투태세로 바꾸는 것이다.

급성통증이 악순환에 빠져 만성화된다

통증의 원인이 가볍거나 적절한 치료로 바로 나으면 통증은 사라지고 교감신경–부신수질계의 작용에 의한 투쟁–도피 반응도 없어진다. 하지만 통증이 심하거나 길어지면 투쟁–도피 반응은 쉽게 사라지지 않는다. 그렇게 되면 급성통증이 더해서 **통증유발물질**(P.62 참조)의 방출 등에 의한 통증이 생기고, 그것이 다시 교감신경계를 자극하는 악순환(P.82 참조)에 빠지게 된다. 게다가 통증에 대한 스트레스와 불안과 같은 심리적 요인이 더해져서 외상이나 병은 나아도 통증은 계속되는 만성통증으로 바뀌게 되기도 한다.

급성통증
갑작스러운 외상이나 병에 의한 통증. 대부분 일과성이며 외상이나 병이 나으면 통증도 사라진다.

투쟁–도피 반응
통증이라는 스트레스에 대응하는 교감신경–부신수질계의 작용으로 혈관 수축, 심박수, 호흡 증가, 혈압 상승과 같은 생체반응이 일어나는 현상. 몸을 전투태세로 바꾸는 반응을 한다.

키워드

교감신경–부신수질계
교감신경은 자율신경 중에서 몸을 활동적 혹은 전투태세로 바꾸는 작용을 하는 신경. 부신수질은 아드레날린과 같은 호르몬을 분비하며 내분비계 작용 중에서 교감신경과 비슷한 반응을 일으킨다.

메모

스트레스
자신에게 위협이 되는 것(스트레스 요인)을 만났을 때 도망, 혹은 투쟁에 대비해서 교감신경–부신수질계의 작용으로 몸을 전투태세로 바꾸는 것(스트레스 반응), 혹은 그런 상태이다.

급성통증과 투쟁–도피 반응

외상이나 병 등에 의해 갑자기 발생하는 통증이 급성통증이다. 대부분 일과성이지만 통증이 심하거나 오래 지속되면 만성화될 수 있으니 주의해야 한다.

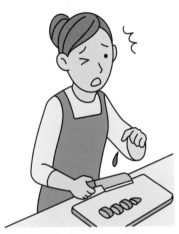

외상 등으로 급성통증이 생긴다.

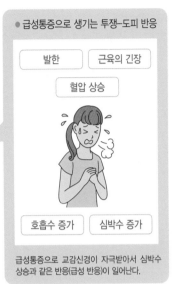

● 급성통증으로 생기는 투쟁–도피 반응

발한	근육의 긴장

혈압 상승

호흡수 증가	심박수 증가

급성통증으로 교감신경이 자극받아서 심박수 상승과 같은 반응(급성 반응)이 일어난다.

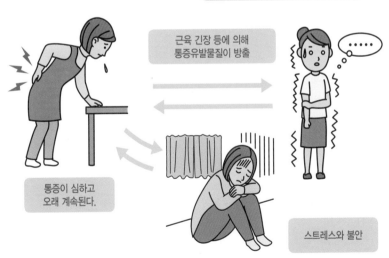

근육 긴장 등에 의해 통증유발물질이 방출

통증이 심하고 오래 계속된다.

스트레스와 불안

급성통증이 심하거나 오래 지속되면 투쟁–도피 반응이 낫지 않고 통증유발물질의 방출 등으로 통증이 더 심해진다. 거기에 심리적 요인도 겹쳐 통증이 만성화되기도 한다.

만성통증의 발생기전

통증의
기초 지식

POINT
- 통증이 오래 계속되는 것을 만성통증이라고 한다.
- 신경병증성 통증, 중추성 통증, 심인성 통증 등이 있다.
- 만성통증은 몸의 이상을 알려주는 신호로서의 의미는 크지 않다.

만성통증은 그 자체가 하나의 병

만성통증은 통증이 오래 계속되는 상태를 말한다. 단, 암이나 류머티즘 관절염(류마티스 관절염)과 같은 병으로 순차적으로 **급성통증**이 발생해 계속되는 경우는 만성적으로 발생하는 통증이지만 만성통증이라고는 하지 않는다.

만성통증은 신경 자체의 손상이 원인으로 발생하는 **신경병증성 통증**(P.20 참조)과 중추신경의 손상과 장애로 중추신경에서 통증이 발생하는 **중추성 통증**(P.24 참조), 정신적인 문제가 원인으로 생기는 **심인성 통증**(P.22 참조) 등이 있으며 급성통증이었던 것이 통증의 악순환에 빠져 만성화된 경우도 포함된다. 정밀 검사를 해도 통증을 일으키는 장애나 병이 발견되지 않는 경우도 적지 않다.

만성통증은 통증 부위가 넓고 명확하지 않은 것이 특징이다. 통증은 타들어 가는 듯한 통증, 욱신욱신 쑤시는 듯한 통증, 바늘로 콕콕 찌르는 듯한 통증 등으로 표현된다. 찌릿찌릿, 저릿저릿한 통증이 계속되면 만성통증이라고 생각할 수 있다.

만성통증은 몸을 지치고 피곤하게 만든다. **피로감, 식욕 부진, 불면, 집중력 저하, 짜증, 통증에 대한 과민 반응** 등의 증상이 나타나고 우울증에 빠지기도 한다. 학업이나 집안일, 업무에 지장을 초래하고 사회생활에도 악영향을 끼친다.

본래 통증은 몸의 이상을 알려주는 신호지만, 만성통증의 경우는 항상 그런 신호를 의미하는 것은 아니다. 만성통증은 그 자체를 하나의 병으로 인식해야 하며 가능한 한 빠르고 정확한 방법으로 치료해야 한다.

 시험에 나오는 어구

만성통증
통증이 오래 계속되는 상태. 단, 암과 같은 진행성 질환으로 급성통증이 차례로 일어나는 것은 만성통증이라고 하지 않는다. 통증 부위가 정확하지 않고 찌릿찌릿한 통증으로 표현되는 것이 특징.

 키워드

신경병증성 통증
신경 자체가 손상됐기 때문에 생기는 통증. 원인이 되는 외상이나 병이 나아도 통증은 계속된다.

중추성 통증
뇌와 척수가 만들어 내는 통증. 뇌·척수의 손상이나 병이 원인이다.

심인성 통증
강한 스트레스 등 정신적인 문제로 생기는 통증.

 메모

만성통증과 병원쇼핑
만성통증의 원인을 알 수 없어 계속해서 병원을 바꾸는 병원쇼핑으로 이어지는 예가 적지 않다.

만성통증의 원인과 영향

통증이 오래 계속되는 만성통증에는 ① 신경 장애에 의한 것, ② 중추신경에서 통증을 유발하는 것, ③ 심인성과 같은 것이 있다. 통증 부위가 넓고 부정확한 것이 특징이다.

신경병증성 통증

신경 손상이나 당뇨병성 신경 병증 등

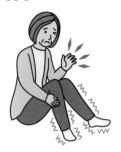

심인성 통증

정신적인 문제로 발생하는 통증. 통증의 악순환으로 만성화된 경우 등

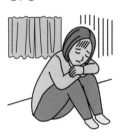

중추성 통증

뇌와 척수의 장애·병으로 중추에서 만들어 내는 통증

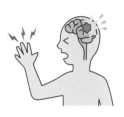

● 순차적으로 발생하는 급성통증은 포함되지 않는다.

류마티스 관절염이나 암 등에서는 급성통증이 잇달아 발생하기 때문에 통증이 오래 계속되는 경우는 만성통증이라고 하지 않는다.

만성통증의 영향

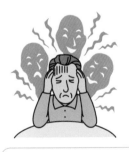

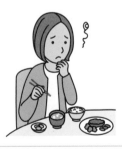

만성통증은 그대로 두면 불면이나 식욕 부진과 같은 증상이 더해지며 우울증에 빠지거나 사회생활에도 지장을 초래한다.

통증의 원인을 알 수 없어서 병원을 차례로 옮겨 다니는 병원쇼핑으로 이어지기도 한다.

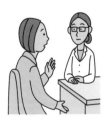

병원을 전전하지 말고 한 명의 의사에게 꾸준히 치료받는 것이 중요하다.

자발통증과 유발통증

- 외상이나 염증에 의한 자발통증, 어떠한 자극으로 생기는 유발통증.
- 운동기관의 외상 등으로 움직이면 아픈 것을 체위성통증이라고 한다.
- 유발통증이 남아 있다면 국소에 염증이 남아 있을 가능성이 있다.

안정 시에도 통증을 느끼는 자발통증과 자극을 주면 아픈 유발통증

가만히 있어도 느끼는 통증을 **자발통증**, 편안한 상태에서는 통증이 없지만 어떤 자극을 가하면 느끼는 통증을 **유발통증**이라고 한다.

예를 들어 손가락을 베었을 때 상처를 입은 직후에는 가만히 있어도 아픈 자발통증이 있지만, 반창고 등으로 단단히 감싸서 고정해주면 비교적 빠르게 통증(자발통증)이 사라진다. 하지만 살짝이라도 환부를 건드리면 소스라칠 정도의 통증(유발통증)을 느끼게 된다. 또한, 한차례 통증이 나아도 몇 시간에서 하루 정도 지나서 자발통증이 재발하기도 한다.

그리고 시간의 경과와 함께 자발통증은 사그라들고 눌렀을 때 아픈 유발통증도 사라지면서 상처가 낫는다. 관절을 삐거나 근육 손상 등 스포츠로 인한 외상이나 허리를 삐끗했을 때 등에도 유사한 과정을 거친다. 근육과 뼈, 관절에 외상이나 장애가 생겼을 때 유발통증을 일으키는 자극은 주로 운동이며, 이런 유발통증을 **체위성통증**이라고 한다.

자발통증과 유발통증의 발생기전

자발통증은 외상의 직접적 자극이나 국소 **염증**에 의해 손상된 조직에서 통증유발물질(P.62 참조)이 방출되거나 조직이 부어서 주위를 압박함에 따라 발생한다. 그리고 염증이 서서히 나으면서 **통증유발물질**의 방출이나 부기가 빠지면서 자발통증이 없어진다. 하지만 염증에 의한 부기가 남아 있으면 그 부분을 누르거나 움직일 때만 신경이 자극받아서 유발통증이 생긴다.

자발통증과 유발통증의 차이

외상이나 염증으로 가만히 있어도 아픈 것이 자발통증, 가만히 있으면 통증이 없지만 어떤 자극이 가해지면 통증을 느끼는 것이 유발통증이다.

> 관절을 삔 후 통증의 변화

1 다리 관절을 삐었다.

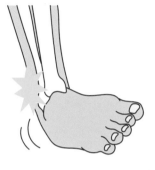

2 운동을 중단하고 안정을 취해도 아프다
= 자발통증

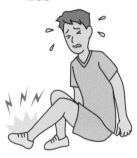

3 응급 처치를 하고 고정하면
일단 자발통증은 가라앉는다.

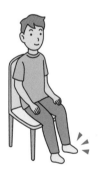

4 조금 지나면 무딘 자발통증이 생긴다.

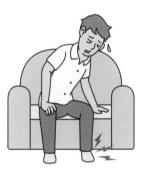

 Athletics Column

요통 진단에 유용한 유발통증

요통의 원인이나 허리 신경의 상태를 진단하려면 언제 통증이 심해지는지(유발통증)를 조사할 필요가 있다. 예를 들어 앞으로 숙이면 아픈 경우와 허리를 뒤로 젖히면 아픈 경우는 원인이 다를 가능성이 있다. 또한, 라세그 징후는 추간판탈출증일 경우 나타나는 증상으로 반듯이 누운 자세에서 무릎을 곧게 편 상태로 들어 올리면 넓적다리(대퇴) 뒷면에 통증이 발생한다.

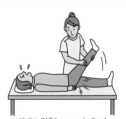

라세그 징후(Lasegue's Sign)

전인적 통증(토탈 페인 – Total Pain)

- ●신체적 · 사회적 · 정신적 통증과 영적 통증이 있다.
- ●암 환자의 통증 완화와 관련해서 알려진 개념이다.
- ●통증은 마음이나 사회적 역할 등에도 서로 영향을 미친다.

통증은 단순한 신체적 고통만은 아니다

암 환자의 3분의 2가 통증을 경험한다고 알려져 있다. 그런 고통스러운 통증에 대해 '어디가 아프다'라는 증상만을 보는 것이 아니라 **토탈 페인**(전인적 통증)으로 파악하는 것이 중요하다는 인식이 점차 퍼지고 있다.

토탈 페인(전인적 통증)에는 **신체적 통증, 사회적 통증, 정신적 통증, 영적통증**이라는 네 가지 측면이 있고 서로 깊은 관련이 있다. 암이 아니라도 통증이 있으면 그 통증에서부터 여러 가지 문제가 발생할 수 있다.

영적 통증은 이해하기 어렵다

신체적 통증에는 일반적인 몸의 통증뿐만 아니라 메스꺼움이나 가려움 등 신체적인 불쾌감도 포함된다.

사회적 통증은 통증과 병 때문에 업무나 집안일과 같은 사회적 역할을 수행할 수 없어 수입이 줄거나, 가족 · 친구와의 인간관계 문제, 상속 문제 등이 있다.

정신적 통증(Mental pain)은 불안과 공포, 분노, 슬픔, 침울, 우울, 자기혐오와 같은 괴로운 감정을 가리킨다.

영적 통증(Spiritual pain)은 통증으로 인해서 환자 자신이 살아가는 의미와 가치, 인생관과 사생관에 대한 고민, 죄의식, 자기 자신의 존재 의의에 대한 문제와 고민을 말한다.

 시험에 나오는 어구

토탈 페인
전인적 통증이라고도 한다. 암 환자의 통증 완화와 관련해서 퍼진 개념이다. 신체적 통증, 사회적 통증, 정신적 통증, 영적 통증이라는 네 가지 측면이 있다.
(토탈 페인(Total Pain)은 1960년대 영국의 시슬리 손더스가 암환자의 완화의료에서 처음 사용한 용어로 통증 자체를 여러 차원에서 이해하고 접근하여 치료해야 한다는 개념 – 감역자 주)

 키워드

영적 통증(Spiritual Pain)
영적 고통이라고도 하지만 영혼, 영감과 같은 초자연적인 것과는 다르다.

 메모

영적 통증의 표현
'사는 의미가 무엇인가', '무엇을 위한 삶이냐', '죽으면 어디로 가는가', '벌을 받아서 병에 걸렸다' 등으로 표현된다.

토탈 페인(전인적 통증)의 요인이 되는 것

토탈 페인(전인적 통증)은 신체적 통증, 사회적 통증, 정신적 통증, 영적 통증의 4종류가 서로 연관되어 있다.

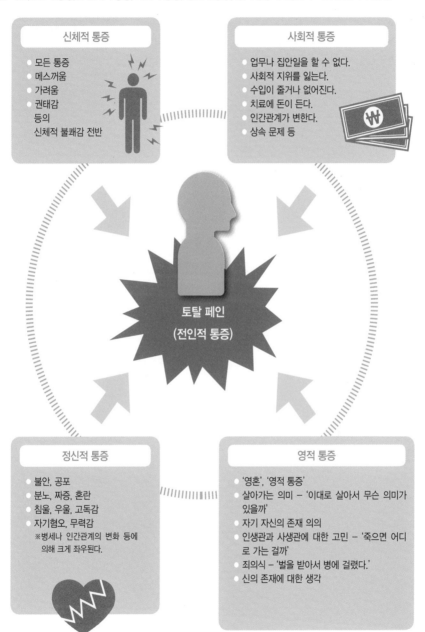

신체적 통증

- 모든 통증
- 메스꺼움
- 가려움
- 권태감
  등의
  신체적 불쾌감 전반

사회적 통증

- 업무나 집안일을 할 수 없다.
- 사회적 지위를 잃는다.
- 수입이 줄거나 없어진다.
- 치료에 돈이 든다.
- 인간관계가 변한다.
- 상속 문제 등

토탈 페인
(전인적 통증)

정신적 통증

- 불안, 공포
- 분노, 짜증, 혼란
- 침울, 우울, 고독감
- 자기혐오, 무력감
  ※병세나 인간관계의 변화 등에
  　의해 크게 좌우된다.

영적 통증

- '영혼', '영적 통증'
- 살아가는 의미 – '이대로 살아서 무슨 의미가 있을까'
- 자기 자신의 존재 의의
- 인생관과 사생관에 대한 고민 – '죽으면 어디로 가는 걸까'
- 죄의식 – '벌을 받아서 병에 걸렸다.'
- 신의 존재에 대한 생각

통증이 인체에 미치는 영향

POINT

- 만성통증은 몸의 이상을 알리는 신호 역할은 하지 않는다.
- 통증은 참는다고 몸에 이로운 것은 아니다.
- 만성통증은 자연 치유가 어렵고 전문의의 치료가 필요하다.

통증은 심신을 지치게 만든다

지금까지 봐왔듯이 통증은 굉장히 불쾌하고 고통스러운 증상이다. 통증은 몸의 이상을 알려주는 신호라는 유용한 역할이 있지만, 그 역할을 수행하는 것은 **급성통증**(P.32 참조)이며 만성화된 통증은 그 역할을 거의 하지 않는다.

통증은 몸과 마음 모두를 지치게 만든다. 특히 만성화된 경우 불면과 식욕부진 등이 이어져 쉽게 지치고 공부나 집안일, 업무를 만족스럽게 할 수 없게 돼 가족이나 친구와 즐겁게 지내거나 취미에 몰두할 수 없게 된다. **만성통증**이 특히 더 까다로운 이유는 원인을 알 수 없는 경우가 많기 때문이다. 검사를 해도 이상이 없거나 나이 탓이라고 해서 해결의 기미가 보이지 않는다. 이렇게 오래 계속되는 통증으로 출구가 보이지 않아 불안이 더해지고 통증이 더욱 커지는 **악순환**에서 빠져나올 수 없게 된다. 병원에서 이상이 없다고 해서 주위의 이해를 받을 수 없고 꾀병이라는 오해 때문에 곤란한 입장에 내몰리기도 한다.

통증을 참아서는 안 된다

'아프다 아프다'라고 호소하는 것을 나약하다고 생각하는 사람이 있다면 그것은 잘못된 생각이다. 통증을 참는다고 얻어지는 것은 없다. 만성통증은 방치해도 자연 치유를 기대하기 어려우므로 가능한 한 빨리 치료를 받아서 통증을 없애야 한다. 최근에는 통증 치료를 전문으로 하는 통증 클리닉도 증가하고 있다.

시험에 나오는 어구

만성통증
신경병성 통증. 중추성 통증. 심인성 통증이 주된 원인이다. 검사로 이상이 발견되지 않을 때도 있다. 잘 낫지 않으며 심신에 악영향을 끼친다.

키워드

통증 클리닉
통증 치료를 전문으로 하는 클리닉. 통증의 원인을 알아내고 통증을 없애기 위해 적극적으로 치료한다.
(한국에서의 정확한 명칭은 마취통증의학과─감역자 주)

메모

통증의 악순환
'아프다→ 교감신경과 운동신경의 긴장→ 혈관 수축과 근육 긴장→ 국소의 혈액순환 장애→ 산소 결핍 조직에서 통증유발물질 방출→ 아프다'라는 악순환을 말한다
(P.82 참조).

통증은 어떤 영향을 미칠까?

통증은 심신을 지치게 한다. 원인을 특정할 수 없다고 방치하면 불안이 더욱 커지고 통증이 더욱 심해지는 악순환에 빠지게 된다.

급성통증으로 생기는 투쟁-도피 반응

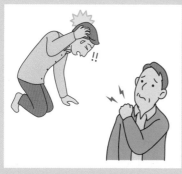

심박수·호흡수 증가, 혈압 상승, 근육의 긴장, 발한 등.

만성통증의 신체적 영향

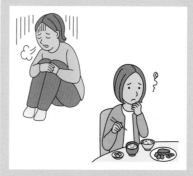

식욕 부진, 불면, 피로감 등. 통증은 악순환에 빠지고 여간해서는 사라지지 않는다.

사회적 영향

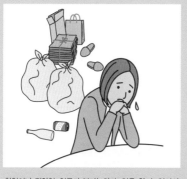

학업이나 집안일, 업무가 불가능하다. 일을 할 수 없어서 경제적으로 힘들다.

정신·심리적 영향

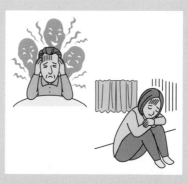

스트레스, 통증이나 병에 대한 불안과 공포, 우울감 등.

● 통증은 참아서 좋을 게 없다.

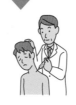

통증 클리닉 등에서 적극적으로 통증 완화 치료 받기.

마인드풀니스(Mindfulness-마음챙김)의 활용

마인드풀니스의 창시자 존 카밧진 박사는 '평가나 판단을 더하지 않고 지금 여기의 경험에 능동적으로 주의를 기울이는 심리적 과정'이라고 정의한다. 순간 순간의 일어나는 생각이나 감정 및 감각을 있는 그대로 수용하면서 판단을 더하지 않고 현재를 중심으로 또렷하게 알아차리는 것이라고 말한다.

통증을 줄이는 방법 중 한 가지로 최근 마인드풀니스가 주목받고 있다. 만성 통증의 원인을 찾을 수 없거나 치료는 받고 있지만, 통증에서 벗어날 수 없다는 사실 때문에 고민하는 사람이 적지 않다. 이러한 경우에 마인드풀니스를 활용해서 마음 상태를 정돈함으로써 통증에 현명하게 대응하자고 하는 취지이다.

현재 일부 병원과 시설에서 마인드풀니스에 관한 지도를 실시하고 있다. 환자는 좋아지려는 의지가 있기 때문에 크든 작든 자신이 할 수 있는 무언가를 찾고 있다. 의료 관계자와 가족이 계속 돌봐주기 바라지만 좀처럼 자신의 생각대로 되지 않거나 불만족스러운 일도 종종 생긴다. 그래서 스스로 주체적으로 실천하는 것에 의미가 있다.

마인드풀니스의 구체적 방법은 명상, 호흡법, 요가 등이다.

명상은 좌선과 같은 자세가 아니더라도 조용히 앉아서 지금의 자신의 감각에 집중하는 것으로 충분하다. 과거를 후회하거나 미래에 대한 불안을 안고 있는 자신을 객관적으로 바라본다. 잡념을 버리고 여러 가지로 고민하고 있는 의식의 본연의 자세를 바꾸는 훈련과 함께 천천히 복식호흡을 한다. 이렇게 매일 반복하면 통증을 느끼는 방식이 달라진다.

현재는 마인드풀니스를 과학적으로 활용하고 있는 상황으로 마인드풀니스로 인해 우울증이나 불안감이 어떻게 변하고, 통증은 어떻게 줄어드는지 과학적인 지표에 따라서 연구하고 있는 단계라고 할 수 있다.

2장

통증이 생기는
구조

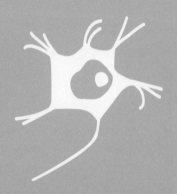

중추신경과 말초신경

통증이 생기는 구조

POINT
- 신경계는 중추신경과 말초신경으로 나뉜다.
- 중추신경은 뇌와 척수, 말초신경은 뇌신경과 척수신경으로 이루어진다.
- 말초신경은 기능적으로 체성신경과 자율신경으로 나눈다.

뇌와 척수로 이루어진 중추신경

신경계는 생체의 온갖 기능을 조절하는 역할을 담당한다. 전신의 내장 기능을 조절하고 운동을 하며 모든 감각 정보를 모으고 감정과 사고, 창조성을 관장한다.

신경계는 **중추신경**과 **말초신경**으로 나누어져 있다. 중추신경은 생체 기능의 컨트롤 센터로 뇌와 **척수**로 구성되어 있다. 뇌는 **머리뼈(두개골)** 안에 있으며 뇌척수액에 떠 있는 것처럼 소중하게 보호되고 있으며 **대뇌**, **사이뇌(간뇌)**, **중간뇌(중뇌)**, **다리뇌(뇌교)**, **숨뇌(연수)**, **소뇌**로 나누어진다. 대뇌는 좌우의 **대뇌반구**로 구성되어 있으며 뇌의 가장 고도의 기능을 담당한다. 사이뇌에서 숨뇌에 이르는 부분은 감정과 정동, 기억, 생명 기능 등을 관장한다. 대뇌의 후면에 있는 소뇌는 운동 기능을 조정하는 작용을 한다. 숨뇌 아래로 이어지면서 척추관을 통과하는 척수는 말초와 뇌 사이에서 주고받는 정보를 중계하거나 **척수반사**를 일으킨다.

뇌신경과 척수신경으로 이루어진 말초신경

말초신경은 말초와 중추를 이어주는 이른바 전선이라고 할 수 있다. 말초신경에는 뇌로 드나드는 12쌍의 **뇌신경**과 척수로 드나드는 31쌍의 **척수신경**이 있다. 끈 모양으로 보이는 신경은 수많은 신경섬유 다발이며, 그곳에는 중추에서 말초로 지령을 전달하는 **원심성 섬유**와 말초에서 감각 정보를 전달하는 **구심성 섬유**가 섞여 있다. 말초신경을 기능에 따라 분류하면 뇌에서 운동 지령을 전달하는 **운동신경**과 말초에서 감각 정보를 전달하는 **감각신경**으로 이루어진 체성신경, 그리고 내장의 기능을 조정하는 **자율신경**으로 나눌 수 있다.

시험에 나오는 어구

중추신경
생체의 모든 기능을 조절하며 뇌와 척수로 이루어진다. 뇌는 대뇌, 사이뇌, 중간뇌, 다리뇌, 숨뇌, 소뇌로 구성되어 있다.

말초신경
뇌를 드나드는 12쌍의 뇌신경과 척수를 드나드는 척수신경이 있다. 말초와 중추 사이에서 주고받는 정보가 전달되는 전선과 같은 것이다.

키워드

체성신경
운동 지령을 대뇌에서 온몸의 근육으로 보내는 운동신경과 온몸의 감각 정보를 말초에서 중추로 보내는 감각신경이 있다.

자율신경
의사와 관계없이(자율적으로) 내장의 작용을 조정하는 신경으로 교감신경과 부교감신경이 있다.

메모

원심성·구심성
중심에서 멀어지는 방향으로 달리는 것을 원심성, 중심을 향하는 방향으로 달리는 것을 구심성이라고 한다. 운동신경 섬유는 원심성 섬유, 감각신경 섬유는 구심성 섬유이다.

중추신경과 말초신경의 구조

신경계는 여러 가지 지령을 내리는 중추신경계와 중추에서 받은 지령을 전신에 보내거나 전신에서 받은 정보를 중추에 보내거나 하는 말초신경계로 나누어진다.

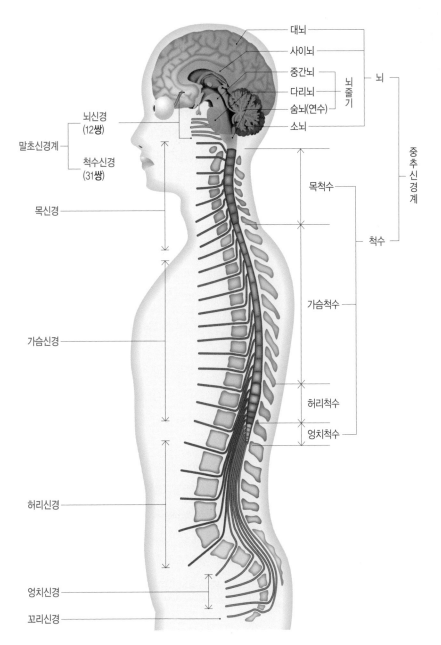

대뇌

사이뇌

중간뇌

다리뇌 ─ 뇌줄기

숨뇌(연수)

소뇌

뇌

뇌신경
(12쌍)

척수신경
(31쌍)

말초신경계

목신경

가슴신경

허리신경

엉치신경

꼬리신경

목척수

척수

가슴척수

허리척수

엉치척수

중추신경계

뉴런과 신경섬유의 종류

- 뉴런은 세포체, 가지돌기(수상돌기), 축삭으로 이루어진다.
- 축삭 끝부분과 다른 뉴런의 가지돌기(수상돌기)가 시냅스를 이룬다.
- 신경섬유에는 말이집이 있는 말이집신경섬유와 말이집이 없는 민말이집신경섬유가 있다.

뉴런의 기본 구조와 종류

신경계의 정보 전달 역할을 맡는 것은 **뉴런**(신경세포)이다. 뉴런은 세포핵이 있는 세포체와 세포체에서 나뭇가지처럼 **뻗어 나온 가지돌기**(수상돌기), 길게 뻗어 나온 **축삭**으로 구성되어 있다. 이 축삭이 **신경섬유**이며 축삭 끝부분의 **신경종말**이 다른 뉴런의 가지돌기와 **시냅스**라고 불리는 접속부를 만들어 정보를 전달한다. 시냅스에는 **시냅스 틈새**(시냅스 간극)라 불리는 틈이 있고 축삭의 신경종말과 가지돌기는 붙어 있지 않다. 축삭을 통해 전해지는 **전기적 신호**(임펄스)는 신경종말에서 **신경전달물질**로 변환되어 시냅스 틈새로 방출된다. 그리고 신경전달물질이 작용해서 가지돌기가 흥분하면 정보가 전달된다.

뉴런에는 종류가 있다

뇌에서 운동 정보를 전달하는 **운동뉴런**은 위에서 설명한 모양이지만 말초에서 감각 정보를 전달하는 **감각뉴런**의 모양은 다르다(P.47 그림 참조). 세포체에서 나온 하나의 축삭이 좌우로 갈라져 한쪽 끝에서 받은 감각 정보를 다른 한쪽의 신경종말로 보내고 있다.

신경섬유에는 축삭에 신경의 전달 속도를 빠르게 하는 **말이집**(수초) 혹은 미엘린이라고 불리는 칼집 모양 수초가 붙어 있는 **말이집신경섬유**(유수신경섬유)와 말이집이 없는 **민말이집신경섬유**(무수신경섬유)가 있다. 그리고 말이집의 두께를 포함한 신경섬유의 두께에 따라 47쪽 표와 같이 Aα(알파), Aβ(베타), Aγ(감마), Aδ(델타), B, C의 6종류로 나눈다. 그중 통증을 전달하는 신경섬유는 말이집신경섬유로 전달 속도가 다소 빠른 Aδ섬유와 민말이집신경섬유로 전달 속도가 느린 C섬유이다.

뉴런
신경세포. 운동뉴런은 세포체와 세포체에서 주위로 뻗어 나온 가지돌기(수상돌기), 축삭으로 구성된다. 감각뉴런은 세포체에서 나온 축삭이 좌우로 뻗어 나간다.

말이집(수초)
'미엘린(Myelin)'이라고도 한다. 슈반세포라고 하는 세포가 축삭 주위를 둘러싼 것. 신경을 전달하는 전기신호는 말이집 사이에 있는 틈새의 랑비에 결절을 도약하듯이 지난다.

시냅스
축삭 끝부분의 신경종말에서 다른 뉴런으로 정보를 전달하는 곳. 신경종말에서 신경전달물질이 시냅스 틈새로 방출되고 그것이 다음 뉴런에 작용해서 흥분을 일으킨다.

말이집신경섬유
(유수신경섬유)
말이집이 붙은 신경섬유로 전달 속도가 빠르다. 말이집의 두께는 섬유에 따라 다른데, 중추신경의 신경에서는 두껍고, 말초신경의 섬유에서는 얇다.

민말이집신경섬유
(무수신경섬유)
말이집이 없는 신경섬유로 전달 속도가 느리다. 통각을 전하는 섬유에는 민말이집신경섬유가 있다.

뉴런과 시냅스의 구조

뉴런은 세포핵이 있는 세포체와 나뭇가지처럼 뻗은 가지돌기, 길게 뻗어 나간 축삭으로 구성되며 신경전달물질을 통해 다양한 정보를 전달한다.

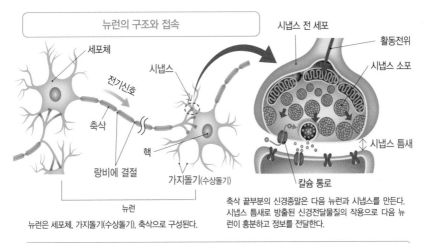

뉴런의 구조와 접속

세포체
전기신호
축삭
핵
랑비에 결절
가지돌기(수상돌기)
뉴런
시냅스

시냅스 전 세포
활동전위
시냅스 소포
시냅스 틈새
칼슘 통로

뉴런은 세포체, 가지돌기(수상돌기), 축삭으로 구성된다.

축삭 끝부분의 신경종말은 다음 뉴런과 시냅스를 만든다. 시냅스 틈새로 방출된 신경전달물질의 작용으로 다음 뉴런이 흥분하고 정보를 전달한다.

운동뉴런과 감각뉴런의 구조

감각뉴런과 운동뉴런은 형태가 다르다.

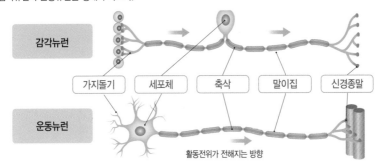

감각뉴런

운동뉴런

가지돌기　세포체　축삭　말이집　신경종말

활동전위가 전해지는 방향

신경섬유의 종류와 작용

섬유	말이집의 유무	직경(㎛)	전달 속도 (m/sec)	작용
Aα	말이집 (두껍다)	12~20	70~120	뼈대근육 운동의 전달, 근육·힘줄의 감각 전달
Aβ		5~12	30~70	촉각·압각 전달
Aγ		3~6	15~30	추내근(근육에 있는 근방추 내의 근육)의 운동 전달
Aδ		2~5	12~30	온각·통각 전달
B	말이집(얇다)	1~3	3~15	자율신경(절전섬유)
C	민말이집	0.5~2	0.2~2	온·냉각과 통각의 전달, 자율신경(절후섬유)

정보 전달과 척수로의 입력

- 신경을 지나는 정보는 전기적 신호로 뉴런에 전해진다.
- 뉴런 세포막의 탈분극으로 전기적 신호가 전달된다.
- 감각 정보는 말초에서 후근을 통해 척수로 들어간다.

신경섬유의 정보 전달 구조

말초에서 뇌로 향하는 감각 정보도 뇌에서 말초로 전해지는 운동 지령도 전기적 신호(임펄스)로 신경섬유를 통해서 간다.

아무런 정보가 없는 상태에서는 축삭의 세포막을 사이에 두고 세포 밖이 '+', 세포 안이 '−' 전위로 정지되어 있으며 이 상태를 분극이라고 한다. 여기에 어떤 자극이 가해지면 세포 밖의 나트륨 이온(Na^+)이 세포 안으로 흘러 들어와 그 부분은 세포 안이 '+', 세포 밖이 '−'로 변한다(탈분극). 하지만 이 순간 옆 부분에서는 탈분극이 일어나지 않고 세포 안과 밖의 전위는 원래대로이므로 여기서 '+'에서 '−'로 전류가 발생한다. 그리고 그 전류 자극으로 옆 부분이 탈분극되고, 그 옆 부분과의 사이에서 전류가 생겨서 다시 옆 부분이 탈분극하는 형태로 연달아 탈분극이 일어나 전기적 신호가 전해진다.

감각 정보는 후근에서 척수로 들어간다

몸감각(체성감각)을 전달하는 감각뉴런(P.46 참조)은 세포체에서 나온 축삭이 곧바로 좌우로 갈라져 한쪽은 말초의 감각수용기에, 다른 한쪽은 척수에 도달한다. 말초의 감각수용기에서 감지한 감각 정보는 전기적 신호(임펄스)로 축삭을 통해 척수 쪽으로 전달된다. 그리고 세포체가 있는 척수신경절을 지나 척수의 후근에서 척수로 들어가고 여기서 척수의 뉴런으로 갈아탄다. 감각 정보는 원칙적으로 척수의 후근에서 들어오는 것이 특징이다.

뉴런에 전기적 신호가 전해지는 구조

뇌를 향하는 정보와 뇌에서 전해지는 지령은 전기적 신호(임펄스)로 신경섬유를 지나 뉴런에 전달된다. 그 구조를 살펴보자.

정보가 흐르지 않는 상태

세포 안이 '−', 세포 밖이 '+'(분극)로 안정된 상태

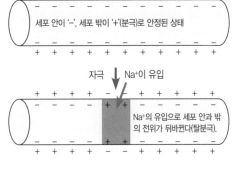

세포 안이 '−', 세포 밖이 '+'(분극)로 안정된 상태

자극을 받은 곳이 탈분극을 일으킨다.

Na+의 유입으로 세포 안과 밖의 전위가 뒤바뀐다. = 탈분극

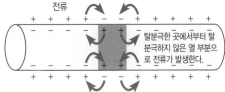

자극   Na+이 유입

Na+의 유입으로 세포 안과 밖의 전위가 뒤바뀐다(탈분극).

탈분극한 곳에서부터 옆 부분으로 전류가 생긴다.

탈분극한 곳에서부터 탈분극하지 않은 옆 부분으로 전류가 발생한다.

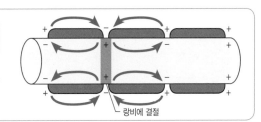

전류

탈분극한 곳에서부터 탈분극하지 않은 옆 부분으로 전류가 발생한다.

이 현상이 옆으로 계속 일어나 전기신호가 전해진다.

말이집신경섬유의 전기적 신호 전달법

말이집신경섬유의 경우, 랑비에 결절을 도약하듯이 탈분극이 일어나기 때문에 전달 속도가 빠르다.

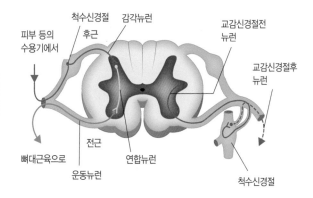

랑비에 결절

척수의 정보 입출력

피부 등의 수용기에서

척수신경절   감각뉴런

후근

교감신경절전 뉴런

교감신경절후 뉴런

전근

연합뉴런

뼈대근육으로

운동뉴런

척수신경절

피부감각의 종류와 수용기

POINT
- 피부감각에는 통각, 온각, 냉각, 압각, 촉각이 있다.
- 피부감각은 형태가 다른 몇 가지 종류의 수용기에서 감지한다.
- 통증을 감지하는 침해수용체는 자유신경종말이다.

통증을 감지하는 것은 자유신경종말

　피부감각은 표재감각이라고도 하며 통각, 온각, 냉각, 압각, 촉각이 있다. 피부감각을 감지하는 센서 = 수용기에는 몇 가지의 구조가 다른 것이 있는데, 한 종류의 센서가 하나의 감각을 감지하는 것이 아니라 통각과 온각 등 복수의 감각을 감지하는 것도 있다.

■피부감각 수용기와 특징
각 수용기의 특징은 다음과 같다.

● 자유신경종말
　신경섬유의 끝이 표피까지 뻗어 있으며 전신에 가장 넓게 분포되어 있다. 이 수용기는 통증을 감지해서 침해수용체라고 불린다. 통증 외에 온각도 감지한다.

● 메르켈원판
　표피의 기저층에 있는 메르켈 세포와 그곳에 접속하는 신경섬유. 구강점막 등에도 있으며 촉각을 감지한다.

● 루피니소체
　방추형이다. 진피에 있으며 온각, 촉각, 압각을 감지한다. 관절을 감싸는 관절주머니(관절낭)에도 있으며 심부감각 감지에 관여한다.

● 마이스너소체
　표피의 기저층 바로 아래에 있다. 끝부분에 이어진 아교섬유(교원섬유)에서 표피의 미세한 움직임을 감지한다. 손가락 안쪽에 많고 손바닥이나 발바닥에도 있으며 섬세한 촉각을 감지한다.

● 파치니소체
　신경섬유 끝부분에 층판 모양의 막이 겹겹이 둘러싼 형태. 진피와 피하조직의 경계 주변에 있으며 주로 압각을 감지한다.

 시험에 나오는 어구

자유신경종말
신경 말단에서 말이집이 없어진 부분이 표피까지 뻗어나온 것. 통증을 감지하는 침해수용체이며 그 외에 촉각 등을 감지한다.

침해수용체
통증의 자극이 되는 기계적 자극, 화학적 자극, 열 자극을 감지하는 센서를 가리킨다. 자유신경종말이 침해수용체이다.

 키워드

피부
표면의 표피와 그 아래 진피로 이루어진다. 피부감각 수용기의 대부분이 진피에 있지만, 자유신경종말은 표피까지 뻗어져 있다.

 메모

심부감각 수용기
위치각과 같은 심부감각은 관절주머니와 힘줄, 피하조직 등에 있는 수용기에서 감지한다. 심부감각 특유의 수용기도 있지만, 루피니소체처럼 피부 수용기와 같은 것도 있다.

피부의 감각수용기

피부감각을 감지하는 수용기에는 구조가 다른 몇 가지 종류가 있다. 각각의 특징은 다음과 같다.

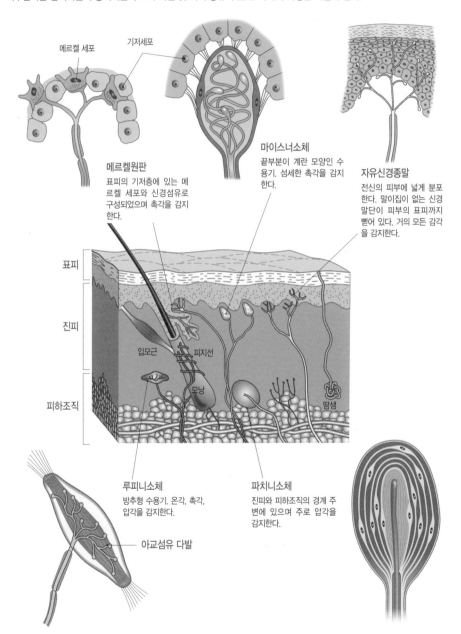

메르켈 세포

기저세포

마이스너소체
끝부분이 계란 모양인 수용기. 섬세한 촉각을 감지한다.

자유신경종말
전신의 피부에 넓게 분포한다. 말이집이 없는 신경 말단이 피부의 표피까지 뻗어 있다. 거의 모든 감각을 감지한다.

메르켈원판
표피의 기저층에 있는 메르켈 세포와 신경섬유로 구성되었으며 촉각을 감지한다.

표피

진피

피하조직

입모근 피지선

모낭

땀샘

루피니소체
방추형 수용기. 온각, 촉각, 압각을 감지한다.

파치니소체
진피와 피하조직의 경계 주변에 있으며 주로 압각을 감지한다.

아교섬유 다발

감각신경의 전도로

POINT

- 감각 정보는 척수후각에서 뉴런을 바꾼다.
- 감각의 종류에 따라 지나는 전도로가 정해져 있다.
- 감각 정보는 좌우 반대쪽으로 이동한다.

감각 정보는 상행선을 타고 뇌에 도달한다

피부 등에서 감지된 감각 정보는 **감각신경** 섬유를 따라서 척수를 지나 최종적으로 대뇌의 **몸감각영역**(체성감각 영역)(P.54 참조)에 도달한다. 전해지는 방향이 말초에서 뇌로 올라가기 때문에 **상행성 전도로**라고 한다. 이 전도로에는 ① 감각 종류에 따라 지나는 곳이 정해져 있다, ② 어딘가에서 좌우 반대쪽으로 이동한다. ③ 뇌의 시상을 경유한다는 기본적인 규칙이 있다.

말초에서 전해진 감각 정보는 **후근**에서 척수로 들어간다(P.48 참조). 팔(상지)에서 온 정보는 **목척수**(경수)로, 다리에서 온 정보는 **허리척수**(요수)로 들어가는 등 척수로 들어가는 높이가 정해져 있다. 즉 척수의 높이에 따라 감각을 담당하는 피부 영역이 정해져 있으며 그것을 나타낸 것이 53쪽 그림이다. 이 그림을 '더마톰(Dermatome, 피부 분절)'이라고 한다.

척수로 들어온 감각 정보는 척수회백질의 **후각**이나 숨뇌에서 뉴런을 바꾸고 좌우 반대쪽으로 옮겨간다. 그래서 피부의 감각은 오른쪽 감각은 좌뇌가, 왼쪽 감각은 우뇌가 담당하게 되어 있다.

척수에 들어온 뒤, 감각 정보는 오로지 척수를 타고 올라가는데 이것을 전하는 신경섬유는 그냥 엉성하게 묶여 있는 것은 아니다. 마치 지하철 노선처럼 온각과 통각은 이 전도로, 섬세한 촉각은 이 전도로와 같이 지나가는 곳이 정해져 있다.

척수를 올라간 정보는 사이뇌의 **시상**에서 다시 뉴런을 바꾼다. 그리고 정보는 시상에서 뉴런을 통해 대뇌겉질(대뇌피질)의 몸감각영역 등으로 전달된다.

시험에 나오는 어구

전도로(傳導路)
감각 정보와 운동 지령이 척수를 지나가는 루트. 지하철 노선처럼 정보에 따라 지나는 루트가 정해져 있다.

키워드

회백질
뇌와 척수에서 뉴런의 세포체가 모여 있는 곳. 척수는 중심에 'H'와 닮은 형태의 회백질이 있다.

메모

감각의 전도로
감각의 전도로에는 척수시상로(앞척수시상로, 가쪽척수시상로)와 뒤섬유기둥-안쪽섬유띠(후삭-내측모대로) 등이 있다.

알아두면 쓸데 있는 생활과학 분야 도서 목록

풍부한 일러스트로 재미있게 풀어낸
알아두면 유용한 생활 속 과학 지식!

펼치는 순간, 밤을
새워가며 읽는다!

잠 못들 정도로
재미있는 이야기

의료 종사자,
스포츠 관계자,
일반인들의 필독서!

그림으로 이해하는
인체 이야기

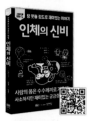

인체의 신비

오기노 다카시 감수 | 윤관현 감역 | 양지영 옮김 | 148×210 | 128쪽 | 9,800원

'방귀와 트림 중 냄새가 더 심한 쪽은?', '콧구멍은 왜 두 개일까?'와 같이 엉뚱하면서도 사소하지만 흥미로운 질문과 답을 통해 인간의 몸과 그 세계를 알아갈 수 있도록 하는 책이다. 다양한 키워드를 신체 기관별로 묶어서 그림과 함께 쉽게 이해할 수 있도록 설명한다.

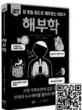

해부학

사카이 다쓰오 감수 | 윤관현 감역 | 이영란 옮김 | 148×210 | 128쪽 | 9,800원

인체에 관한 소소한 의문을 뼈, 근육, 심장, 뇌 등 인체의 구조와 조직을 통해 설명하는 책이다. 궁금하지만 잘 모르는 인체 해부학의 기본 지식과 몸에 관한 내용을 선별했고, 총 55개의 에피소드와 해부학의 역사 등의 칼럼으로 구성했다.

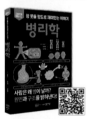

병리학

시가 미쓰구 감수 | 윤관현 감역 | 정세환 옮김 | 148×210 | 128쪽 | 9,800원

병리학은 '왜 병에 걸리는가?'에 대해 의학적 근본을 밝히는 학문이다. 이 책을 통해 건강과 질병에 관해 전반적으로 배운다면 병리학을 쉽게 이해할 수 있을 것이다. 또한 세포와 혈액 대사 및 종양, 암, 유전자 등 인체의 구조·기관, 노화 등의 질병과 그 원인에 대해 올바르게 이해할 수 있다.

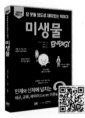

미생물

야마가타 요헤이 지음 | 김헌수 감역 | 황명희 옮김 | 148×210 | 128쪽 | 9,800원

미생물의 기본 개념, 미생물이 우리 몸에 일으키는 현상과 각종 질병, 미생물에 의해 발생하는 발효와 양조 등 다양한 현상들에 대해 설명한다. 또한 각종 질병을 일으키는 미생물과 함께 질병을 치료하는 미생물도 다루고 있으며, 앞으로 다가올 질병에 대한 경고와 함께 예방법을 알려준다.

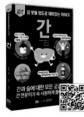

간

쿠리하라 타케시 감수 | 김헌수 감역 | 권수경 옮김 | 148×210 | 128쪽 | 9,800원

간에 관한 새로운 상식부터, 건강과 간을 지키며 즐기는 술을 선택하는 법과 올바른 음주 방법에 대해 설명한다. 또한 당질을 줄이고 간 기능을 강화하는 방법과 다이어트 요령까지 소개한다. 적당히 마시면 오히려 건강에 도움이 되고 약이 되는 술에 대한 모든 궁금증을 재미있게 풀어냈다.

감각 정보의 전도로

감각 정보는 말초에서 뇌로, 감각신경의 섬유를 따라서 척수를 지나 대뇌의 몸감각영역으로 전달된다.

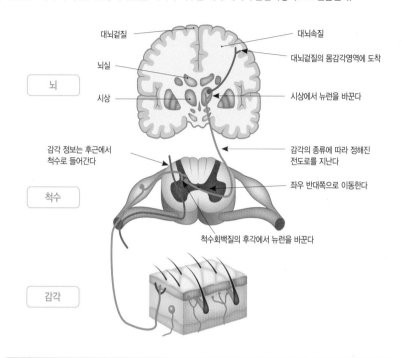

뇌

- 대뇌겉질
- 뇌실
- 시상
- 대뇌속질
- 대뇌겉질의 몸감각영역에 도착
- 시상에서 뉴런을 바꾼다

척수

- 감각 정보는 후근에서 척수로 들어간다
- 감각의 종류에 따라 정해진 전도로를 지난다
- 좌우 반대쪽으로 이동한다
- 척수회백질의 후각에서 뉴런을 바꾼다

감각

피부 분절(더마톰)

척수의 감각신경이 지배하는 영역을 그림으로 나타낸 것을 더마톰이라고 한다. 각각의 번호는 척수가 지배하는 피부지각대를 나타낸다.

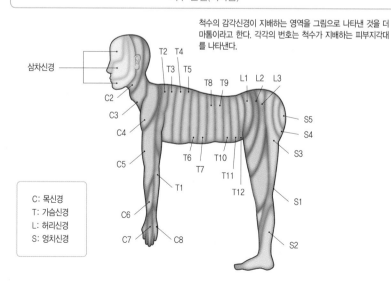

삼차신경

C2, C3, C4, C5, C6, C7, C8
T1, T2, T3, T4, T5, T6, T7, T8, T9, T10, T11, T12
L1, L2, L3
S1, S2, S3, S4, S5

C: 목신경
T: 가슴신경
L: 허리신경
S: 엉치신경

※ C: Cervical(목, 경부), T: Thoracic(가슴, 흉부), L: Lumbar(허리, 요부), S: Sacral(엉치, 천골)

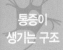

대뇌겉질의 몸감각영역

- 통증 정보는 대뇌겉질의 일차몸감각영역에 도달한다.
- 몸감각영역은 대뇌겉질의 중심고랑 뒤쪽 일대에 있다.
- 내장통증의 정보도 몸감각영역에 전달된다.

대뇌겉질의 일차몸감각영역

온몸에 있는 센서에서 감지한 통증은 감각신경의 전도로를 지나고 시상을
경유해서 대뇌겉질의 **일차몸감각영역**(일차체성감각영역)에 도달한다(P.52 참조).
몸감각영역은 대뇌겉질의 중심고랑(중심구) 뒤쪽 일대에 있다. 오른쪽 감각은
왼쪽 대뇌겉질에, 왼쪽 감각은 오른쪽 대뇌겉질에 도달한다.

띠 모양으로 퍼지는 일차몸감각영역은 장소에 따라 담당하는 몸의 부위가
나뉘어 있다(기능국재(機能局在)). 55쪽 그림은 몸감각영역의 관상 단면이다.
대뇌겉질의 바깥쪽에 그려진 인체 각 부분의 그림은 대뇌겉질의 어느 곳이
몸의 어떤 부위를 담당하는지 대응시켜 그린 것이다. 크게 그려져 있는 손과
얼굴은 그곳을 담당하는 대뇌겉질의 뉴런이 많아 더욱 섬세한 감각을 감지
할 수 있다는 것을 나타낸다. 단, 통증에 대해 어느 정도 민감한지는 각 부위
에 있는 통증의 감각 센서(P.50 참조) 밀도에 따라 크게 다르다.

내장통증도 몸감각영역에 도달한다

내장통증은 내장감각의 하나이다. 내장감각에는 내장통증 이외에도 공복감,
메스꺼움, 변의, 입 마름과 같은 자각할 수 있는 감각(장기감각)과 혈압이나 혈
중 산소·이산화탄소 분압처럼 자각할 수 없는 감각이 있다. 혈압처럼 자각
할 수 없는 감각 정보는 대뇌겉질에는 전해지지 않고, 척수와 뇌줄기에서 반
사를 일으킨다. 그에 반해 내장통증이나 공복감처럼 자각 가능한 내장감각의
정보는 시상을 경유해서 대뇌겉질의 몸감각영역까지 전달된다.

시험에 나오는 어구

일차몸감각영역
(일차체성감각영역)
대뇌겉질의 중심고랑 뒤쪽
일대에 있다. 그 앞쪽에는 운
동영역이 위치한다.

기능국재
(Functional localization)
대뇌겉질의 위치에 따라 담
당하는 기능이 다른 것을 가
리킨다. 예를 들어 몸감각은
몸감각영역이, 운동기능은
운동영역이 담당한다.

메모

**일차몸감각영역의
분담을 나타내는 그림**
대뇌겉질의 일차몸감각영역이
몸의 어느 부위를 담당하는지
를 나타내는 이상한 모습의
인체 그림을 '호문쿨루스'라고
한다.

통증 정보는 어디로 전달될까

몸이 감지한 통증 정보는 시상을 경유해서 대뇌겉질의 일차몸감각영역에 도달한다. 일차몸감각영역에서는 장소에 따라
몸의 어느 부분의 통증을 담당하는지 나누어져 있다.

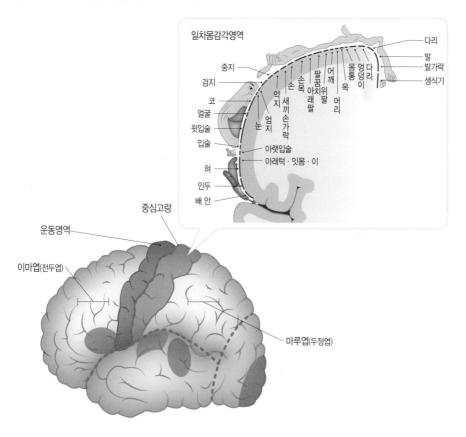

일차몸감각영역

중지
검지
코
얼굴
윗입술
입술
혀
인두
배 안

아랫입술
아래턱·잇몸·이

눈
엄지
약지
새끼손가락
손
손목
팔꿈치아래팔
위팔
어깨
머리
목
몸통
엉덩이
다리

다리
발
발가락
생식기

운동영역
중심고랑
이마엽(전두엽)
마루엽(두정엽)

---

column **몸감각영역의 분담을 입체로 나타낸다**

몸감각영역의 담당 부위를 나타내는 그림(위 그림)을 입체로 하면 오른쪽과
같은 인형이 만들어진다. 이 인형은 호문쿨루스라고 하며 미국·캐나다의 뇌
신경외과 의사였던 펜필드가 밝혀낸 것이다. 덧붙이자면 호문쿨루스는 본래
라틴어로 '작은 인간'이라는 의미로, 유럽의 연금술사가 만든 작은 인조인간과
그것을 만드는 기술을 가리키는 경우도 있다고 한다.

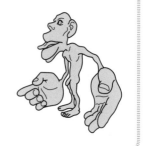

통증이 생기는 구조

자율신경

POINT

- ●자율신경은 무의식중에 장기의 작용을 조절한다.
- ●교감신경과 부교감신경은 항상 작용하면서 균형을 맞춘다.
- ●강한 통증을 느끼면 교감신경이 작용한다.

교감신경과 부교감신경의 작용

　전신에 있는 장기의 작용은 자율신경이 무의식중에 조절해 준다. 더울 때 자연스레 얼굴이 빨갛게 되면서 땀이 나는 것은 체온을 낮추려는 자율신경의 작용 때문이다. 자율신경에는 교감신경과 부교감신경이 있고 원칙적으로 전신의 장기는 이들 양쪽의 지배를 받는다. 이것을 이중지배라고 한다.

　교감신경은 스트레스를 받는 상황이 되거나 매우 기뻐서 흥분한 경우, 또는 갑자기 극심한 통증을 느낄 때 등에 작용해서 몸을 긴장, 흥분, 전투상태로 만든다. 심박수와 혈압, 혈당치를 높이고 기관지 확장, 동공 확대, 그리고 소화기로 가는 혈류를 줄여서 뼈대근육으로 혈액을 보낸다. 반면 부교감신경은 편안하고 차분한 기분일 때 작용해, 몸을 편안하고 안정된 상태로 해준다. 심박수와 혈압은 안정되고 소화, 배설, 생식기능이 활발해진다.

　교감신경과 부교감신경은 스위치로 전환하는 것이 아니라 항상 양쪽 모두 작용하며 상황에 따라 어느 한쪽이 좀 더 많이 작용하게 된다. 긴장하거나 스트레스를 받아서 교감신경이 더 많이 작용을 하더라도 바로 기분을 전환해서 부교감신경을 더 많이 작용하게 하면 몸의 기능은 균형을 유지한다. 하지만 스트레스의 원인이 사라지지 않고 교감신경이 더 많이 작용하는 상태가 지속되면 결국 몸이 피폐해져 버린다.

　자율신경의 중추는 시상하부에 있다. 시상하부는 내분비계의 중추이기도 하며, 전신의 장기를 조절해서 항상성(호메오스타시스(Homeostasis))을 유지하는 작용을 담당한다.

교감신경
스트레스나 갑작스러운 통증 등을 느낄 때 작용한다. 스트레스 등에 대해 몸을 긴장시켜 싸우거나 회피하도록 전투태세를 갖추도록 한다. 심박수·혈압·혈당치 상승 등의 작용이 있다.

부교감신경
편안하고 안정된 상태일 때 작용한다. 식사, 배설, 생식, 휴식을 하기 위해 소화기능이나 배설 기능 등이 활발해진다.

자율신경
자율이란 독자적인 판단으로 움직인다는 의미이다. 자율신경은 인간의 의지와 상관없이 작용한다.

자율신경이 나오는 곳과 지배
교감신경은 가슴척수와 허리척수에서, 부교감신경은 뇌줄기와 엉치척수에서 나온다. 교감신경은 교감신경줄기나 교감신경절에서, 부교감신경은 장기 옆에서 뉴런을 바꾸어 장기에 도달한다(57쪽 그림 참조).

교감신경과 부교감신경

자율신경계는 교감신경과 부교감신경으로 이루어진다. 교감신경은 전신을 활성화시키고, 부교감신경은 편안한 상태로 만드는 작용을 담당한다.

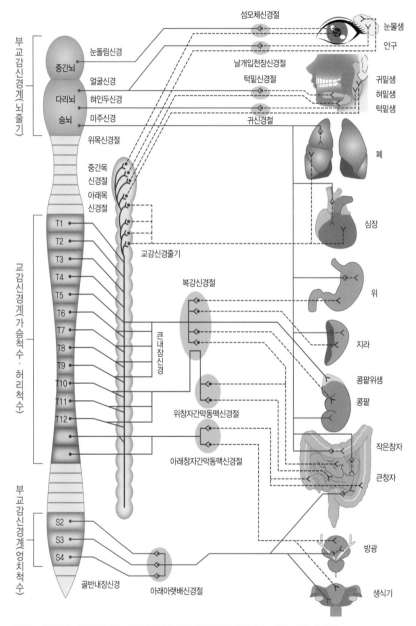

부교감신경계(뇌줄기)

중간뇌
다리뇌
숨뇌

눈돌림신경
얼굴신경
혀인두신경
미주신경

섬모체신경절
날개입천장신경절
턱밑신경절
귀신경절

눈물샘
안구

귀밑샘
허밑샘
턱밑샘

위목신경절
중간목신경절
아래목신경절

교감신경계(가슴척수·허리척수)

T1
T2
T3
T4
T5
T6
T7
T8
T9
T10
T11
T12

교감신경줄기

큰내장신경

복강신경절

위창자간막동맥신경절

아래창자간막동맥신경절

부교감신경계(엉치척수)

S2
S3
S4

골반내장신경

아래아랫배신경절

폐

심장

위

지라

콩팥위샘
콩팥

작은창자

큰창자

방광

생식기

※ 점선은 교감신경이 교감신경줄기나 그 이외의 신경절에서 뉴런을 바꿔서 각 장기에 도달하는 것을 나타낸다.

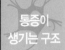
침해수용성 통증이 생기는 구조

- 기계적 자극, 화학적 자극, 열 자극이 통증의 침해자극이 된다.
- 침해자극을 감지하는 침해수용체는 자유신경종말이 담당한다.
- 일차침해수용 뉴런과 이차침해수용 뉴런이 전달한다.

충격이나 화학물질, 열이 통증을 일으킨다

지금까지 신경계를 살펴보았다. 이제 여기서부터는 통증에 주목해서 통증이 어떻게 발생하고 감지되며 전해지는지를 살펴보도록 한다.

강한 충격이나 날카로운 물건에 베이는 등 어떤 자극으로 생기는 통증을 **침해수용성 통증**(P.18 참조)이라고 하며 가장 일상적인 통증이다.

침해수용성 통증을 일으키는 자극이 **침해자극**이고 **기계적 자극, 화학적 자극, 열 자극**이 있다. 기계적 자극은 부딪치거나 찢어지거나 세게 당겨지거나 하는 자극이다. 화학적 자극에는 강한 산과 알칼리, **캡사이신** 등에 의한 외부 자극과 체내에서 발생하는 **통증유발물질**(P.62 참조) 등이 있다. 열은 15℃ 이하 냉각과 43℃ 이상의 온도가 침해자극이 된다.

통증 정보를 전하는 뉴런

침해자극을 감지하는 센서를 **침해수용체**라고 한다. 침해수용체는 피부 등 전신에 분포하는 **자유신경종말**이 그 역할을 담당한다(P.60 참조). 자유신경종말은 침해자극을 감지하면 그것을 전기적 자극으로 변환해서 척수로 보낸다. 이렇게 통증 정보를 말초에서 척수까지 전달하는 뉴런을 **일차침해수용 뉴런**이라고 한다. 그리고 척수에 들어간 통증 정보는 척수에 있는 뉴런에게 바통 터치되어 척수를 타고 올라가 뇌에 도달한다. 이렇게 척수에서 뇌로 통증 정보를 전하는 뉴런을 **이차침해수용 뉴런**이라고 한다.

시험에 나오는 어구

침해자극
통증을 일으키는 자극을 가리킨다. 기계적 자극, 화학적 자극, 열 자극이 있다.

침해수용체
통증을 일으키는 자극을 감지하는 센서. 자유신경종말이 그 역할을 맡는다.

일차·이차침해수용 뉴런
피부 등의 말초에서 척수까지 통증 정보를 전달하는 것이 일차침해수용 뉴런. 척수에서 뇌(시상)까지 통증 정보를 전달하는 것이 이차침해수용 뉴런이다.

키워드

캡사이신
고추의 성분. 침해수용체는 캡사이신을 감지할 수 있다. 즉 매운맛은 통각이다.

메모

자유신경종말 ≠ 침해수용체
자유신경종말은 통증을 감지하는 침해수용체이지만, 촉각과 같은 통증 이외의 감각도 전달하는 작용을 한다.

침해자극과 통증을 전달하는 구조

충격을 받거나 날카로운 물건에 베였을 때 통증을 일으키는 원인이 되는 자극을 침해자극이라고 한다. 침해자극은 ① 기계적 자극, ② 화학적 자극, ③ 열 자극으로 나눈다.

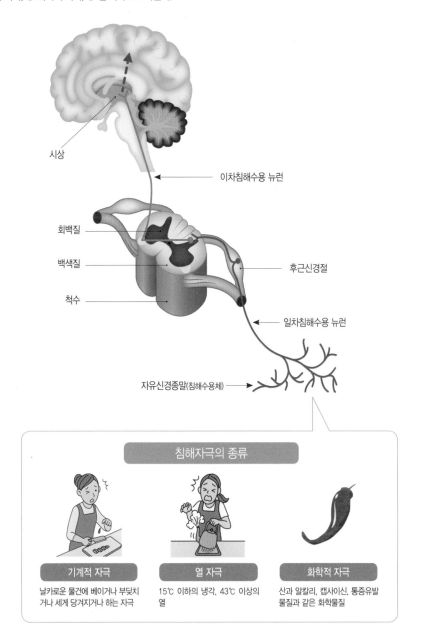

시상

이차침해수용 뉴런

회백질

백색질

척수

후근신경절

일차침해수용 뉴런

자유신경종말(침해수용체)

침해자극의 종류

기계적 자극

날카로운 물건에 베이거나 부딪치거나 세게 당겨지거나 하는 자극

열 자극

15℃ 이하의 냉각, 43℃ 이상의 열

화학적 자극

산과 알칼리, 캡사이신, 통증유발 물질과 같은 화학물질

침해자극을 감지하는 침해수용체

POINT

- 피부에는 고역치 기계수용체와 다형성(폴리모달) 수용체가 있다.
- 고역치 기계수용체는 주로 기계적 자극을 감지해 빠르게 전달한다.
- 다형성 수용체는 다양한 센서를 가지고 있다.

두 종류의 침해수용체

침해수용체는 침해자극을 감지해서 그것을 전기적 신호로 변환하는 장치로 일차침해수용 뉴런(58쪽 참조)의 끝부분에 있다. 침해수용체는 주로 고역치 기계수용체(High Threshold Mechanoreceptor)와 다형성 수용체(Polymodal Receptor)의 2종류로 나누며 각각 감지하는 자극이 다르다.

고역치 기계수용체는 말이집신경섬유(유수신경섬유)인 Aδ섬유가 가지는 수용체로 민말이집신경섬유(무수신경섬유)인 C섬유에도 이 수용체를 가진 것이 있다. 이 수용체는 침해자극 중 기계적 자극과 열 자극에 반응한다.

한편 다형성 수용체는 민말이집신경섬유인 C섬유가 가지는 수용체로 기계적 자극, 열 자극과 더불어 캡사이신과 통증유발물질인 브래디키닌, 발통증강물질인 프로스타글란딘, 사이토카인(P.62 참조)과 같은 다양한 화학적 자극을 감지하기 때문에 많은 종류의 센서를 가지고 있다. 다형성(polymodal)은 '다양식'이라는 의미이다.

근육과 관절, 내장의 침해수용체

근육과 관절의 감각을 전달하는 신경은 I형부터 Ⅳ형으로 나누는 분류가 사용된다. 그중 Ⅲ군의 신경이 Aδ섬유로 통증을 감지하는 작용을 한다. 또한 Ⅳ군의 신경이 C섬유로 다형성 수용체를 가지고 있으며 통증을 감지하는 침해수용체로서의 역할을 수행한다.

내장에는 주로 C섬유의 수용체가 있다. 강한 수축이나 당김 등의 기계적으로 반응하는 타입 외에 염증과 관련 있는 센서가 있다고 여겨진다.

침해수용체의 종류와 역할

침해수용체는 침해자극을 감지해서 전기적 신호로 바꾸는 장치로, 주로 고역치 기계수용체와 다형성 수용체의 2종류로 나눈다.

고역치 기계수용체

고역치 기계수용체는 주로 기계적 자극을 감지한다. 최근에는 열 자극도 감지한다는 사실이 밝혀졌다. Aδ섬유와 일부 C섬유가 가진다.

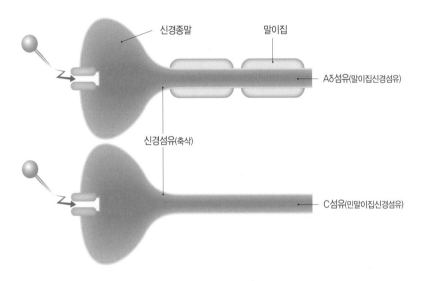

다형성 수용체

다형성이란 다양식이라는 의미로, 다형성 수용체는 기계적 자극, 열 자극, 통증유발물질과 같은 여러 가지 화학적 자극을 감지하는 센서를 가진다. 신경섬유는 전달 속도가 느린 C섬유이다.

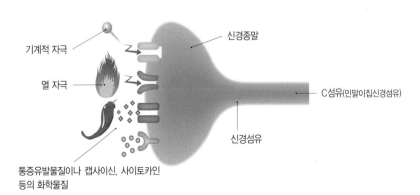

61

통증이 생기는 구조

통증유발물질과 발통증강물질

POINT

- ●몸의 조직이 손상되면 통증유발물질이 방출되어 통증이 발생한다.
- ●통증유발물질에는 브래디키닌, 세로토닌 등이 있다.
- ●프로스타글란딘은 통증유발물질의 작용을 증강시킨다.

조직이 손상되면 통증유발물질이 방출된다

외상이나 염증 등으로 몸의 조직이 손상되거나 조직의 혈류 저하로 산소 결핍 상태에 빠지면 **통증유발물질**이 방출된다. 이때 화학적 자극을 감지하는 **침해수용체**가 감지하면 통증이 발생한다. 말하자면 통증유발물질은 조직의 비명이라고 할 수 있다. 통증유발물질에는 체내에서 발생하는 **내인성 통증유발물질**뿐만 아니라 **캡사이신** 등 체외의 자극으로 통증을 일으키는 **외인성 통증유발물질**이 있다. 그리고 그 자체로는 통증을 발생시키지 않고 통증유발물질의 작용을 강화시키는 **발통(發通)증강물질**도 있다.

■주요 통증유발물질 · 발통증강물질과 특징

대표적인 통증유발물질은 다음과 같다.

● 브래디키닌

혈관 손상을 계기로 혈장 속의 물질이 차례로 반응을 일으켜서 브래디키닌이 생긴다. 강력한 통증을 일으킨다.

● 히스타민

알레르기와 염증에 관련된 물질. 저농도에서는 가려움을, 고농도에서는 통증을 유발시킨다.

● 세로토닌

중추에서는 신경전달물질로 생체 리듬 등에 관여하지만, 말초에서는 염증 시의 통증에 관여한다.

● 프로스타글란딘

이것 자체에는 통증유발 작용이 없다. 브래디키닌 등에 의한 통증유발 작용을 더 강하게 하는 발통증강물질.

● 사이토카인

면역 세포가 방출하는 물질의 총칭. 조직에 손상이나 염증이 생겼을 때 통증유발물질이나 면역 세포 사이의 정보전달물질로 작용한다.

 시험에 나오는 어구

통증유발물질
조직이 손상되거나 산소가 결핍되면 통증유발물질이 방출되고 이를 침해수용체가 감지하면 통증이 발생한다. 브래디키닌 등이 있다. 캡사이신과 같은 외인성 통증유발물질도 있다.

발통증강물질
그 자체로는 통증유발 작용이 없으며 통증유발물질을 강하게 해준다. 프로스타글란딘 등이 있다.

 키워드

히스타민
알레르기 반응으로 비만세포에서 방출되며 콧물, 가려움, 부종, 기관지 수축 등을 일으키고 그 외에 혈관 확장 · 혈관 투과성 항진 작용을 한다.

 메모

여러 가지 통증유발물질
위에서 언급한 물질 외 K^+, H^+, 아세틸콜린, 로이코트리엔, 서브스턴스P, ATP 등이 있다.

통증유발물질과 발통증강물질

외상 등에 의해 몸의 조직이 손상되면 통증유발물질이 방출되어 통증을 느낀다. 통증유발물질에는 브래디키닌, 세로토닌 등이 있다.

통증유발물질 · 발통증강물질과 그 작용

캡사이신과 같은 외인성 통증유발물질 그리고 조직의 손상이나 염증, 혈류 감소로 인한 조직의 산소 결핍이 원인으로 방출되는 통증유발물질이 침해수용체를 자극해서 통증을 일으킨다.

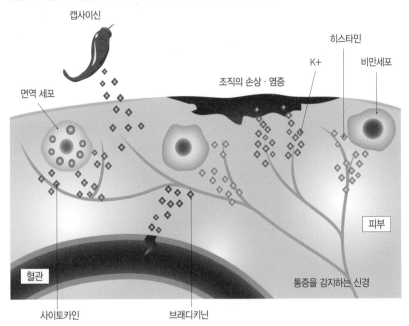

캡사이신

히스타민

K+

비만세포

면역 세포

조직의 손상 · 염증

피부

혈관

통증을 감지하는 신경

사이토카인

브래디키닌

Athletics Column

부상에서의 복귀는 통증에 주목

　　운동선수가 부상을 입은 경우, 언제쯤 훈련이나 경기에 복귀할 수 있는지 불안하기 마련이다. 부상 종류나 정도, 수술 유무 등에 따라 복귀까지의 과정이 크게 달라지므로 기본적인 방침은 주치의와 트레이너의 지시에 따라야 한다. 또한, 꾸준한 재활이나 훈련에는 환부의 통증에 주목하는 것이 중요하다. 자발통증과 운동 시 통증이 있다면 조직의 손상이나 염증, 신경의 손상 등이 남아 있을 가능성이 있으므로 무리한 운동은 오히려 회복을 방해하게 된다. 통증이 생기지 않는 범위에서 훈련을 반복하면서 서서히 체력과 자신감을 붙여가도록 한다.

통증 정보를 중계하는 후근신경절

- ●후근신경절에는 일차침해수용 뉴런의 세포체가 있다.
- ●뉴런의 활동에 필요한 물질을 만들고 대사한다.
- ●척추뼈나 추간판 변형으로 압박받기 쉽다.

감각뉴런의 세포체가 모여 있는 후근신경절

말초에서 통증 정보를 중추에 전하는 **감각뉴런(일차침해수용 뉴런)**은 **세포체**에서 나온 **축삭**이 좌우로 갈라진 형태로(P.47 참조), 말초쪽으로 **뻗은 축삭**의 끝에는 **침해수용체**가 있고 다른 쪽의 축삭 끝은 척수에 들어가 있다. 뉴런의 세포체는 척수에 들어가는 바로 앞 부분에 있으며 이 조금 불룩한 부분을 **후근신경절**이라고 한다. 신경절이란 중추 이외의 장소에 뉴런의 세포체가 모여 있는 장소를 의미하며 감각신경의 후근신경절 외에는 교감신경이 도중에 바꿔 타는 뉴런 세포체가 모여 있는 신경절 등이 있다.

후근신경절의 세포체는 **세포핵**이 있는 부분으로 세포의 활동에 필요한 물질을 만드는 작용을 한다. 뉴런도 하나의 세포이기 때문에 산소를 사용해 에너지원을 연소시키고 에너지를 꺼내서 활동하고 노폐물을 배출한다. 또한, 통증 정보를 전달하는 **아미노산과 펩타이드** 같은 화학물질, 침해자극 감지와 세포 간 정보 전달에 필요한 **이온 통로**, 세포의 구성물, 효소와 같은 단백질을 만들어서 긴 축삭을 지나 세포의 구석구석까지 도달하도록 한다. 예를 들어 신경섬유가 손상되었을 때는 세포체에서 축삭의 보수에 필요한 물질을 만들어서 손상된 곳으로 보내 준다.

후근과 후근신경절은 상하 척추뼈의 **척추뼈고리(추궁)**로 만들어진 **척추뼈사이구멍(추간공)**을 지난다. 이곳은 좁은 터널 모양으로 되어 있어 척추뼈와 추간판이 튀어나오면 쉽게 압박받아서 통증이나 저림 등이 발생한다.

시험에 나오는 어구

후근신경절
통증 정보를 감지해서 척수에 보내는 일차침해수용 뉴런의 세포체가 모여 있는 곳. 척수 후근의 바로 바깥에 있다.

키워드

펩타이드
아미노산이 결합된 물질. 아미노산 수나 조합, 결합 방법은 물질에 따라 다르다.

이온 통로
세포막에 있으며 여러 가지 이온을 지나게 하는 문과 같은 구조. 단백질로 이루어져 있다.

메모

후근신경절을 압박하는 질환
대표적인 것은 추간판의 수핵이 빠져나온 추간판탈출증. 척추뼈가 나이가 들면서 변형되는 변형성 척추증도 후근신경절을 압박할 수 있다. 저림이나 통증이 나타난다.

후근신경절이 통증 정보를 중계한다

감각뉴런의 축삭이 척수에 들어가기 바로 앞의 조금 볼록한 부분을 후근신경절이라고 한다. 여기에서 뉴런의 활동에 필요한 물질을 만들거나 대사를 한다.

척수, 척추와 후근신경절의 구조(경부(목부분))

감각뉴런의 세포체는 후근신경절에 있다. 거기서 축삭이 뻗어 나와 후근에서 척수로 들어가 있다.

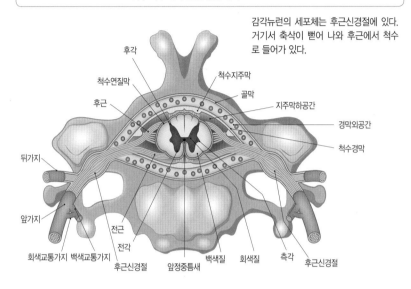

후각
척수연질막
후근
뒤가지
앞가지
회색교통가지 백색교통가지
후근신경절
전근
전각
앞정중틈새
백색질
회색질
측각
후근신경절
척수지주막
골막
지주막하공간
경막외공간
척수경막

척수신경은 척추뼈사이구멍을 통과한다

감각뉴런이 척수에 들어가는 곳인 신경근은 상하 척추뼈의 척추뼈고리로 만들어진 척추뼈사이구멍을 통과하며 추간판과 척추몸통(추체)의 돌출로 압박받기도 한다.

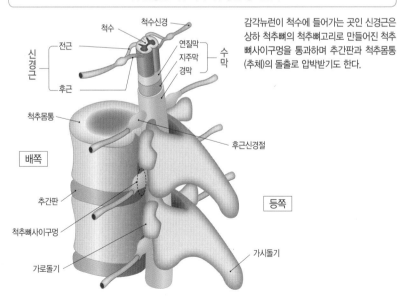

신경근
전근
후근
척수
척수신경
연질막
지주막
경막
수막
척추몸통
배쪽
추간판
척추뼈사이구멍
가로돌기
후근신경절
등쪽
가시돌기

척수에서 뇌로 통증이 전해지는 구조

POINT
- 이차침해수용 뉴런이 척수에서 통증 정보를 받는다.
- 특이적침해수용 뉴런과 광작동역 뉴런이 있다.
- 시상은 후각 외의 감각 정보를 모아서 뇌의 각 부분으로 보낸다.

척수에서 시상까지

일차침해수용 뉴런이 말초에서 감지한 통증 정보는 후근에서 척수로 들어가고 후각에서 다음 뉴런으로 전달된다. 여기서 정보를 받은 뉴런을 이차침해수용 뉴런이라고 하며 통증 정보를 대뇌 중심에서 가까운 곳에 위치한 시상까지 전달한다.

이차침해수용 뉴런에는 특이적침해수용 뉴런과 광작동역 뉴런의 2종류가 있다. 특이적침해수용 뉴런은 강한 기계적 자극에만 반응하는 뉴런으로 통증 자극 장소를 포인트로 특정하는 작용을 한다고 여겨진다. 광작동역 뉴런은 담당하는 피부 범위가 약간 넓으며, 그 범위의 중심부에서는 스치는 등의 약한 자극에도 민감하게 반응하고 주변부일수록 강한 자극이 아니면 반응하지 않는다(둔감)는 특징이 있다. 따라서 광작동역 뉴런은 통증의 강약을 알 수 있는 작용을 한다고 생각된다.

시상에서 대뇌로

이차침해수용 뉴런은 후각을 나와서 좌우 반대쪽으로 이동해 통증 정보 전용 전도로(52쪽 참조)를 지나서 시상에 도달한다. 시상은 후각 외의 감각 정보를 뇌의 여러 곳으로 중계하는 작용을 한다. 시상으로 들어온 통증 정보는 뉴런을 바꿔 대뇌겉질의 몸감각영역뿐만 아니라 정동과 본능 행동을 담당하는 대뇌둘레계통(대뇌변연계)(P.68 참조)과 사람의 의사를 관장하는 이마엽앞영역(전두전야) 등에도 전달된다.

 시험에 나오는 어구

이차침해수용 뉴런
척수에서 일차침해수용 뉴런으로부터 통증 정보를 받아서 시상까지 보내는 뉴런. 특이적침해수용 뉴런과 광작동역 뉴런이 있다.

시상
대뇌반구 좌우에 끼인 듯 위치한 신경핵의 집합체. 후각 외의 감각 정보를 대뇌겉질을 비롯해 뇌의 여러 곳으로 중계한다.

 키워드

통증 정보의 전용 전도로
주로 척수시상로라고 불리는 길을 지난다. 척수시상로는 척수 바깥쪽의 앞쪽 축삭이라고 불리는 곳을 통과한다.

 메모

이마엽앞영역(전두전야)
이마엽(전두엽) 부분으로 사람의 사고나 의사결정, 사회적 행동, 갈등과 같은 고도의 기능을 담당한다.

통증 정보를 받는 뉴런

척수에서 통증 정보를 받은 이차침해수용 뉴런에는 특이적침해수용 뉴런과 광작동역 뉴런의 2종류가 있다.

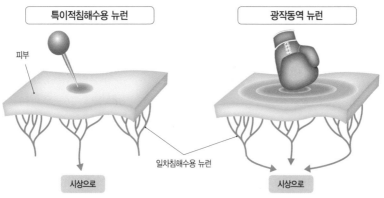

특이적침해수용 뉴런과 광작동역 뉴런

특이적침해수용 뉴런

피부

일차침해수용 뉴런

시상으로

광작동역 뉴런

시상으로

특이적침해수용 뉴런은 강한 자극에만 반응한다. 통증 부위를 핀포인트로 특정하는 역할을 한다고 여겨진다.

광작동역 뉴런은 담당하는 범위가 약간 넓으며, 주위는 강한 자극이 아니면 반응하지 않고(둔감), 중심부는 약한 자극에도 반응한다(민감). 자극의 강약을 감지하는 역할을 한다고 생각된다.

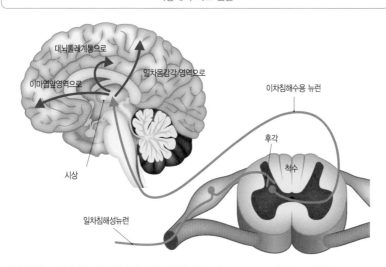

시상에서 뇌로 전달

대뇌둘레계통으로

일차몸감각 영역으로

이마엽앞영역으로

이차침해수용 뉴런

후각

척수

시상

일차침해성뉴런

시상에서는 몸감각영역뿐만 아니라 이마엽앞영역과 대뇌둘레계통 등으로도 정보가 보내진다.

뇌줄기, 대뇌둘레계통과 통증

- 통증 정보는 숨뇌, 다리뇌, 중간뇌로 이루어진 뇌줄기를 지난다.
- 뇌줄기그물체는 뇌 전체가 통증에 대비하도록 주의 환기한다.
- 기억과 정동의 중추인 대뇌둘레계통에도 통증 정보가 전달된다.

통증 정보가 시상 전에 뇌줄기를 지나면

척수를 올라간 통증 정보는 **시상**에 들어가기 전에 **뇌줄기**(뇌간)를 지난다. 뇌줄기는 척수 위로 이어지는 **숨뇌**(연수), **다리뇌**(뇌교), **중간뇌**(중뇌)로 이루어진 부분이며 다양한 신경이 지나고 많은 **뇌신경**(P.44 참조)이 드나든다. 뇌줄기는 호흡과 순환, 삼킴, 구토와 같은 **생명 유지 활동의 중추**이며 **운동 기능** 조절에도 관여한다.

일반적으로 신경계에서는 뉴런의 세포체가 모여 있는 **회색질**(회백질)과 축삭이 모여 지나가는 **백색질**(백질)로 나뉘지만, 뇌줄기의 중심부에는 양쪽이 혼재하는 **뇌줄기그물체**(뇌간망양체)라는 부분이 있다. 뇌줄기그물체는 대뇌의 넓은 부분과 신경섬유로 연락하며 뇌의 각성 정도를 조절한다. 그리고 통증 정보가 뇌줄기그물체를 통과하면 그 정보가 대뇌 전체에 투사되어 '통증 자극이 왔다!'라는 주의 환기가 이루어진다.

통증 정보는 대뇌둘레계통에도

통증 정보가 전달되는 시상 바깥쪽에 **대뇌둘레계통**(대뇌변연계)이라고 부르는 곳이 있다. 이것은 하나의 구조를 가리키는 것이 아니라 기억과 관련 있는 **해마**, 정동의 중추인 **편도체**, 후각 감지를 담당하는 **후각망울**(후구) 등을 포함한 부분을 말한다.

통증 정보는 위에 서술한 뇌줄기그물체와 시상, 대뇌겉질에서 대뇌둘레계통에도 들어가서 그 통증을 과거의 기억과 조합하는 동시에 기억해서 불쾌감이나 공포와 같은 정동을 불러일으킨다. 나아가 그 정보는 자율신경의 중추인 **시상하부**에도 보내져서 **교감신경**이 흥분하게 된다.

뇌줄기(뇌간)
뇌의 중심 부분에 있으며 주로 생명 유지 활동의 중추로 작용한다. 척수 위로 이어지는 숨뇌, 다리뇌, 중간뇌로 이루어진다.

뇌줄기그물체(뇌간망양체)
뇌줄기의 중심부에 있으며 뉴런의 세포체와 축삭이 한데 섞여 있는 곳. 대뇌 전체를 활성화한다.

대뇌둘레계통(대뇌변연계)
대뇌겉질과 사이뇌 사이의 영역에 있다. 해마, 띠이랑(대상회), 편도체, 후각망울 등의 부분을 포함한다. 인간의 정동과 본능적 행동, 기억에 관여한다.

정동(情動)
감정과 감정에 수반하여 일어나는 신체적 변화를 말한다. 통증은 지극히 불쾌한 정동이다.

대뇌둘레계통이 손상되면
대뇌둘레계통의 한 부분이 손상되면 몸감각영역은 정상이므로 통증은 느끼지만, 불쾌감을 느끼지 않게 된다.

뇌줄기, 대뇌둘레계통과 통증의 전달

통증 정보는 시상에 들어가기 전에 뇌줄기를 지나는데 그 정보가 대뇌 전체에 투사되어 통증 자극에 대비한다. 그리고 이런 정보는 기억과 정동의 중추인 대뇌둘레계통에 도달한다.

뇌줄기의 통증 전달

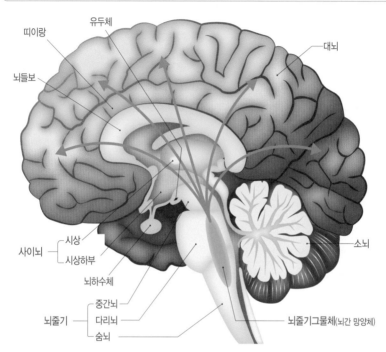

띠이랑
유두체
대뇌
뇌들보
시상
사이뇌
시상하부
뇌하수체
중간뇌
뇌줄기 — 다리뇌
숨뇌
소뇌
뇌줄기그물체(뇌간 망양체)

통증 정보가 뇌줄기를 통과할 때 뇌줄기그물체에서 대뇌 전체로 투사된다.

대뇌둘레계통과 통증의 정동과 기억

통증 정보는 대뇌둘레계통에도 전해진다. 편도체는 불쾌감 등의 정동을 일으키고 해마는 통증 기억을 불러일으키거나 통증을 기억한다. 또한, 통증에 의한 정동이나 기억 정보는 시상하부에도 전달되어서 교감신경의 흥분을 일으킨다.

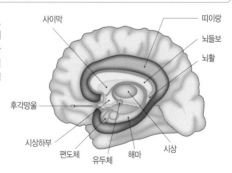

사이막
띠이랑
뇌들보
뇌활
후각망울
시상하부
편도체
유두체
해마
시상

신경병증성 통증

POINT

● 신경섬유가 압박받은 후 혈류가 재개되면 통증이 생긴다.
● 말이집이 손상되면 신경의 혼선과 자연발화로 통증이 발생한다.
● 끊어진 신경섬유의 복원 과정에서 과민성이나 자연발화가 일어난다.

신경섬유의 압박과 말이집탈락으로 통증이 발생한다

신경섬유가 압박받거나 손상되어 생기는 통증을 **신경병증성 통증**이라고
한다(P.20 참조). 예를 들어 정좌 자세나 팔베개를 오래 하고 있으면 다리와
팔이 저리면서 아픔을 느낀다. 이는 신경과 거기에 혈액을 보내는 혈관이
압박받아서 산소 결핍이 생긴 후 갑자기 혈류가 재개되면서 발생하는 일
시적인 통증이다.

어떤 원인으로 말이집신경섬유의 말이집(수초)이 손상되어 벗겨지기도 하
는데 이를 **말이집탈락**(탈수초화)이라고 한다. 말이집은 신경섬유의 **절연체**이
므로 말이집이 손상되면 주위의 신경섬유와의 사이에서 혼선이 일어나고
이로 인해 통증이 생기기도 한다. 예를 들어 통증 신경과 촉각 신경이 혼
선되면 살짝 스치기만 해도 아프다고 느끼게 된다.

말이집이 탈락한 부분은 복원되지만, 복원 중에도 탈락한 부분에 전기적
신호는 흐른다. 그때 전기적 신호의 흐름에 이상이 생겨 자연발화하듯이 통
증이 생기는 경우도 있다.

신경섬유가 끊어져 통증이 생긴다

신경섬유가 끊어지면 말초에서 전해지는 통증 정보도 도중에서 끊어져서
통증이 느껴지지 않아야 하는데 신경이 끊어진 부분과 그 주위에 통증이 느
껴지기도 한다. 이는 신경섬유가 복원되는 과정에서 아직 말이집이 붙지 않
은 벗겨진 상태의 신경섬유가 과민해졌거나 자연발화해서 스스로 신호를 보
내기 때문이라고 여겨진다.

시험에 나오는 어구

신경병증성 통증
신경 자체가 압박받거나 손
상되어 생기는 통증. 저리고
찌릿한 통증으로 표현된다.
적절한 치료를 하지 않으면
낫기 어렵다.

키워드

말이집(수초)
슈반세포가 뉴런의 축삭에
둘둘 말려 있는 것. 절연체이
며 축삭을 지나는 전기적 신
호는 말이집과 말이집 사이
에 있는 틈(랑비에 결절)을
뛰듯이 이동한다.

말이집탈락(탈수초화)
장시간의 압박과 손상으로
축삭에 붙어 있던 말이집이
부서진 상태

메모

스치기만 해도 아프다
부드럽게 쓰다듬거나 옷이
스치는 등의 지극히 약한 자
극에도 통증을 느끼는 것을
무해자극통증(P.84 참조)이
라고 한다.

신경병증성 통증이 발생하는 구조

신경병증성 통증은 신경섬유가 압박받거나 손상되어 생기는 통증을 가리킨다. 말이집신경섬유의 말이집이 손상되어 말이집이 탈락됨으로써 발생한다.

말이집탈락에 의한 전기적 신호의 혼선

말이집탈락이 발생한 곳으로 주변 신경의 전기적 신호가 유입된다. 촉각 신경에서 통증 신경으로 전기적 신호가 흘러 들어가면 무언가에 스치기만 해도 통증을 느낀다.

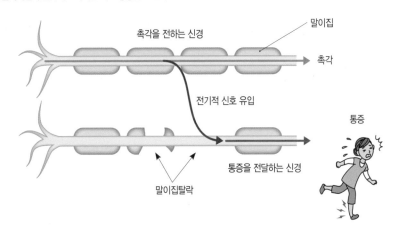

말이집탈락에 의한 자연발화

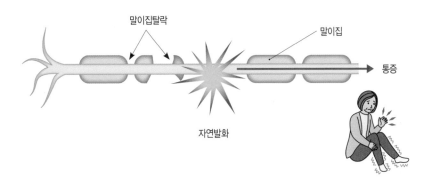

말이집탈락이 발생한 곳에서 자연발화가 일어나 아무런 자극이 없는데도 통증이 발생한다.

신경이 끊어지면 어떻게 될까?

POINT

- ●척수가 끊어지거나 뇌가 손상된 경우 재생은 불가능하다.
- ●말초신경의 신경섬유는 세포체가 무사하면 재생된다.
- ●세포체가 만든 재료에 의해 잘린 끝에서 싹이 난다.

말초신경의 신경섬유라면 재생이 가능하다

척수가 끊어진 경우 자연적으로 회복되지 않으며 현재의 의학 기술로는 끊어진 척수를 이어주는 치료법은 없다. 척수는 신경섬유의 다발일 뿐 아니라 수많은 뉴런의 세포체가 모인 것으로 구조와 역할이 복잡하므로 단순히 꿰매어 연결한다고 기능이 복구되는 것은 아니다. 물론 뇌도 마찬가지다. 뇌졸중 등으로 뇌가 손상되면 다시 원래대로 돌아오지 않는다.

반면, **말초신경**은 신경섬유(축삭)가 끊어져도 세포체가 살아 있고 잘린 부분이 세포체와 너무 가깝지 않으면 원래대로 복구된다.

■축삭이 복원되는 과정(말이집신경섬유)

끊어진 축삭은 다음과 같은 과정으로 복원된다.

① 세포체가 있는 쪽에서 끊어져 떨어져 나간 끝 부분은 변성되고 백혈구의 한 종류인 **큰포식세포**(대식세포)에 의해서 분해, 처리되어 없어진다.

② 세포체가 있는 쪽의 단면도 변성(역행성 변성)된다.

③ 세포체가 복원에 필요한 재료를 왕성하게 만들어 내서 잘린 끝쪽으로 보낸다.

④ 잘려서 변성된 부분의 끝에서부터 새로운 축삭이 되기 위한 싹이 나오며 이를 **측아 현상**이라고 한다.

⑤ 한편 살아남은 **슈반세포**가 활발하게 분열해서 **말이집** 구조를 만들고 원래 축삭이 있던 장소에 나란히 늘어서 터널을 만든다.

⑥ 발아한 측아가 슈반세포로 만들어진 터널을 가이드로 해서 뻗어 나가 새로운 신경섬유가 생긴다.

시험에 나오는 어구

말이집신경섬유
축삭 주위를 슈반세포가 둘둘 감아서 만들어진 말이집에 둘러싸여 있다. 전기적 신호의 전달 속도가 빠르다.

키워드

큰포식세포(대식세포)
백혈구의 한 종류로 침입한 미생물과 손상된 조직 등을 마구 먹어서 처리한다. 탐식세포라고도 한다.

메모

끊어진 척수를 연결하기 위한 연구
중대한 감각장애와 운동장애 후유증을 남기는 척수 손상을 치료하기 위한 연구가 추진되고 있다. 특히 요즘은 iPS 세포에 의한 치료가 주목받고 있다.
(iPS-유도만능줄기세포(Induced Pluripotent Stem cell). 분화가 끝난 체세포에 세포 분화 관련 유전자를 주입하여 분화 이전의 세포 단계로 되돌린 배아줄기세포처럼 만능성을 유도해 낸 세포-감역자 주)

신경 복원

척수와 뇌는 한번 손상되면 복구되지 않는다. 반면 말초신경은 신경섬유(축삭)가 끊어져도 조건만 갖추어지면 복원이 가능하다.

끊어진 척수는 이어지지 않는다

척수가 끊어지면 자연적으로 이어지지 않는다. 현재 끊어진 척수를 이어주는 치료는 없다.

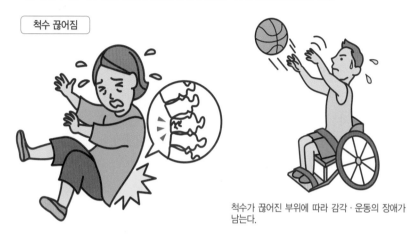

척수 끊어짐

척수가 끊어진 부위에 따라 감각·운동의 장애가 남는다.

신경이 복원되는 과정

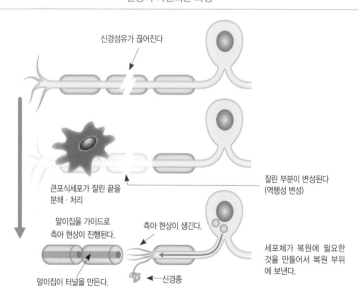

신경섬유가 끊어진다

큰포식세포가 잘린 끝을 분해·처리

잘린 부분이 변성된다 (역행성 변성)

말이집을 가이드로 측아 현상이 진행된다.

측아 현상이 생긴다.

세포체가 복원에 필요한 것을 만들어서 복원 부위에 보낸다.

말이집이 터널을 만든다.

신경종

교감신경이 관여하는 통증

POINT
- 급성통증일 때 교감신경이 심박수 상승과 같은 반응을 일으킨다.
- 만성통증일 때 교감신경의 흥분으로 통증이 더 세지기도 한다.
- 통증 신경이 교감신경의 흥분에 반응해서 통증이 일어난다.

급성통증에 대한 교감신경의 흥분

급성통증이 생겼을 때 통증 정보는 자율신경의 중추에도 전해져(P.68 참조) 교감신경이 흥분하고 **투쟁–도피 반응**(fight or flight response)이라는 증상이 나타난다. 투쟁–도피 반응이란 혈관 수축, 심박수와 호흡수 증가, 혈압 상승, 근육의 긴장 항진, 손과 이마에 땀이 나는 등의 증상을 가리킨다. 통증에 대해 교감신경이 흥분하는 이유는 통증과 그 원인이 되는 자극은 생체에 있어 위기와 스트레스이며, 그에 대한 투쟁이나 도망을 위해 몸을 준비할 필요가 있기 때문이다.

통증에 대한 교감신경의 흥분은 **통증의 악순환**과 만성화에도 관계가 있다고 알려져 있다(P.82 참조).

만성통증과 교감신경의 관계

만성통증 중에는 교감신경이 흥분하면 통증이 강해지거나 교감신경 **차단치료**를 하면 통증이 경감되는 타입의 통증이 있다고 알려져 있으며, 이를 **교감신경의존성 통증**이라고 한다. 이 통증에 대해서는 아직 전모가 명확하게 밝혀지지 않았다.

손상된 신경섬유를 복원하는 과정(P.72 참조)에서 교감신경의 흥분으로 통증을 느끼기도 한다. 보통 통증 신경은 교감신경절이후 뉴런이 방출하는 **신경전달물질인 노르아드레날린**에 반응하는 수용체가 없는데, 새로운 축삭이 되기 위해 나오는 **측아현상**과 **신경종**이라는 것에 노르아드레날린에 반응하는 수용체가 생기게 되는 경우가 있다. 이 현상은 교감신경과 통각섬유의 **교차대화**(cross talk)라고 한다.

교감신경
전신 장기의 기능을 자율적으로 조절하는 자율신경 중. 몸을 활동적·투쟁적으로 만드는 신경. 호흡수와 심박수 증가, 혈압 상승 등이 일어난다.

노르아드레날린
교감신경절이후 뉴런의 말단에서 방출되는 신경전달물질. 신경절이후 뉴런이란 신경절에서 뉴런을 바꾼 후, 각 장기에 분포하는 뉴런을 가리킨다.

신경종
손상된 신경섬유가 복원되는 과정에서 제대로 복구되지 않고 손상된 곳에서 나온 측아와 말이집을 만드는 슈반세포나 주위의 결합조직이 덩어리를 이룬 것을 말한다.

교감신경의존성 통증
교감신경이 그 상태의 성립이나 통증의 증감에 관여하고 있다고 생각되는 것의 총칭. 226쪽의 복합부위 통증 증후군도 교감신경의존성 통증의 한 예이다.

교감신경과 통증

통증에 대해 교감신경이 흥분하는 이유는 생체에 있어 위기나 스트레스의 원인이 되는 자극에 대항해서 몸을 준비할 필요가 있기 때문이다.

만성통증에는 교감신경이 관여하는 것과 그렇지 않은 것이 있다.

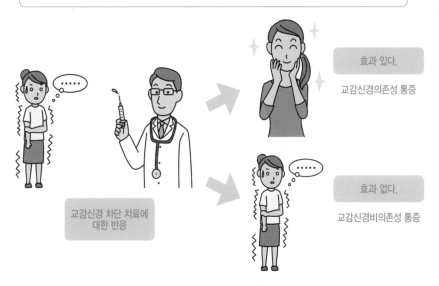

효과 있다.

교감신경의존성 통증

교감신경 차단 치료에
대한 반응

효과 없다.

교감신경비의존성 통증

교감신경과 통각섬유의 교차대화

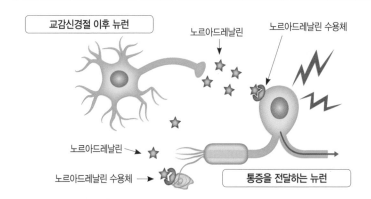

교감신경절 이후 뉴런

노르아드레날린

노르아드레날린 수용체

노르아드레날린

노르아드레날린 수용체

통증을 전달하는 뉴런

통증을 전달하는 뉴런의 복원 과정에서 신경종과 세포체에 교감신경절이후 뉴런에서 방출되는 노르아드레날린의 수용체(보통은 없다)가 생기게 된다. 그 결과 교감신경의 흥분을 통증 신경이 받아서 통증이 생긴다고 생각된다.

연관통증의 발생 원리

- 통증의 본체와는 다른 부위에서 느끼는 통증을 연관통증이라고 한다.
- 내장과 피부의 통증 정보가 합류하기 때문에 혼선이 생긴다.
- 연관통증에는 패턴이 있어서 병의 진단에 도움이 된다.

내장과 피부의 통증이 척수에서 하나가 된다

통증이 생기는 곳에서 떨어진 부위에서 느끼는 통증을 **연관통증**이라고 한다(P.30 참조). 예를 들어 **심근경색**일 때 흉통과 동시에 느끼는 **턱의 통증**이 바로 연관통증이다. **내장통증**에 수반해서 피부에 통증을 느끼는 경우가 많고 병에 따라 특징적인 연관통증이 나타나기 때문에 병의 진단에도 도움이 된다.

이러한 연관통증은 신경을 지나는 전기적 신호의 혼선으로 발생한다고 생각된다. 내장의 통증 정보와 피부의 통증 정보는 말초에서 각각 다른 뉴런에 의해 전달되지만, 후근에서 척수에 들어가면 같은 **이차침해수용 뉴런**으로 전달된다. 그래서 내장에서 통증 정보가 보내지면 피부 쪽에는 통증을 일으킬 만한 이상이 없는데도 아프다고 착각하게 되는 것이다. 이것을 **수속-투사이론**이라고 한다.

하지만 피부가 아플 때 내장에 연관통증이 발생하는 반대 패턴은 보이지 않는다. 보통 우리가 느끼는 통증의 대부분이 피부 통증이고 뇌도 그것을 당연하다고 생각하기 때문에 피부 통증은 오해하기 어렵다고 생각된다.

같은 뉴런이 감지한다는 의견

다른 의견으로는 피부 통증을 느끼는 일차침해수용 뉴런 자체의 가지가 갈라져서 피부와 내장 등의 심부 조직 감각을 같이 감지하기 때문에 이로 인한 정보 혼선으로 연관통증이 발생한다는 설도 있다. 하지만 그것만으로는 설명할 수 없는 연관통증도 있어서 정확한 발생기전은 알 수 없다.

연관통증은 왜 일어날까

통증이 발생하는 곳과 다른 부위에서 생기는 통증을 연관통증이라고 한다. 연관통증은 신경을 지나는 전기적 신호가 혼선되어 생긴다고 여겨진다.

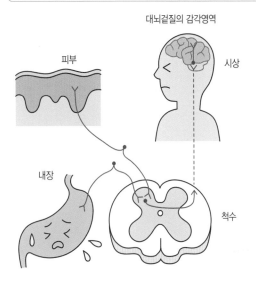

수속–투사이론

대뇌겉질의 감각영역

피부

시상

내장

척수

내장의 통증 정보와 피부의 통증 정보는 척수에 들어가면 같은 이차침해수용 뉴런에 수렴한다. 그래서 정보에 혼선이 생기고 이상이 없는 피부에도 통증을 느낀다는 설
※연관통증의 예는 P.30 참조

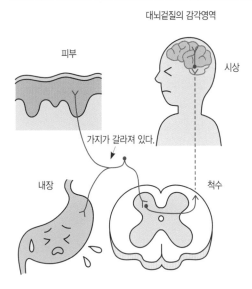

뉴런의 가지가 갈라져 있기 때문이라는 설

대뇌겉질의 감각영역

피부

시상

가지가 갈라져 있다.

내장

척수

일차침해수용 뉴런의 가지가 갈라져 있어서 피부 통증과 내장 통증을 함께 전달하기 때문에 정보의 혼선이 일어난다는 설이 있다.

통증의 트리거 포인트

POINT
- 뭉친 근육의 통증유발점을 트리거 포인트라고 한다.
- 뭉친 상태로 만져 압박하면 국소의 통증이나 연관통증이 발생한다.
- 트리거 포인트에 지압이나 주사 등으로 통증을 완화할 수 있다.

뭉친 근육에 있는 통증유발점

트리거는 방아쇠를 의미한다. 트리거 포인트는 근육 통증과 관련해서 손가락으로 누르면 눌린 부위나 떨어져 있는 다른 곳에 강한 통증을 일으키는 점으로 **통증유발점**이라고도 한다. 예를 들어 심한 어깨 뭉침이 있을 때 어깨와 등을 손가락으로 누르면 극심한 통증이 느껴지는 점이 발견된다. 그 점은 응어리(경결) 부분에 있거나 팽팽한 끈 상태의 딱딱한 곳(삭상결절) 위에도 있다. 이것이 트리거 포인트이며, 이곳을 누르면 누른 곳뿐만 아니라 떨어져 있는 다른 부분에도 통증(연관통증)을 느낀다.

트리거 포인트를 찾아서 그 부분을 지압 등으로 문질러서 풀어주거나 진통제 주사를 맞으면 뭉친 근육과 통증을 개선할 수 있다.

트리거 포인트는 왜 생기는가?

트리거 포인트가 생기는 원인으로는 장시간 같은 자세로 인해 근육이 긴장하거나, 근육을 많이 사용해서 근육과 근막에 미세한 손상이 생긴 것 등을 들 수 있다. 근육 손상으로 통증이 있는 데다 근육 긴장으로 혈류가 저하되어 **통증유발물질**이 방출되면 통증이 발생한다. 그리고 그 통증이 다시 근육 긴장을 초래해서 통증을 유발하는 악순환에 빠지게 된다. 그 상태가 오랫동안 개선되지 않으면 근육섬유가 연축(경련성 수축)하고 국소의 혈류 악화로 노폐물이 배출되지 않아서 그 결과 트리거 포인트가 생긴다고 설명된다. 하지만 트리거 포인트의 명확한 발생기전은 아직 밝혀지지 않았다.

 시험에 나오는 어구

트리거 포인트
근육 통증에 관련해서 누르면 그 부위나 떨어진 다른 곳에 통증을 일으키는 통증유발점.

 키워드

경결
딱딱하게 응어리진 것. 트리거 포인트는 응어리처럼 만질 수 있다.

삭상결절(索狀結節)
삭상은 끈 모양. 결절은 딱딱한 응어리를 의미한다. 근육 연축으로 삭상결절이 생기고 그 위에 트리거 포인트가 발견된다.

 메모

트리거 포인트는 급소일까
트리거 포인트가 흔히 말하는 급소와 일치하는 곳도 있지만, 전혀 다른 곳인 경우도 있기 때문에 서로 다른 것으로 본다.

트리거 포인트의 발생과 원인

트리거 포인트란 뭉친 근육의 통증과 관련해서, 누르면 그 부위나 떨어진 다른 곳에 통증을 일으키는 점(통증유발점)을 말한다. 잘 활용하면 뭉친 근육과 통증을 개선할 수 있다.

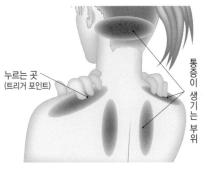

트리거 포인트란

손가락으로 누르면 눌린 곳과 떨어진 곳에 통증을 일으키는 점을 트리거 포인트라고 한다.

누르는 곳
(트리거 포인트)

통증이 생기는 부위

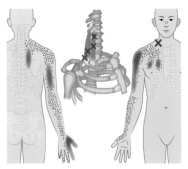

트리거 포인트의 예(목갈비근육)

등이나 팔에 통증이 있을 때 그 통증의 근원이 되는 트리거 포인트는 목 부분의 목갈비근육에 있다는 예. x로 표시된 부분을 누르면 그곳에도 강한 통증이 생기는 동시에 그림의 빨간색 영역에 연관통증이 생긴다.

트리거 포인트가 생기는 원인

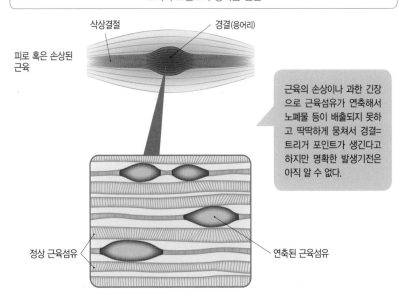

삭상결절

경결(응어리)

피로 혹은 손상된 근육

근육의 손상이나 과한 긴장으로 근육섬유가 연축해서 노폐물 등이 배출되지 못하고 딱딱하게 뭉쳐서 경결=트리거 포인트가 생긴다고 하지만 명확한 발생기전은 아직 알 수 없다.

정상 근육섬유

연축된 근육섬유

없어진 사지에 통증을 느끼는
환상팔다리 통증

POINT

- ●이미 없어진 사지에 감각이 있다고 느끼는 것을 환상지라고 한다.
- ●환상지에서 느끼는 통증이 환상팔다리 통증이며 절단 환자의 절반 이상이 경험한다.
- ●환상팔다리 통증은 신경병증성 통증의 한 종류로 원인에는 여러 가지 설이 있다.

사라진 사지에 감각과 통증을 느낀다

외상이나 병으로 어쩔 수 없이 사지를 절단한 사람이 잃어버린 팔과 다리가 여전히 존재하고 팔 등에 감각이 있다고 하는 경우가 있다. 이를 **환상지**라고 하며 통증을 호소하는 것을 **환상팔다리 통증(환지통)**이라고 한다. 환상팔다리 통증을 호소하는 사람은 생각보다 많으며 절단한 사람의 반 이상이 경험한다고 알려져 있다. 잃어버린 사지의 감각(환상지)은 시간이 지나면서 차츰 사라져 없어지는 경우가 많은데 이런 현상을 **텔레스코핑**(망원경이 차례로 접히면서 짧아지는 현상)이라고 한다.

없어진 사지에서 느끼는 환상팔다리 통증은 **신경병증성 통증**(P.70 참조)이다. 신경병증성 통증의 발생기전은 주로 다음의 3가지로 설명되는데 명확하게 밝혀진 바 없다.

■환상팔다리 통증이 생기는 메커니즘

3가지 설의 요점은 다음과 같다.

● 말초신경의 이상으로 생긴다는 의견

절단된 말초신경이 스스로 회복하기 위해 **측아**를 만들고 측아가 **신경종**이 되어서(74쪽 참조) 비정상적인 발화를 일으켜서 통증이 생긴다.

● 척수의 이상으로 생긴다는 의견

잃어버린 사지로부터 감각 정보가 정상적으로 도달하지 않아서 척수의 뉴런에 비정상적인 흥분이 발생해서 통증이 일어난다.

● 뇌의 이상으로 생긴다는 의견

대뇌 회로가 재구축되어 예를 들면 없어진 팔의 감각을 담당하던 부위가 새롭게 뺨의 감각을 맡게 된다. 그러면 뺨을 자극했을 때 환상팔다리 통증이 일어난다.

환상팔다리 통증(환지통)
절단된 사지에 통증을 느낀다고 호소하는 것. 절단 환자의 반 이상이 경험한다고 알려져 있다.

신경병증성 통증
신경이 손상되어 생기는 통증. 원인인 외상이나 병이 나아도 통증을 느낀다. 만성통증이다.

환상팔다리 통증의 거울 치료법
거울에 온전한 팔 혹은 다리를 비추고 그 모습을 보면서 없어진 사지를 조절할 수 있도록 하는 치료법으로 환상팔다리 통증에도 효과가 있다(P.81 참조).

환상팔다리 통증의 구조와 치료

사지를 절단한 후, 잃어버린 부분이 있다고 느끼거나 그곳에 어떤 감각이 있다고 느끼는 것을 환상지라고 한다. 환상지의 감각 중 통증을 느끼는 것을 환상팔다리 통증이라고 하며 절단 환자의 반 이상이 경험한다. 대부분 극심한 통증을 수반한다.

환상팔다리 통증이란

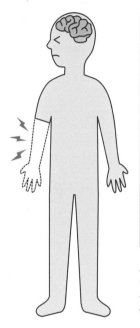

● 환상팔다리 통증의 특징

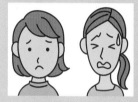

개인차가 크다. 통증이 심한 사람과 그렇지 않은 사람이 있다

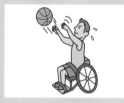

기분이 통증을 좌우하기도 한다

사지를 절단한 후, 사라진 부분이 있다고 느끼거나 그곳에 어떤 감각이 있다고 느끼는 것을 환상지라고 하며, 그 중 통증을 느끼는 것이 환상팔다리 통증이다. 절단 환자의 반 이상이 경험하며 통증은 대부분 극심(격통)하다.

환상지에 대한 거울치료법

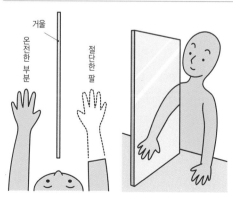

거울

온전한 부분

절단한 팔

오른쪽 손을 절단했다면 거울을 왼쪽 손이 비치도록 몸의 중앙에 둔다. 거울을 들여다보면 거울에 비친 왼손이 오른손처럼 보인다. 이렇게 해서 움직임과 감각을 학습하면 환상팔다리 통증이 개선되는 경우가 있다.

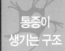
통증의 악순환과 만성화

POINT
- 통증 자극이 반복되면 통증의 악순환에 빠진다.
- 통증으로 인한 혈관 수축과 근육 긴장이 통증유발물질을 더욱 방출시킨다.
- 통증을 전달하는 신경의 가소화로 과민화·만성화를 초래한다.

통증의 악순환에 빠지면 만성화된다

통증이 격렬하거나 치료가 잘되지 않는 등의 문제가 있으면 통증의 악화와 만성화를 초래한다.

통증이 생기면 먼저 **교감신경**이 흥분해서 **혈관 수축**, 호흡수와 심박수 증가, 혈압 상승과 같은 투쟁-도피 반응이 일어나고 통증에 대비해서 **근육이 긴장**한다. 그러면 혈관 수축과 근육 긴장에 의해 국소의 혈류가 저하되고 조직의 **산소가 부족**해져 **통증유발물질**(P.62 참조)이 방출되어 통증이 발생한다. 통증이 발생하면 또다시 교감신경의 흥분과 근육 긴장이 일어나고 혈류 저하로 통증유발물질이 방출되면서 통증이 발생하는 **악순환**에 빠진다. 더구나 통증과 함께 **스트레스**와 **불안**과 같은 심리적 요인이 겹치면 통증은 더 심해지거나 장기화된다. 따라서 통증은 가능한 한 **빠르고 정확하게 제거해야 한다.**

신경 자체의 변화가 만성화와 과민화를 초래한다

통증이 오래되면 신경 자체에도 변화가 생긴다. 신경은 자극이 반복해서 입력되면 그것을 학습하고 그 자극에 대해서 더 민감하게 반응할 수 있도록 변하는 특징이 있다. 이런 변화를 **가소화**라고 한다. 이 가소화는 통증을 전하는 신경에도 일어난다. 통증 자극이 반복 입력되면 통증의 감지와 그 전달에 관여하는 뉴런에 가소화가 일어나 통증 자극에 대해 과민(P.84 참조)해지고 가벼운 자극에도 통증이 생겨서 통증의 만성화를 초래하게 된다.

시험에 나오는 어구

통증의 악순환
통증에 의한 혈관 수축과 근육 긴장이 통증유발물질의 방출을 불러일으켜서 통증이 생기고 그 통증이 다시 혈관 수축과 근육 긴장을 초래하는 악순환이 생긴다. 어딘가에서 끊지 않으면 통증이 만성화될 수 있다.

키워드

가소화
(신경가소성, neuroplsticity)
원래는 물리학 용어. 어떤 물체에 힘을 가해서 변형시켰을 때, 힘이 강하거나 부하가 길어서 물체의 변형이 원래대로 돌아가지 않는 현상.
(신경의 가소화는 성장과 재조직을 통해 뇌가 스스로 신경 회로를 바꾸는 능력이다. 폭넓게는 어떤 유전자형의 발현이 특정한 환경 요인을 따라 특정 방향으로 신경의 성격이 변화하는 것을 가리킨다.-감역자 주)

메모

통증은 참으면 안 된다
40쪽에서 설명했듯이 통증을 참아서는 안 된다. 신경이 가소화되면 낫기 어려워진다.

통증의 악순환

통증이 강하거나 오래되면 통증의 악순환에 빠져서 만성화될 수도 있다. 가능한 한 빨리 악순환의 고리를 끊는 것이 중요하다.

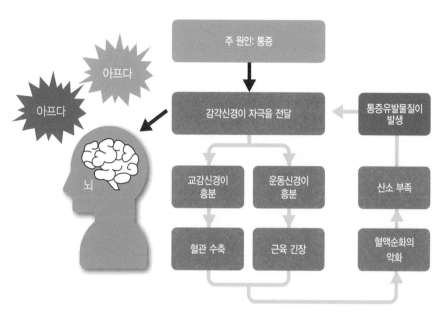

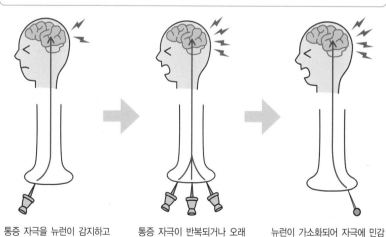

통증이 이어지면 신경이 가소화된다.

통증 자극을 뉴런이 감지하고 뇌에 정보를 보낸다.

통증 자극이 반복되거나 오래 계속된다.

뉴런이 가소화되어 자극에 민감해져서 작은 자극에도 통증을 느끼거나 만성화된다.

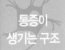

통증이 생기는 구조

통증 자극이 계속되면 과민해진다

- ●통각과민은 가벼운 통증 자극을 강한 통증으로 느끼는 것이다.
- ●무해자극통증은 옷이 스치는 등의 자극을 통증으로 느끼는 것이다.
- ●정적 무해자극통증과 동적 무해자극통증으로 나눈다.

무해자극통증과 통각과민은 구별된다

통증이 만성화되면 아주 가벼운 통증 자극이 극심한 통증으로 느껴지거나 보통은 아프다고 느낄 리 없는 자극에 격렬한 통증을 느끼기도 한다. 전자를 **통각과민**, 후자를 **무해자극통증**(이질통증, Allodynia)이라고 한다.

통각과민은 통증의 원인이 되는 자극이 분명 있지만, 그것을 자극의 정도에 맞지 않는 강한 통증을 느끼는 것을 말한다. 예를 들어 장난으로 살짝 꼬집었을 뿐인데 뛰어오를 정도로 아픈 반응을 보이기도 한다. 통각과민은 앞서 설명한 신경 가소화도 요인이 된다.

정적 무해자극통증과 동적 무해자극통증

무해자극통증은 옷이 스치거나 머리카락이 닿기만 해도 느끼는 통증을 가리키며 **정적 무해자극통증과 동적 무해자극통증**으로 나눈다.

정적 무해자극통증은 손가락으로 가볍게 누르는 자극 등에 통증을 느끼는 것을 말한다. 이는 피부감각을 전달하는 신경 중 촉각과 압각을 전하는 **Aβ신경**(P.46 참조)이 관여하는 통증이다. Aβ섬유가 정상이면 촉각과 압각으로 전달해야 할 자극을 어떤 이유에서인지 통증으로 전달해 버린다.

동적 무해자극통증은 쓰다듬고 문지르는 등의 자극에 통증을 느끼는 것을 말한다. 통증을 전달하는 Aδ섬유와 C섬유의 **역치**(閾値)(P.86 참조, 이 수준을 넘으면 통증을 느끼는 값)가 내려가 가벼운 자극을 통증으로 인식해 버린다.

무해자극통증의 발생 원리는 아직 명확하게 밝혀지지 않았다.

시험에 나오는 어구

통각과민
아주 가벼운 통증 자극에도 강한 통증을 느끼는 것.

무해자극통증(이질통증)
원래는 통증이라고 느낄 리 없는 자극을 통증이라고 느끼는 것.

키워드

Aβ섬유
말이집신경섬유로 촉각과 압각을 전달한다. 약간 두꺼운 섬유이다(P.46 참조).

Aδ섬유
말이집신경섬유로 통증 전달 속도가 빠르다. 말이집신경 섬유 중에서는 얇은 편에 속하는 섬유(P.46 참조).

C섬유
민말이집신경섬유로 통증 전달 속도가 느리다(P.46 참조).

메모

무해자극통증의 원인
말초신경 문제로 인한 무해자극통증과 중추신경 문제로 인한 무해자극통증이 있다고 생각된다.

통각과민과 무해자극통증

아주 약한 통증 자극에도 강한 통증을 느끼는 것을 통각과민, 원래라면 통증을 느끼지 않을 자극에 통증을 느끼는 것을
무해자극통증이라고 한다.

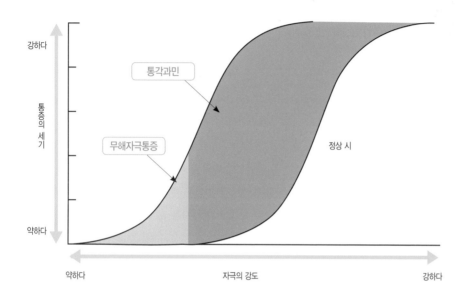

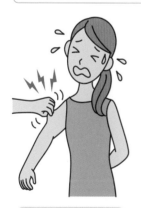 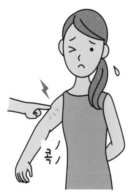 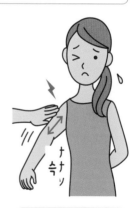

통각과민과 무해자극통증(정적 무해자극통증, 동적 무해자극통증)의 증상

통각과민	정적 무해자극통증	동적 무해자극통증
가볍게 꼬집는 등의 자극에 심한 통증을 느낀다.	손가락으로 만지거나 가볍게 누르는 등의 자극에 아픔을 느낀다.	쓰다듬고 문지르는 등의 자극에 통증을 느낀다.

통증을 좌우하는 요인 ① 역치

POINT

- 자극이 일정 강도를 넘으면 통증을 느끼게 되는 일정 레벨을 역치라고 한다.
- 통증의 역치가 내려가면 약한 자극에도 통증을 느낀다.
- 통증 치료나 심신의 안정을 취하면 역치가 올라간다.

역치가 낮으면 통증을 느끼기 쉽다

자극이 어떤 세기를 넘으면 통증을 느끼기 시작하는 레벨을 **역치**라고 한다. 역치는 허들과 같은 것으로 역치가 높으면 웬만한 자극에는 통증을 느끼지 않고 역치가 낮으면 약한 자극에도 통증을 느낀다.

통증에 관한 역치에는 통증을 느끼는지 아닌지에 따른 **통증역치**와 어느 정도의 통증까지 참을 수 있는지에 따른 **통증내성수준**이 있다. 통증역치에는 개인차가 그다지 없어 누구나 대체로 비슷한 세기의 자극을 통증이라고 느낀다. 반면 통증내성수준은 개인차가 크고 또한 같은 사람이라도 그 때의 몸 상태나 기분 등에 따라 변한다.

통증의 역치를 좌우하는 요인

역치를 내려서 통증을 쉽게 느끼도록 하는 요인에는 **통각과민과 무해자극통증**(P.84 참조), 외상과 병, 과거 심한 통증 체험 등이 있다. 스트레스와 불안, 슬픔, 고독감, 우울증과 같은 **심리적 요인**도 역치를 낮춘다. 사회적 지위의 상실이나 경제적 문제 등의 **사회적 요인**, 자기 자신의 존재 의의 상실과 같은 **심리적 문제**도 역치를 낮추는 요인이 된다.

역치를 높이기 위한 대책으로는 통증뿐 아니라 메스꺼움과 같은 불쾌한 증상에 대한 적절한 치료와 심리요법, 카운슬링, 충분한 휴식, 마사지 등이 있다. 또한, 좋아하는 음악이나 향으로 심신의 안정을 도모하거나 취미나 창작 활동, 운동에 집중하거나 여러 사람과 교류하면서 밝고 긍정적으로 생활하는 것도 효과적이다.

 시험에 나오는 어구

역치(Threshold Value)
어떤 수준을 넘어서면 반응이 일어나고, 그 이하에서는 반응이 일어나지 않는 경계값. 통증에 관해서는 어떤 수준 이상으로 강해지면 통증을 느끼게 되는 레벨.

 키워드

심리, 정신적
'영혼' 등으로 번역되지만 적당한 단어가 없다. 주술적인 의미가 아니라 살아가는 가치, 자신의 존재 의의 등과 같은 것(P.38 참조).

 메모

고령자와 남성은 통증의 역치가 높다
일반적으로 고령자와 남성은 통증을 참아야 한다고 생각하는 경향이 있어서 통증의 역치가 높다.

역치란

어떤 자극이 '이 세기를 넘기면 통증을 느끼게 된다'라고 하는 그 레벨을 역치값이라고 한다. 개인차가 그다지 없는 통증 역치값과 개인차가 큰 통증내성수준이 있다.

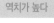

역치가 높다

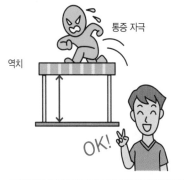

통증 자극

역치

OK!

역치가 낮다

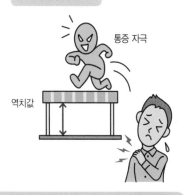

통증 자극

역치값

역치는 허들과 같다. 역치가 높으면 통증 자극이 뛰어넘어 올 수 없지만(통증을 느끼지 않는다), 역치가 낮으면 통증 자극이 쉽게 뛰어넘어 덮쳐온다.

역치를 낮추는 요인과 높이는 요인

역치를 낮추는 요인

통각과민과
무해자극통증

스트레스와 불안,
고독감, 우울증 등

사회적 지위 상실,
경제적 문제

존재 의의 상실과 같은
정신, 심리학적 문제

역치를 높이는 요인

적절한 치료, 심리요법과 카운슬링 등

심신 안정, 스포츠,
취미, 사회적 교류 등

통증을 좌우하는 요인 ② 온도

POINT
- 냉각하면 신경 전달 속도가 느려져서 **통증이 둔해진다.**
- 급성통증과 염증으로 아플 때는 냉각하면 통증이 완화된다.
- 만성통증에서는 국소나 전신을 따뜻하게 하면 진통 효과를 기대할 수 있다.

차갑게 하면 통증은 어떻게 될까?

　냉각 자극은 통증을 일으키는 **침해자극**(P.58 참조) 중 하나로 국소를 차갑게 하면 처음에는 통증을 느낀다. 하지만 온도가 내려가면 신경의 **전달 속도**가 느려지므로 국소가 차가워지면 통증 감각이 둔해진다. 또한, 냉각은 혈관을 수축해 **염증을** 억제하는 효과가 있어서 결과적으로 통증 경감으로 이어진다. 여기에 **동상 예방**을 위해 냉각을 멈추면 이번에는 차가워진 국소의 온도를 높이기 위해 혈관이 확장되고 혈류가 촉진된다. 그 결과 국소에서 방출된 **통증유발물질**이 씻겨 내려가 통증이 완화된다.

　일반적으로 냉각법이 효과적일 때는 염좌나 타박상과 같은 외상을 입은 직후의 **급성통증**, 환부가 염증을 일으켜서 열을 동반한 부기가 있을 때 등이다.

따뜻하게 하면 통증은 어떻게 될까?

　국소를 따뜻하게 하면 그 부분의 피하 혈류가 촉진되어서 통증유발물질이 씻겨 내려가고 근육 긴장이 풀려서 통증의 악순환(P.82 참조)을 끊는 데 효과적이다.

　따뜻하게 하는 방법이 좋은 통증은 **만성 요통**, 급성기가 아닌 관절통, 시간이 지나서 **자발통증**과 부기가 사라진 타박상과 염좌, **류마티스 관절염**과 **변형성 관절증**, 이른바 오십견 등이다. 또한, **만성통증** 전반과 **심인성 통증**은 국소를 따뜻하게 하는 것뿐 아니라 입욕 등으로 전신을 따뜻하게 해주면 몸과 마음이 안정되어 통증 완화로 이어진다.

　차갑게 할지 따뜻하게 할지 고민이라면 입욕 등으로 통증이 나아지는지 확인해 보는 것도 좋은 방법이다.

 시험에 나오는 어구

차갑게 한다
국소를 아이스팩 등으로 차갑게 하는 것을 냉엄법 또는 냉찜질이라고 한다. 혈관 수축, 염증 억제, 통증 완화 등의 효과가 있다.

따뜻하게 한다
국소를 핫팩 등으로 따뜻하게 하는 것을 온엄법 또는 온찜질이라고 한다. 혈관 확장, 근육의 긴장 완화 등의 효과가 있다.

 키워드

자발통증
가만히 있어도 통증을 느끼는 것(P.36 참조). 그에 비해 움직이거나 미는 등의 자극으로 느끼는 통증은 유발통증이라고 한다.

 메모

동상 예방
급성통증을 얼음 등으로 냉각할 때, 동상을 예방하기 위해 15~20분 정도 차갑게 하고 통증이 둔해지면 잠깐 멈춘다. 통증이 생기면 다시 차갑게 해준다.

온도가 통증에 미치는 영향

온도도 통증에 영향을 미친다. 차갑게 하면 신경 전달 속도가 느려져 통증이 완화되고 따뜻하게 하면 근육 긴장을 풀어 줘 진통 효과를 기대할 수 있다.

차갑게 하면 통증은 어떻게 될까?

| 차갑게 하면…. | 차갑게 하는 것을 잠시 멈추면…. |

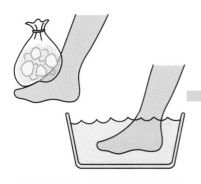

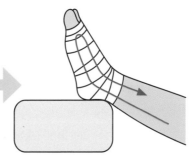

차갑게 하면 처음에는 냉각 자극 통증을 느끼지만, 서서히 통증이 둔해진다. 염증을 억제한다.

동상 예방을 위해 차갑게 하는 것을 잠시 멈추면 차가워진 부분의 온도를 높이기 위해 혈액의 흐름이 활발해져서 통증유발물질이 씻겨 내려간다.

따뜻하게 하면 통증은 어떻게 될까?

따뜻하게 하면 통증은 어떻게 될까

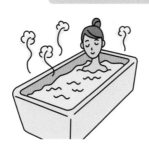

따뜻하게 하면 국소의 혈류가 촉진되고 통증유발물질이 씻겨 내려간다. 입욕 등으로 전신을 데우면 심신이 안정되고 통증이 완화된다.

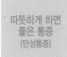

따뜻하게 하면 좋은 통증 (만성통증)

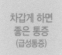

차갑게 하면 좋은 통증 (급성통증)

통증을 좌우하는 요인 ③ 심리적 요인

POINT

- 불안과 스트레스가 통증의 악순환을 초래하고 통증을 심하게 한다.
- 과거의 통증으로 인한 괴로운 경험은 통증을 증폭시키기도 한다.
- 흥분하거나 집중하면 통증을 잊기도 한다.

부정적인 심리 상태는 통증을 심하게 한다

스트레스와 불안, 공포와 같은 부정적인 심리 상태는 통증을 더 심하게 하고 통증의 **역치**를 끌어내려 작은 자극을 통증이라고 느끼게 한다. 또 불안과 긴장감으로 몸이 경직되면 근육으로 가는 혈류가 저하되고 산소가 부족해진 조직에서 **통증유발물질**이 방출되어 통증이 생기고, 그 통증 때문에 다시 몸이 경직되는 악순환(P.82 참조)으로 이어지기 쉽다.

과거의 통증 경험은 통증에 대한 과민성을 높인다. 통증 정보는 대뇌에 전달되는 과정에서 과거의 기억과 조합되고 통증에 대한 심리적 반응에 따른 행동을 일으키기 위한 정보로 이용된다. 과거에 심한 통증을 경험했거나 통증으로 집안일이나 업무에 지장을 받은 기억이 있으면 또 그런 고통에 시달릴지도 모른다는 불안이 생기고 통증이 커진다.

통증을 잊어버리기도 한다

스포츠 시합 중 골절됐지만, 통증을 느끼지 않는 경우가 있다. 이는 시합으로 흥분해서 **교감신경**에서 나오는 **노르아드레날린**이 **이차침해수용 뉴런**으로의 통증 전달을 억제하기 때문이다.

또 취미나 집안일, 업무에 집중하면 통증을 잊기도 한다. 무언가에 의욕을 가지고 집중할 때는 통증의 역치가 올라가기 때문이다. 통증이 경미하고 급성기가 아니라면 좋아하는 일에 적극적으로 빠져보는 것도 통증 완화에 효과적이다.

 시험에 나오는 어구

노르아드레날린
교감신경절이후 뉴런 말단에서 방출되는 신경전달물질. 통증 정보가 일차침해수용 뉴런에서 이차침해수용 뉴런으로 전달되는 것을 억제해서 통증을 억제하는 작용을 한다.

 키워드

역치가 올라간다
통증의 역치가 올라가면 강한 자극이 아니면 통증을 느끼지 않게 된다.

 메모

심인성 통증
심인성 통증은 일반적으로 외상이나 병이 없는데 느끼는 통증을 가리킨다.

심리적 요인에 의한 통증

불안과 공포, 스트레스가 통증의 악순환을 초래하기도 한다. 반대로 무언가에 집중해서 부정적인 생각이 잊혀지면 통증을 느끼지 않는 등 통증은 심리적인 요인에 좌우된다.

부정적인 심리는 통증을 더 심하게 한다

스트레스와
불안

과거의
통증 기억

불면

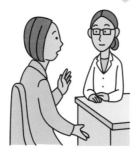

스트레스와 불안, 공포감, 과거의
통증 경험, 불면과 같은 신체적
문제는 통증을 증폭시킨다.

흥분이나 집중은 통증을 둔하게 한다

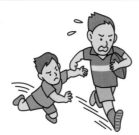

시합 중에 골절되어도 흥분으로 통증을 느끼지 않는
경우가 있을 수 있다.

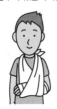

시합이 끝나고 안정되면 통증이
느껴진다.

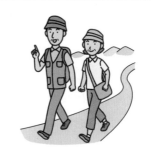

무언가에 몰두하면
통증을 잊어버리기도 한다

취미 등에 집중하면 통증을 잊기도 한다. 적극
적으로 취미 등에 빠져보는 것도 통증 완화에
효과적이다.

통증을 좌우하는 요인 ④ 날씨

- 온도, 습도, 기압이 통증에 영향을 미치는 예는 잘 알려져 있다.
- 기압 저하로 교감신경이 자극받아서 통증이 더 심해진다는 설이 있다.
- 편두통과 같이 계절에 따라 변하는 통증이 있다.

만성통증에 영향을 주는 날씨 변화

'날씨가 나쁜 날은 몸이 안 좋다. 비가 오기 전날은 통증이 더 심해진다. 추운 날에는 관절통으로 괴롭다고 호소하는 사람이 적지 않다. 특히 만성통증(P.34 참조)인 경우에 그런 경향이 강하다. 이는 결코 기분 탓이 아니고 온도나 습도, 기압의 변화를 몸이 민감하게 감지해서 통증을 전달하는 신경에 영향을 미쳤기 때문이라고 여겨진다. 하지만 아직 명확한 발생기전은 밝혀지지 않았다.

그중에서 귀의 안쪽(속귀)에 있는 세반고리관(삼반규관)이 통증에 관여한다는 설이 있다. 세반고리관은 몸의 평형감각을 감지하는 수용기인데 기압이 내려가면 그 변화를 감지해 교감신경(P.74 참조)을 자극해서 만성통증을 악화시킨다는 설명이다. 이런 증상이 있는 사람은 날씨가 본격적으로 나빠지기 전에 세반고리관에서 정보를 전달하는 신경 작용을 억제하는 타입의 멀미약을 복용하면 통증을 억제할 수 있다고 한다.

계절의 변화와 통증

계절의 변화와 함께 통증 유형이 달라지기도 한다. 날씨가 따뜻해짐에 따라 혈관이 확장되면 편두통이 악화된다고 알려져 있다. 추울 때에 통증이 심해지거나 환절기에 기온차가 크면 통증이 증가하는 예도 있다. 꽃가루 알레르기 같이 계절과 관계있는 질환이 원래 가지고 있던 통증에 영향을 주는 예도 있다. 또 계절이 변하면 기분도 변해서 심리적 요인이 통증에 영향을 미치기도 한다.

시험에 나오는 어구

교감신경
자율신경 중 긴급상황과 위협에 대비하는 신경. 호흡과 심박수 증가, 혈압과 혈당치를 상승시킨다. 만성통증 중에는 교감신경이 관여하는 것이 있다.

만성통증
통증이 오래 계속되는 것을 가리킨다. 신경병증성 통증과 중추성 통증. 심인성 통증에 많다.

키워드

세반고리관(삼반규관)
속귀(내이)에 있는 세 개의 고리 모양 기관. 안에 들어 있는 림프액의 움직임으로 머리의 회전을 감지한다. 인체의 평형감각을 관장한다.

메모

편두통
혈관의 확장으로 생기는 두통. 머리의 한쪽이 아프다는 의미로 생긴 이름이지만, 양쪽이 다 아플 때도 많다. 빛과 소리에 민감(P.176 참조).

날씨에 좌우되는 통증

기온이나 습도, 기압이 통증에 영향을 미치는 예가 있다. 또 계절에 따라 통증이 변하기도 한다.

온도, 습도, 기압, 계절이 통증에 영향을 준다

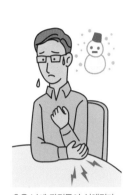

추운 날에 관절통이 심해진다.

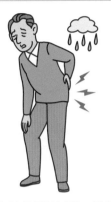

날씨가 안 좋은 날, 혹은 그 전날 등에 통증이 심해진다.

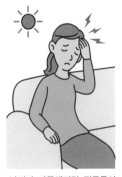

날씨가 따뜻해지면 편두통이 심해지는 예가 있다.

세반고리관이 기압 저하를 감지해서 통증이 발생한다는 설

교감신경의 흥분

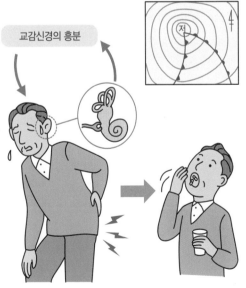

속귀의 세반고리관이 기압 저하를 감지하면 교감신경이 자극받아서 만성통증이 악화된다는 설이 있다.

통증이 강해지기 전에 멀미약을 먹으면 통증이 억제되기도 한다.

통증이
생기는 구조

통증과 가려움

POINT

- 가려움은 통증과는 다른 감각으로, 전달하는 신경도 다르다.
- 가려움 자극을 전하는 신경은 민말이집신경섬유인 C섬유이다.
- 통증은 가려움의 감각을 억제한다.

통증과 가려움은 다른 감각

이전에는 약한 통증을 **가려움**이라고 생각했다. 그 이유는 칼로 베인 상처(절상) 등이 나으면서 통증 대신에 가려움을 느끼기도 하고 가려움을 전문으로 감지하는 신경이 발견되지 않았기 때문이다. 하지만 최근 통증과 가려움은 다른 감각인 것을 알게 되었다.

가려움은 **소양감**이라고도 하며 **피부, 점막, 각막**에 생기는 간질간질해서 긁고 싶은 불쾌감을 말한다. 가려움을 일으키는 자극에는 알레르기와도 관계있는 **히스타민**, 통증을 일으키는 **브래디키닌**과 **캡사이신** 등의 화학물질, 모기나 진드기에게 물리거나 아토피와 같은 **피부 질환**, 긁는 것에 의한 **자극**, 압박에 따른 **혈액순환 불량, 한랭**, 피부 **건조**와 **비위생**, 스트레스 등이 있다. 이런 자극은 피부에 있는 수용기에서 감지되고 민말이집신경섬유인 **C섬유**가 전한다고 알려져 있다. 가려움을 전하는 신경은 가려움 전문으로 통증 신경과는 별개지만, 서로 정보 연락을 한다는 연구도 있다.

통증과 가려움의 관계

갑작스러운 통증은 손을 움츠리는 등의 **굴곡 반사**를 일으키지만 가려움은 **긁기 반사**를 일으킨다. 통증은 관절이나 내장에서도 느끼지만 가려움은 피부와 점막에 한정된다.

한편 통증도 가려움도 신체적 요인과 심리적 요인으로 과민해질 수 있다는 점에서는 동일하다. 또 가려운 곳을 때리거나 손톱으로 누르면 가려움이 줄어드는 이유는 통증 자극이 가려움을 억제하기 때문이다.

시험에 나오는 어구

가려움
소양감(搔痒感)이라고도 한다. 피부, 점막, 각막에 생기며 간질간질해서 긁지 않고는 견딜 수 없는 불쾌한 증상이다. 가려움을 감지하고 전달하는 신경에 대해서는 아직 연구 중이다.

키워드

C섬유
신경섬유는 말이집의 유무와 굵기에 따라 A(α, β, γ, δ), B, C의 6종류로 나눈다. C섬유만 민말이집신경섬유로 신경 전달 속도가 느리다. 온각, 냉각, 통각을 전달하며 가려움을 전달하는 것도 있다고 생각된다.

긁기 반사
가려우면 그곳을 무의식적으로 긁는 동작을 일으킨다. 어느 정도는 의지로 억제하거나 긁는 방법을 바꿀 수 있지만, 반사이므로 잘 때도 일어난다.

메모

차갑게 하면 가려움이 줄어든다
통증과 같이 가려움도 국소를 차갑게 하면 증상이 줄어든다.

통증과 가려움의 차이와 관계

가려움과 통증은 다른 감각이며 전달하는 신경도 다르다. 한편 둘 다 신체적 요인과 심리적 요인으로 과민해지고 또한 꼬집고 긁는 통증 자극으로 가려움을 억제하려고 하는 등의 연관도 있다.

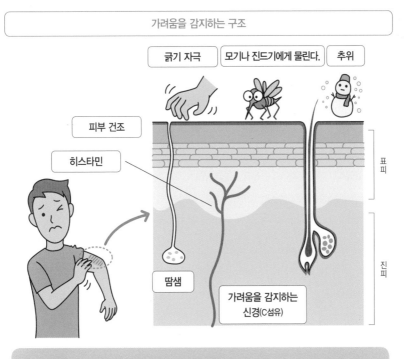

가려움을 감지하는 구조

긁기 자극　　모기나 진드기에게 물린다.　　추위

피부 건조

히스타민

땀샘

가려움을 감지하는
신경(C섬유)

표피

진피

가려움을 감지하고 전달하는 신경은 가려움 전문 신경이다. 히스타민, 피부를 긁는 자극, 모기나 진드기에게 물리거나, 추위 등을 감지해서 뇌에 가려움으로 전달한다.

Athletics Column

달리면 다리가 가려워진다!

　　육상 선수 중에 달리기 시작하면 허벅지와 엉덩이, 종아리 등이 심하게 가려워진다고 하는 사람이 있다. 이는 운동으로 혈액의 흐름이 갑자기 좋아져서 생기는 증상이며 특히 피부 온도와 온도 차가 큰 겨울에 생기기 쉽다. 운동 전에 충분한 워밍업으로 혈행의 변화를 완만하게 하면 어느 정도는 예방할 수 있다. 또한, 피부가 건조하면 가려움이 생기기 때문에 평소 피부 보습에 신경 쓰는 것도 중요하다. 어떻게 해도 가려움이 심해져서 피부과에서 처방받은 약을 운동하기 전에 복용하는 사람도 있는 것 같다.

통증과 저림

- 저림에는 통증, 감각장애, 운동장애가 포함되기도 한다.
- 찌릿찌릿 저리는 통증은 신경병증성 통증이다.
- 감각장애와 운동장애는 말초신경과 중추신경의 장애로 생긴다.

저림은 하나의 증상을 가리키는 말이 아니다

저림으로 표현되는 감각에는 여러 가지가 있다. 예를 들어 오랫동안 정좌 자세로 있으면 다리가 저리는데 이때 찌릿찌릿한 통증, 발끝 감각의 둔감이나 소실, 다리가 마음대로 움직이지 않는 운동 이상 등을 느낀다. 즉 저림에는 **통증**, **감각장애**(피부감각의 소실이나 둔감), **운동장애**가 포함되기도 한다. 저림이라는 표현은 그것이 구체적으로 어떤 상태를 말하는지 명확하게 해둘 필요가 있다.

■ 저림이라고 표현되는 증상과 특징

일반적으로 저림이라고 표현되는 증상은 아래와 같다.

● 찌릿찌릿한 통증

장시간 정좌로 다리가 아플 때는 대부분 신경 압박에 의한 일시적인 통증이다. 단, 찌릿찌릿한 통증은 만성화된 신경병증성 통증(P.20 참조)일 가능성도 있다.

● 감각장애

피부의 어떤 범위의 감각이 둔해지거나 없어지는 증상. 말초의 감각신경 장애, 뇌졸중 등에 의한 대뇌겉질의 몸감각영역(P.54 참조) 장애, 척수 장애 등에 의해 통증이나 냉각·온각·촉각과 같은 피부감각이 전해지지 않거나 또는 피부감각을 인식할 수 없는 상태를 말한다. 원인에 따라서는 아래의 운동장애를 수반하기도 한다.

● 운동장애

몸의 어딘가가 움직이지 않는 증상. 단순하게 마비라고 하기도 한다. 대뇌겉질의 운동영역이나 척수, 신경 뿌리 등의 장애로 대뇌에서 운동 지령이 전해지지 않는 상태를 말한다.

시험에 나오는 어구

감각장애
피부감각에 이상이 생긴 것으로, 감각이 없거나 둔해지는 것뿐 아니라 이상한 감각이 느껴지기도 한다. 말초에서 피부감각을 감지할 수 없는 경우, 뇌까지 가는 전도로에 이상이 생긴 경우, 대뇌의 몸감각영역에 이상이 생긴 경우가 있다.

운동장애
운동마비라고도 한다. 몸이 의지대로 움직이지 않는 것. 대뇌에서 운동 지령이 정상적으로 나오지 않거나 또는 근육까지 도달하지 않는 것이 원인으로 여겨진다.

키워드

둔감
둔하다는 의미로, 감각 둔마란 어느 부위의 감각이 둔해졌다는 것을 의미한다.

메모

당신의 저림은?
무엇을 저리다고 표현하는지는 사람마다 다르다. 누군가가 저리다고 했을 때 그 말을 들은 사람은 자신이 생각한 증상과 다를 수 있으니 주의가 필요하다.

저림에는 여러 증상이 포함된다

저림이라고 불리는 증상에는 다양한 감각이 있는데 그중에는 통증과 감각장애, 운동장애가 포함되기도 하기 때문에 상태와 원인을 확실히 해둘 필요가 있다.

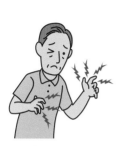

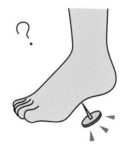

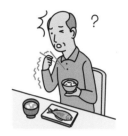

찌릿찌릿한 통증

통증이나 온도 등을 느끼지 못한다(감각장애).

손과 발 등이 마음대로 움직이지 않는다 (운동장애).

저림이라는 경우는 찌릿한 통증, 피부감각에 이상이 생긴 감각장애, 몸이 마음대로 움직이지 않는 운동장애를 포함하기도 한다.

저림이 생기는 병의 예

당뇨병성 신경병증

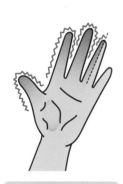

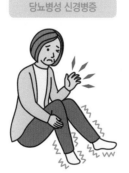

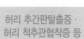

손목터널증후군(수근관증후군)

허리 추간판탈출증 · 허리 척추관협착증 등

저림 증상이 나타나는 주요 병. 말초신경 문제와 중추신경 문제로 인한 것이 있다.

무통분만은 왜 늘지 않을까?

아프고 싶은 사람은 아무도 없다. 출산할 때도 극심한 진통을 경험할 필요가 없다고 생각하는 사람이 많아졌다. 현재의 의료 기술로 안전한 무통분만이 가능하며, 출산 시 차분한 분위기에서 남편과 함께하고 출산 후에도 엄마와 아기가 모두 건강을 유지할 수 있기 때문에 장점이 많다.

무통분만에는 몇 가지 방법이 있는데 주로 행해지는 방법은 경막외 마취이다. 이 방법은 진통이 오는 것을 느낄 수 있어서 무통이라고 하기보다 통증 완화라고 할 수 있다. 통증을 완전히 없애버리면 근육의 힘도 없어져서 배에 힘을 줄 수 없다. 출산은 어디까지나 엄마의 일이고 어느 정도의 진통은 견뎌내야 한다. 무통분만은 자궁문이 3cm 정도 열렸을 때 경막외에 마취를 하고 그 후 안정된 상태에서 타이밍에 맞춰 배에 힘을 주면 아기를 낳을 수 있다. 하지만 정신론적 입장에서 '통증을 경험하지 않으면 내 아이에게 애정이 생기지 않는다.'라고 생각하는 여성도 있다. 남성 중에서도 이런 생각을 하는 사람이 많을지도 모른다. 남편과 함께 하는 분만도 일반화되어 가는 한편, 자연분만의 경우 분만실에 있을 수 없어 하는 남편이 있는 것도 사실이다. 무통분만은 출산 시 통증이 없고 남편은 아내를 격려하면서 함께 감동을 나눌 수 있다.

그런데 왜 무통분만이 늘지 않을까?

우선 무통분만을 하는 시설이 적다. 무통분만을 희망하더라도 다니는 병원에서 무통분만을 하지 않기 때문에 받지 못하는 경우도 많다. 또 마취 의사도 부족하다. 산부인과 의사가 마취를 하는 것도 가능하지만 기피하는 것이 현실이다. 계획분만이라면 몰라도 언제 아기가 나올지 모르는 자연분만에서 무통분만에 대응하는 것은 어려울 수밖에 없다. 또한, 산부인과 의사의 무통분만에 대한 인식 변화도 필요하다. 비용도 부담이다. 무통분만은 보험이 적용되지 않아 자비진료가 된다.

(한국의 경우 무통분만은 어느 정도 보험급여가 되지만 이 역시 마취통증의학과 의사의 인력 수급 불균형, 산부인과 의사의 인식 부족 등으로 상급종합병원 등에서는 잘 시행하지 않는 추세이다. -감역자 주).

3장

통증의
평가와 진단

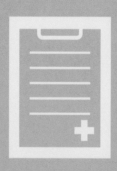

통증의 평가와 진단

통증을 측정하는 도구

POINT

- 통증을 공유하기 위해 통증을 객관적 데이터로 나타낼 필요가 있다.
- 자 모양의 도구로 현재의 통증이 어느 정도인지 가리키게 한다.
- 몇 단계로 그려진 얼굴 표정을 보여주고 가장 가까운 표정을 고르게 한다.

통증을 객관적 데이터로 나타내기 위한 잣대

통증은 개인적이고 주관적인 정동 체험(P.10 참조)이므로 체온이나 혈압처럼 측정기로 잴 수도 타인이 똑같은 통증을 체험할 수도 없다. 하지만 병원 등에서 환자와 의사, 간호사가 통증 정보를 공유하기 위해서는 어떤 방법으로든 통증을 객관적인 데이터로 만들 필요가 있다.

그래서 개발된 것이 **통증 평가척도**(Pain Scale)라고 불리는 평가 방법이다.

통증 평가척도에는 몇 가지 종류가 있는데 평가척도 사이에 호환성은 없고 한 사람에게 한 가지 평가척도를 사용하는 것이 중요하다.

■주요 통증 평가척도와 특징

● **수치 평가척도: NRS**(Numeric Rating Scale)

101쪽 그림과 같은 자를 보여주면서 전혀 통증이 없는 상태를 '0', 더 이상 아플 수 없을 정도로 극심한 통증을 '10'으로 했을 때, 지금 느끼는 통증이 몇 점인지를 말이나 손가락으로 표현하게 한다. 숫자의 개념을 모르는 유아나 치매 환자에게는 사용할 수 없다.

● **시각 아날로그 평가척도: VAS**(Visual Analog Scale)

10cm 선을 긋고 위의 NRS와 같이 통증이 없는 상태부터 최고 통증일 때 까지의 사이에서 어느 정도인지 손가락으로 가리키게 한다.

● **얼굴 평가척도: FRS**(Face Rating Scale)

101쪽 아래 그림과 같이 얼굴 표정을 그린 일러스트를 보여주고 현재의 통증이 어떤 그림에 가까운지 가리키게 한다. 원래 유아용으로 개발된 것으로, 독자적으로 5단계, 10단계 등의 얼굴로 평가하기도 한다.

 시험에 나오는 어구

통증 평가척도(Pain Scale)
주관적인 통증을 데이터화하기 위한 방법. 수치로 가리키게 하는 방법과 가까운 얼굴 표정을 고르게 하는 방법 등이 있다.

 키워드

최고 통증
상상하는 가장 아픈 통증. 지금까지 경험한 중에 가장 아픈 통증 등으로 설명한다. 설명 방법과 뉘앙스가 다르면 결과가 달라질 수 있으니 주의해야 한다.

 메모

얼굴 평가척도는 어른용이 아니다
얼굴 평가척도는 소아용으로 개발된 것으로, 어른에 대해서는 타당성이 확립되지 않았다.

통증을 객관적으로 측정한다

수치 평가척도: NRS(Numeric Rating Scale)

평가척도를 보여주고 통증이 없는 상태를 '0', 상상하는 가장 강한 통증을 '10'이라고 할 때, 지금의 통증은 몇 점인지 묻는다. 말로 대답하거나 손가락으로 가리키게 한다.

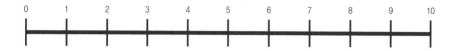

시각아날로그 평가척도: VAS(Visual Analog Scale)

10cm 선을 평가척도로 해서 왼쪽을 '통증이 없거나 전혀 아프지 않다', 오른쪽을 '최고로 아프거나 상상 가능한 통증 중에 이보다 더한 통증은 없을 정도의 강도'라고 했을 때 지금의 통증은 어디쯤인지 손가락으로 가리키거나 표시를 하게 한다.

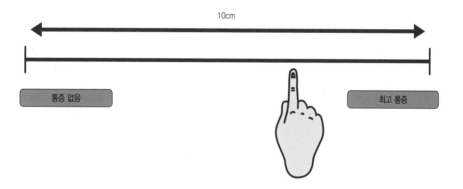

얼굴 평가척도: FRS(Face Rating Scale)

소아용 평가척도로 지금 느끼는 통증에 가장 가까운 표정을 고르게 한다.
어른에게도 사용할 수 있지만 타당성이 확립되지 않았다. 통증이 '4'이지만 가족이 있어서 기분이 좋으니까 '2'라고 하는 등 심리 상태를 반영하기도 한다.

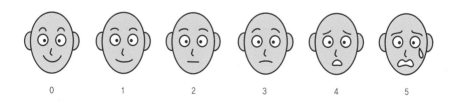

통증 문진과 관찰 포인트

POINT

- ●통증으로 잠을 이룰 수 없는 등의 주 증상을 명확하게 할 것.
- ●증상과 증상의 변화를 시간 경과에 따라 정리할 것.
- ●통증은 한 군데만이라고 할 수 없으므로 주의가 필요하다.

통증 정보는 시간 경과에 따라 정리한다

시험에 나오는 어구

통증은 자각증상이므로 환자의 통증을 정확하게 파악하려면 문진이 중요하다. 문진 시에는 **주된 증상**(chief complaint, 주소(主訴))을 명확하게 하고 통증 부위와 통증 유형 등을 구체적으로 물어봐야 하며 통증이 시작되었을 때부터 지금까지의 상황을 **시간의 경과**에 따라 정확하게 파악, 이해하는 것이 중요하다.

주된 증상(C.C.)
환자의 가장 고통스러운 증상과 그에 따른 힘든 점. 우선 주소를 명확하게 하는 것이 중요하다.

■통증의 주요 치료법

문진과 관찰의 포인트는 다음과 같다.

통증 평가척도
주관적인 통증을 객관적인 데이터로 평가하는 잣대(P.100 참조).

● 주된 증상이란 무엇인가?

주된 증상은 현재 가장 괴로운 증상이나 그로 인해 힘든 점을 가리킨다. '아무튼 머리가 아프다', '어깨가 아파서 잠을 잘 수 없다'와 같이 표현할 수 있다. '어디가 불편하신가요?'라는 식으로 물어서 구체적 대답하게 한다.

키워드

열린 질문
'네, 아니오'로 대답할 수 없는 질문. 증상을 알기 위해서는 열린 질문 방식이 좋다. 반대로 '네, 아니오'로 대답할 수 있는 질문을 닫힌 질문이라고 한다.

● 어디가 아픈가?

아픈 곳을 직접 가리키거나 인체 그림에 표시하도록 한다. 머리나 허리가 아프다는 말만으로는 정확한 부위를 알 수 없으므로 구체적으로 물어야한다. 또한 꼭 한 군데라고는 할 수 없으므로 빠짐없이 물어본다.

● 어떻게 얼마나 아픈가?

'욱신욱신 한가요?'와 같은 표현보다 '어떻게 아픈가요?'와 같이 **열린 질문**으로 물어봐서 환자의 표현을 끌어낸다. 환자의 통증 표현은 통증의 원인을 추측하는 데 도움이 된다(P.104 참조). 통증의 정도는 **통증 평가척도** (P.100 참조) 등을 이용해도 좋다.

메모

통증의 변화도 정확하게
통증은 시시각각 변화하는 경우도 많다. 처음에는 격렬하던 통증이 지금은 둔한 자발통증이 되기도 한다. 통증의 변화를 시간의 경과에 따라 정확하게 파악해야 한다.

● 다른 증상을 수반하는가?

저림, 발적이나 부기, 발열, 메스꺼움이나 구토 등 통증 이외에 증상이 있다면 파악해 둔다.

진단 포인트

〈증상의 변화를 시간 경과에 따라 정리한다.〉　〈통증 유형은 환자의 표현을 중요하게〉

〈주 증상은 무엇인지 명확하게 한다.〉

오른쪽 어깨가 아파서 밤에 잠을 통 못 잡니다.

2개월 전에 통증이 시작되었는데 최근 일주일 사이에 통증이 심해졌어요.

가만히 있어도 묵직한 통증이 있고 셔츠를 입으려고 하면 갑자기 격렬한 통증이 느껴집니다.

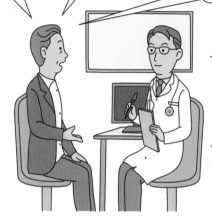

어디가 불편하시죠?

〈열린 질문으로 묻는다.〉

어디가 아픈가요?

〈통증 부위를 그림에 표시하거나 손가락으로 가리키도록 한다.〉

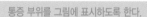

통증 부위를 그림에 표시하도록 한다.

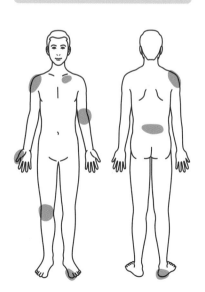

● 수반 증상도 빼놓지 않기

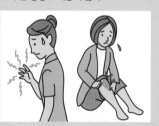

저림과 발적, 부기 등의 증상

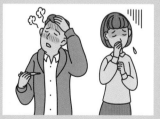

발열, 메스꺼움과 구토 등의 증상

여러 가지 통증의 표현

POINT

- ●통증 표현은 통증의 원인을 추정하는 데 도움이 된다.
- ●환자의 통증에 대한 표현은 있는 그대로 기록한다.
- ●환자의 통증 표현을 바꾸거나 꾸며서는 안 된다.

통증에 관한 표현을 각색하지 말 것

체성통증과 내장통증, 급성통증과 만성통증, 침해수용성 통증과 신경병증성 **통증**은 통증의 표현이 각각 다르다. 바꿔 말하면 통증 유형을 알면 대략 어떤 통증인지 추정할 수 있다. 따라서 환자가 '어떤 통증인지'를 표현하게 하는 것은 굉장히 중요하다. 또한, 환자가 '욱신욱신 아프다'라고 한다면 그 표현 그대로 기록해 두어야 한다. '따끔따끔 아프다'라고 바꾸거나 '욱신욱신 맥박이 뛰듯이 아프다'라는 식으로 말을 덧붙이거나 하면 통증의 실태와 변화를 알 수 없게 된다.

통증의 원인과 통증 유형에 관해서는 제1장에서 설명했으나 여기서 다시 정리해 본다.

■통증의 원인과 통증 표현

통증의 원인에 따른 통증 유형의 특징은 다음과 같다.

● 침해수용성 통증

체성통증

- • 아픈 부위가 명확하고 순간적인 예리한 통증, 찌르는 듯한 통증을 느끼며 그 후에 이어지는 타는 듯한 통증.
- • 근육과 관절이 쑤시는 듯한 통증.

내장통증

- • 아픈 부위를 '이 근처' 정도로밖에 표현할 수 없다.
- • 눌리는 듯한 통증, 쥐어짜는 듯한 통증. 둔통.

● 신경병증성 통증

- • 바늘로 콕콕 찌르는 듯한 통증.
- • 전기가 통하는 듯한 통증(전격통), 타는 듯한 통증.
- • 저리고 찌릿하다.

시험에 나오는 어구

침해수용성 통증과 신경병증성 통증
통증은 크게 두 가지로 나눈다. 침해수용성 통증은 통증 자극을 침해수용체가 감지해서 생기는 통증이고, 신경병증성 통증은 신경 자체가 손상되어 생기는 통증이다.

키워드

욱신욱신 아프다
두통이나 외상 후 염증이 생겨서 부어 있을 때 등에 생기는 통증이다. 맥박과 같이 뛰는 듯한 통증으로, 침해수용성 통증이다.

메모

'그다지 아프지 않다'는 표현
가벼운 통증이라서 괜찮다는 경우에 이 표현을 쓰는 사람이 있다. 이를 괜찮다고 판단하지 말고 통증은 있다라고 받아들이는 것이 중요하다.

환자의 통증 표현은 그대로

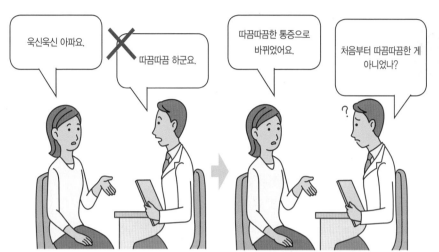

환자의 통증 표현을 바꾸거나 각색해서는 안 된다.

표현을 바꾸게 되면 다른 사람에게 정확하게 전달되지 않는다. 또한, 통증의 변화를 알 수 없게 된다.

통증 종류와 통증 유형의 특징

침해수용성 통증

체성통증

내장통증

신경병증성 통증

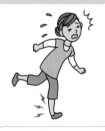

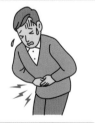

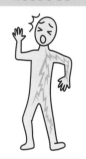

- 아픈 부위가 명확
- 순간적인 예리한 통증
- 찌르는 듯한 통증
- 순간적인 통증 뒤에 타는 듯한 통증
- 근육과 관절이 쑤시는 듯한 통증

- 아픈 부위가 불명확
- 누르는 듯한 통증
- 쥐어짜는 듯한 통증
- 둔통

- 따끔따끔하다
- 저리다
- 찌릿하다
- 전기가 통하는 듯한 통증 (전격통)
- 타는 듯한 통증

통증을 수치화하는 검사법

POINT

- 주관적 증상인 통증을 수치화하는 검사 기기가 있다.
- 피부에 전류를 흘려서 자극의 역치와 통증 시의 전류를 측정한다.
- 현재로서는 일반적인 검사 방법으로 확립되어 있지 않다.

몸에 전류를 흘려서 통증 정도를 수치화한다

통증은 주관적, 개인적이므로 수치화하기는 어렵다고 100쪽에서 설명하였다. 그래서 통증을 가능한 한 객관적인 자료로 평가하기 위해 **통증 평가 척도**가 있는 것이지만, 통증 평가척도의 문제점은 거짓말을 할 가능성도 있다는 점이다. 그다지 아프지 않은데 '최고로 아프다.'라고 할 수 있고 굉장히 아파도 '괜찮아요. 2점 정도예요.'라고도 할 수 있다. 또한, 통증 평가 척도는 의식이 없는 사람이나 치매 환자, 유아 등에게는 사용할 수 없다. 실제 통증을 정확하게 평가하지 못하면 과잉 투약으로 이어지거나 반대로 통증이 좀처럼 잡히지 않는 상황이 될 수도 있다.

그래서 개발이 시도되고 있는 것이 통증을 수치화, 가시화하는 의료기기이다. 예를 들어 어떤 측정기는 통증을 호소하는 환자의 피부에 전극을 부착하고 그곳에 약한 전류를 흘려보낸다. 그리고 전류를 조금씩 세게 하는 과정에서 처음 전류 자극을 느꼈을 때(역치(閾値))와 전류 자극이 원래 있던 통증과 비슷한 정도라고 느꼈을 때를 표시하도록 한다. 그런 후 각각의 전류 수치를 보고 통증의 정도를 수치화하는 것이다.

또 다른 측정기는 감각을 전하는 신경섬유의 특징을 이용하는 방법으로 Aβ섬유, Aδ섬유, C섬유가 각자 반응하는 다른 주파수 전류를 흘려보내 각 신경의 장애를 측정한다.

측정기에 따른 통증 평가와 통증 평가척도에 따른 통증 평가를 비교하는 등 연구가 활발하게 진행되고 있으나 현재로서는 일반적인 검사로 확립되어 있지 않다.

시험에 나오는 어구

역치값
이 수준을 넘으면 자극을 느끼거나 반응이 생기는 값. 그 이하에서는 자극을 느끼지 않거나 반응이 생기지 않는다.

키워드

Aβ섬유, Aδ섬유, C섬유
감각을 전하는 신경섬유의 종류. Aβ섬유는 촉각·압각, Aδ섬유와 C섬유는 통증을 전달한다(P.46 참조).

메모

측정기의 문제점
통증 평가척도는 환자 자신이 혼자서 체크할 수도 있지만, 측정기는 측정기의 구입과 측정하는 사람이 필요하므로 비용이 든다.

통증 평가척도의 한계

통증 평가척도로 평가할 경우, 환자가 사실을 말하고 있는지 의문이 드는 경우가 있다.

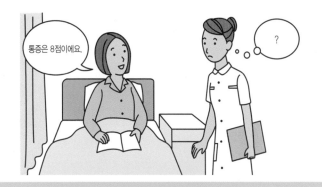

통증은 8점이에요.

?

단, 의심이 들어도 '8점'이라는 대답을 사실로 기록하는 것이 중요하다.

통증을 객관적으로 측정할 수 없을까?

전류를 흘려보내 역치와 통증이 생기는 값을 측정한다.

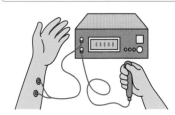

팔에 붙인 전극에 전류를 흘려보내고 전류를 처음으로 느꼈을 때와 자신이 가지고 있는 통증과 비슷한 정도의 자극이 느껴졌을 때 버튼을 누르게 하고 각각의 수치로 통증의 강도를 평가한다.
※ 현재로서는 일반적인 검사 방법으로 확립되어 있지 않다.

Athletics Column

'아프지 않아!'라는 거짓말의 위험성

통증을 호소하면 좋아질 때까지 쉬어야 해서 대표나 주전 자리를 위협받게 된다. 그래서 운동선수의 경우 통증을 숨기는 일도 종종 있다. 통증은 주관적인 증상이기 때문에 본인이 아프지 않다고 하면 본문에서 언급한 측정기로 조사하지 않는 한 타인이 알 방법이 없다. 하지만 통증을 억누르고 훈련이나 경기를 계속하면 통증을 일으키는 장애가 악화되거나 형태가 바뀌어 다른 부위에 통증이 생기는 등 문제가 더 심각하고 복잡해진다는 사실을 인식해야 한다. 무리해서 결과적으로 선수 생명이 단축되는 일이 없도록 하자.

통증의 진찰 ① 이학적 검사

- 이학적 검사는 손이나 기구로 촉진, 타진 등을 하는 검사이다.
- 피부감각과 심부감각 검사, 반사, 근력 검사 등이 있다.
- 타동적으로 움직여서 관절 가동 범위와 유발통증의 유무를 조사한다.

손이나 간단한 기구를 사용해서 통증의 상태를 조사한다

이학적 검사(Physical Examination, 理學的檢査)에서 '이학적'은 '신체적'이라는 의미이다. 이학적 검사는 의사가 손이나 간단한 기구를 사용해서 **촉진** (Palpation), **타진**(Percussion), **청진**(Auscultation)하거나 환자의 손과 발을 움직여서 움직임과 **유발통증**의 유무를 관찰하는 검사법이다.

통증을 평가하기 위해 이루어지는 이학적 검사에는 **피부감각과 심부감각** 검사, **반사, 근력, 관절 가동 범위** 검사, **유발통증** 테스트 등이 있다.

■ 통증의 이학적 검사

통증을 평가할 때 실시하는 대표적인 이학적 검사와 그 특징은 다음과 같다.

● 피부감각과 심부감각 검사

피부의 **촉각**은 붓이나 탈지면 등을 피부에 닿게 해서 감각 유무를 조사한다. 심부감각은 환자의 눈을 감게 한 후 팔다리, 손가락의 위치와 방향을 대답하도록 하거나 **음차**(소리굽쇠)를 대서 **진동각** 유무를 대답하게 한다.

● 반사, 근력, 관절 가동 범위 검사

반사 검사에서는 구부러진 무릎을 두드려서 종아리가 올라오는지를 보는 **무릎힘줄반사**(슬개건반사) 등이 있다. 근력은 손이나 발을 의사 등의 힘에 저항해서 밀거나 당길 수 있는지 측정하는 **도수근력 검사**가 있다. 관절 가동 범위 검사는 의사 등이 각 관절을 움직여서 어디까지 움직이게 할 수 있는지를 조사한다.

● 유발통증 검사

관절 가동 범위 검사에서 어디까지 움직이면 통증이 발생하는지를 살펴본다. 반듯이 누운 자세에서 다리를 뻗은 채 들어 올리면서 어디에서 통증이 생기는지 조사하는 **라세그 징후** 등이 있다.

이학적 검사
의사 등이 손이나 간단한 기구를 사용해서 촉진, 타진하거나 근력과 관절 가동 범위 등을 조사하는 검사이다.

도수근력 검사
의사 등이 환자의 손이나 발을 지탱하고 환자가 그 힘에 대항해서 밀거나 당기는 힘을 평가한다.

라세그 징후
반듯이 누운 자세에서 다리를 곧게 뻗은 상태로 들어 올려 어디까지 움직일 수 있는지 알아보는 검사. 요추 추간판탈출증 등이 있으면 통증과 저림으로 90도까지 올라가지 않는다.

반사
어떤 자극 정보가 뇌에 도달하기 전에 척수에서 숏컷되어 반응이 일어나는 현상. 무릎힘줄반사와 같은 운동기관의 반사 외에 음식이 목에 닿으면 일어나는 삼킴반사(연하반사) 등 다양한 반사가 있다.

오십견? 어깨 회선건판 파열?
어깨가 아파서 팔이 올라가지 않지만, 타동적으로 움직이면 통증이 발생하지 않는 경우는 오십견보다는 어깨 회선건판 파열이 의심된다.

이학적 검사의 예

의사가 손이나 기구를 사용해서 촉진, 타진, 청진 등으로 통증의 유무를 관찰·검사하는 이학적 검사에는 다음과 같은 방법이 있다.

피부감각 검사

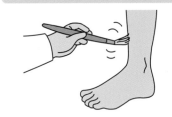

피부감각은 붓 등을 피부에 스쳐서 검사한다.

심부감각 검사

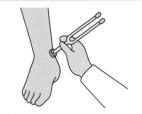

심부감각 검사에는 음차를 대어 진동을 감지하는지의 여부를 검사하는 방법 등이 있다.

반사 검사

두드린다.

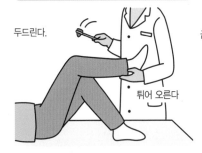

튀어 오른다

그림은 무릎힘줄반사 검사. 무릎을 두드리면 반사가 일어나 넙다리네갈래근(대퇴사두근)이 수축해서 종아리가 튀어 올라간다.

근력 검사(도수근력 검사)

엉덩관절을 굽히려고 힘쓴다.

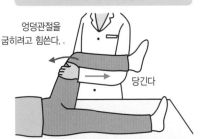

당긴다

그림은 엉덩허리근(장요근) 근력 테스트. 검사를 하는 사람이 엉덩관절(고관절)을 펴는 방향으로 넓적다리부(대퇴부)를 당긴다. 환자는 그에 대항해서 엉덩관절을 굽히려고 한다. 이때의 힘을 평가한다.

라세그 징후

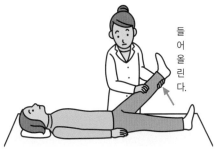

들어 올린다.

반듯이 누운 자세에서 검사자가 환자의 뻗은 다리를 조금씩 들어 올린다. 90도까지 들어 올리는 도중에 통증이 생기면 요추 추간판탈출증을 의심할 수 있다.

통증의 진찰 ② 영상 진단

- 영상 진단은 몸 안에서 무엇이 일어나고 있는지 조사하는 검사.
- 몸의 단면까지 보이는 CT, MRI는 외상과 병의 진단에 유용하다.
- 각각의 특징에 맞춰 몸의 장기와 병에 따라 구분 사용한다.

몸 안에서 무슨 일이 일어나고 있는지 들여다본다

통증의 원인을 찾기 위해 영상 진단을 시행하는 경우가 있다. 일반적인 단순 X선 검사 외에 CT, MRI, 초음파 검사, 각종 조영 검사 등이 있다. 예를 들어 갑자기 생기는 극심한 두통은 뇌졸중이 의심되므로 긴급 CT와 MRI 검사, 격렬한 흉통일 때는 초음파 검사와 MRI 검사, 요통과 관절 외상 등에는 MRI 검사 등이 시행된다.

■주요 영상 진단과 특징

통증 진단에 사용되는 주된 영상 진단과 특징은 다음과 같다.

● CT, MRI

CT는 X선을 사용해서 몸의 단면을 촬영하며 MRI는 강력한 자기를 사용해서 몸의 다양한 단면을 촬영한다. 조직의 손상과 출혈, 종양 등을 알 수 있다.

CT, MRI는 각각 장단점이 있으며 뇌졸중, 척추·척수의 장애, 흉부·복부에 있는 장기의 병, 관절의 장애 등 대부분의 외상과 병의 진단에 이용된다.

● 초음파 검사

초음파가 사물에 부딪히고 반사되어 돌아오는 모습을 영상화한다. 복부 등 장기의 병과 임신 진단, 최근에는 **통증유발점**(P.78 참조) 확인에도 이용된다. 뼈의 뒤편은 영상화할 수 없기 때문에 뇌 진단에는 사용할 수 없다.

● 각종 조영 검사

조영제를 혈관과 위장과 같은 관상 장기 안에 넣고 X선이나 MRI 등으로 촬영한다. 심근경색의 관상동맥 폐색, 요관결석과 같은 진단에 사용된다.

 시험에 나오는 어구

영상 진단
X선이나 초음파 등을 사용해서 몸의 내부 영상을 촬영하는 방법. 단순 X선 촬영, CT, MRI, 초음파 검사, 각종 조영 검사, 신티그래피(방사성 동위원소를 사용해서 종양 등을 조사) 등이 있다.

CT
컴퓨터 단층 촬영. X선을 몸에 투과시켜 반대편에서 수상한다. 그 데이터를 컴퓨터로 해석해 몸의 단면 영상을 구성한다.

MRI
핵자기공명 영상법. 강한 자기를 이용해서 세포 내 수소 원자의 움직임을 조사해서 몸의 조직을 영상화한다. 자기를 사용하기 때문에 골절 치료 등으로 체내에 금속이 있는 사람에게는 사용할 수 없다.

 키워드

초음파
인간의 귀에는 들리지 않는 높은 주파수의 음파로 인체에는 무해하다. 기체, 액체, 고체 속을 통과하며 경도가 다른 물질의 경계에서 반사된다. 어군 탐지(魚群探知, fish detection) 등에도 이용된다.

CT와 MRI의 특징

CT와 MRI의 검사 기기 형태는 비슷하다. 둘 다 몸의 단면을 표시하지만, 원리와 주로 사용하는 분야 등에는 차이가 있다.

	CT	MRI
원리	• X선을 이용한다. • 피폭의 위험이 있기 때문에 임산부 등의 사용이 제한된다.	• 자기를 이용한다. • 인공심장 박동기, 골절 고정용 금속 등이 체내에 있는 사람에게는 사용할 수 없다.
전문 분야	• 뼈, 뇌, 폐, 간 등의 복부 장기 촬영에 유용하다. • 기본적으로 몸의 횡단면을 영상화한다. • 뇌출혈 등의 출혈을 확실히 알 수 있다.	• 뇌, 관절, 척수, 골반 내 장기 등의 촬영에 유용하다. • 횡단면뿐만 아니라 종단면 등 임의의 단면 영상화가 가능하다. • 증상이 막 시작된 뇌경색 발견이 가능하다.
특징	• 짧은 시간에 검사가 가능하다(전신도 10~15분 정도).	• 시간이 걸리는 경우가 있다(전신 30분~1시간). • 검사 중 소리가 시끄럽다.

초음파 검사와 특징

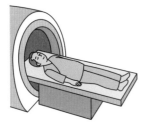

특징

• 초음파를 몸 안에 투과시킨 후 되돌아오는 모습을 영상화한다.
• 초음파는 인체에 무해해서 임신 진단에도 사용할 수 있다.

장점

• 통증 등의 고통이 없다.
• 복부의 장기, 유방, 근육 등의 영상화에 용이하다.
• 움직임을 실시간으로 볼 수 있어서 태아의 움직임이나 심장 내 혈류의 상태 등을 알 수 있다.
• 검사 기기와 검사에 드는 비용이 비교적 저렴하다.

단점

• 뼈처럼 단단한 물질이나 공기의 뒤쪽을 볼 수 없다.
• 영상이 약간 불분명해서 일반인이 알아보기 어렵다.

통증의
평가와 진단

통증의 진찰 ③ 심리 검사

- 심인성 통증으로 생각되는 경우에는 심리 검사를 시행한다.
- 통증이 만성화되고 우울감이 있으면 심리 검사를 한다.
- 성격유형 검사와 자각증상을 조사하는 것 등이 있다.

만성통증과 심인성 통증 진단

　신체적인 검사를 해도 통증의 원인이 될 만한 이상이 발견되지 않거나 **만성통증**으로 우울감이 있는 경우 등은 **심리 검사**를 실시하기도 한다. 심리 검사에는 다양한 방법이 있는데 그중에서 통증을 진료할 때 비교적 자주 사용되는 검사에 대해 설명하고자 한다.

■ 통증 진단 시에 사용되는 심리 검사와 특징

　특히 만성통증과 심인성 통증 등의 진단 시에 주로 사용되는 심리 검사와 특징은 다음과 같다.

- **MMPI**(Minnesota Multiphasic Personality Inventory : 미네소타 다면적 인격 검사)

　성격 유형을 조사하는 검사. 550항목의 질문에 '그렇다', '아니다', '어느 쪽도 아니다'라는 세 가지 답변 중 선택한다. 전문적인 훈련을 받지 않은 사람이 검사를 실시해도 데이터에 미치는 영향은 적다.

- **SDS**(Self-Rating Depression Scale : 우울증 자기평가척도)

　우울 상태를 평가하는 검사. 20개 항목의 질문에 '거의 없다.', '가끔 그렇다.', '자주 그렇다.', '항상 그렇다.'의 4단계로 대답한다. 항목이 적어서 환자의 부담이 적다. 우울증인 사람뿐 아니라 우울감 선별 검사에도 사용할 수 있다.

- **CMI 건강조사표**(Cornell Medical Index : 코넬 메디컬 인덱스)

　12항목의 신체 증상, 6항목의 정신적 증상에 관한 질문에 답변하는 형식. 자각증상을 폭넓게 조사하기 때문에 신경증과 우울감 평가에 이용할 수 있다. 여성판은 213항목, 남성판은 211항목으로 구성되어 있다.

만성통증
통증이 오래 계속되는 상태. 신경병증성 통증과 중추성 통증. 심인성 통증일 가능성이 높다. 신체적 검사를 해도 이상이 발견되지 않기도 한다.

심인성 통증
신체적으로는 통증이 생길 만한 이상이 없는데 통증을 호소한다. 불안, 스트레스, 공포와 같은 정신적인 문제가 통증에 관여한다.

전문 트레이닝
심리 검사에는 검사 용지만 있으면 누구나 간단하게 대답할 수 있는 것도 있지만, 기본적으로 모든 검사에서 회답 방법의 지시와 결과 해석은 전문 교육을 받은 사람이 시행해야 한다.

기타 심리 검사
그 외에는 불안 정도를 평가하는 STAI(State Trait Anxiety Inventory), 성격 특성을 조사하는 YG 성격 검사(야타베 길포드 성격 검사) 등이 이용된다.

심리 검사에 의한 통증의 진찰

통증은 있는데 신체적인 원인이 발견되지 않거나 통증에 심리적인 문제가 연관되어 있다고 생각하면 심리 검사를 하기도 한다.

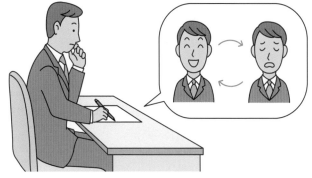

CMI 건강조사표(Cornell Medical Index)

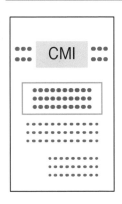

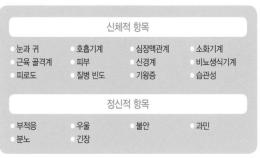

신체적 항목

- 눈과 귀
- 호흡기계
- 심장맥관계
- 소화기계
- 근육 골격계
- 피부
- 신경계
- 비뇨생식기계
- 피로도
- 질병 빈도
- 기왕증
- 습관성

정신적 항목

- 부적응
- 우울
- 불안
- 과민
- 분노
- 긴장

신경증과 우울감 평가에 사용할 수 있다. 남성판과 여성판이 있다.

(기왕증: 환자가 지금까지 경험한 병력−감역자 주)

Athletics Column

기분이나 피로도의 변화를 알 수 있는 심리 검사 'POMS'

운동선수의 컨디션 관리에 사용되는 심리 테스트로 POMS(Profile of Mood States)가 있다. POMS는 65개의 질문에 대답하는 검사이며 긴장, 우울, 분노, 활기, 피로, 혼란의 6개 인자로 그 기분을 측정하는 검사이다. 시간은 10분 정도 소요되며 자기 채점도 가능하다. 성격을 측정하는 심리 검사와 달리 단기적인 변화를 알 수 있다는 점이 특징이다. 부상과 통증 때문에 충분히 훈련할 수 없어 불안할 때 등에는 이 검사를 시행함으로써 심리 상태의 변화를 파악해 컨디션 관리에 활용하는 것도 중요하다.

통증의 진찰④ 혈액 검사와 기타 검사

POINT
- 내장통증이 의심되면 혈액검사가 필수다.
- 극심한 두통에는 뇌척수액 검사가 시행되기도 한다.
- 상황에 따라 내시경 검사, 뇌파 검사 등도 실시한다.

혈액 검사와 혈압, 소변 검사 등도 중요

지금까지 설명한 검사 이외에 통증 진단에 필요한 검사에 대해 가장 일반적인 혈액 검사도 포함해서 아래에 설명하기로 한다.

■ 기타 검사와 특징

통증 진단에 이용되는 혈액검사와 그 외의 검사와 특징은 다음과 같다.

● 혈액 검사

특히 내장의 병이 의심될 때는 혈액검사가 필수이다. 상황에 따라서 **염증과 감염**의 증거가 되는 **백혈구**와 CRP(C반응성 단백), 암의 가능성을 나타내는 각종 **종양표지자**, 대사증후군의 가능성을 알 수 있는 **혈중 지질, 혈중 요산치, 혈당치** 등을 조사한다. 류마티스 관절염과 같은 교원병도 혈액 검사가 필수다.

● 뇌척수액 검사

극심한 두통이 있을 때에는 뇌척수액 검사를 실시한다. 허리의 척추뼈와 척추뼈 사이에 주사를 꽂아 뇌척수액의 압력을 조사하는 동시에 뇌척수액을 채취해서 상세하게 조사한다. 혈구 성분과 세균, 단백질 등을 검출한다.

● 기타 검사

혈압과 체온, 소변 검사 등은 기본적인 검사로 중요하다. 대장암이 의심될 때는 **대변 검사**도 시행한다. 복통이 있을 때는 궤양과 암 등을 조사하기 위해 **내시경 검사**를 시행한다. 그 외에 **뇌파 검사, 안저 검사, 청력 검사, 평형기능 검사**, 몸 표면 온도를 측정하는 **체열촬영 검사** 등을 하기도 한다.

시험에 나오는 어구

혈액 검사
혈액에 함유된 성분을 조사함으로써 여러 가지 질병을 추정할 수 있다. 항목은 다양하다.

CRP
C반응성 단백. 감염과 염증이 생기면 간에서 만들어지는 단백질. 병상이 진행됨에 따라 수치가 변하므로 염증의 경과를 알 수 있다.

키워드

종양표지자
암이 있으면 혈중에 증가하는 물질로 암의 존재를 추정하는 데 이용된다. 다양한 종류가 있다.

메모

어떤 검사를 해야 할까
불필요한 검사는 하지 않고 효율적인 진단으로 연결시키기 위해서는 문진과 이학적 검사 등으로 정확하게 장애나 병을 추정할 수 있도록 해야 한다.

혈액 검사, 뇌척수액 검사 등

혈액 검사

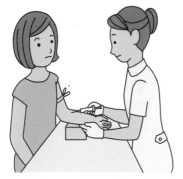

일반적인 적혈구, 백혈구 등의 검사 외에 염증을 조사하는 검사(CRP), 각종 종양표지자, 혈중 지질, 혈당치 등을 조사한다.

뇌파 검사 · 안저 검사 등

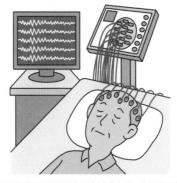

뇌의 기능과 감각기관 등에 이상이 없는지 알아보기 위해 뇌파 검사, 안저 검사, 청력 검사, 평형기능 검사 등을 실시한다.

뇌척수액 검사

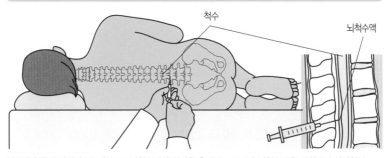

척수

뇌척수액

허리의 척추뼈 사이에 바늘을 꽂고 뇌척수액의 압력을 측정하는 동시에 뇌척수액을 채취해서 검사한다.

Athletics Column

운동기관의 통증은 먼저 의료기관으로

요통이나 전신의 관절 통증과 같이 뼈와 근육, 관절에 통증이 있다면 도수치료나 접골원, 마사지 등이 아니라 우선은 신경외과, 정형외과, 마취통증의학과, 재활의학과 같은 병원에서 제대로 검사받아야 한다. 단순한 요통이라고 생각했는데 콩팥 등 내장의 병이거나 성장통이라고 생각했는데 소아암이나 류마티스여서 손 쓸 수 없는 심각한 상황에 이르기도 하기 때문이다. 또한, 마사지 등의 서비스는 병원에서 특별한 병과 장애가 없다고 진단받거나 병원에서 기본적인 치료가 끝난 후에도 통증이 남아 있을 때 이용하면 결과적으로 보다 빠른 회복을 기대할 수 있다.

재택요양과 통증 관리

　병원에서 더는 효과적인 치료가 어렵다고 판단되면 집으로 돌아가도록 권유하는 경우가 있다. 또 병증이 어느 정도 호전되면 집에서 요양하고 싶어 하거나 혹은 집에서 마지막을 맞이하고 싶어 하는 환자도 적지 않다. 요즘은 병원 의료에서 재택 의료로 옮겨가는 추세이며 재택 의료도 점차 발전하고 있다.

　재택요양에는 큰 장점도 있다. 익숙한 집에서 지내다 보면 통증과 고통이 줄어들고 QOL(생활의 질)이 올라간다는 보고도 적지 않다. 단, 진통이 가능한지가 중요한 포인트이다. 예를 들어 암 통증이 있다면 방문 진료 의사가 진통제를 잘 사용해서 통증을 억제한다. 내복약, 설하 타입, 패치, 좌약 등을 용도에 맞게 사용한다. 통증이 심해지거나 격렬한 통증이 생기면 PCA 펌프(환자 자가조절진통법)를 사용한다. 보통은 지속 주입 펌프를 사용해서 오피오이드를 정맥 혹은 피하로 투여하지만, 자택에서도 PCA를 안전하게 사용할 수 있다. 통증이 생길 때마다 환자 본인이 레스큐 버튼을 눌러서 진통제를 적정 투여할 수 있기 때문에 안심하고 사용할 수 있다. 다시 말해 병원에 있을 때와 같은 수준의 치료를 받을 수 있다는 말이다. 일본의 경우 후생노동성에서 방문 진료 시설에 대해 자택에서 PCA 펌프를 사용하면서 통증 관리를 하는 환자가 어느 정도 있는지 체크하고 통증을 제대로 관리할 수 있는 시설인지 순위를 매기고 있다.

　재택요양으로 전환하려면 병원 주치의와 방문 진료를 맡게 되는 의사가 방문 진료 계획을 세운다(퇴원 전에 회의). 의사의 방문 진료는 월 2회가 기본이지만 증상이 심한 경우 매일 올 수도 있다. 단 병원에 있을 때처럼 24시간 의사가 대기하는 것은 아니지만 가벼운 증상의 변화는 방문 간호 센터가 대응하기 때문에 안심하고 재택요양을 할 수 있다.

　(이 책에 소개되는 재택요양은 일본의 건강보험 제도 하에서 시행하고 있으며 아직 한국에서는 활성화되지 않고 제도화되지 않았다. 비슷한 개념으로 호스피스 완화의료, 가정 방문 요양 등의 제도가 한국에는 있다. -감역자 주)

통증을
완화하는 방법

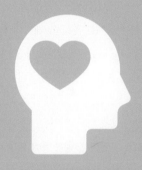

체내의 통증 억제 시스템

- 몸에는 통증을 억제하는 내인성 통증 억제계가 갖추어져 있다.
- 척수에서 통증 정보가 전해지는 것을 저해하는 구조가 있다.
- 다른 부위의 통증으로 통증이 억제되기도 한다.

뇌와 척수가 통증의 정보 전달을 억제한다

우리 몸에는 통증을 억제하는 구조가 갖추어져 있다. 이러한 구조를 내
인성 통증 억제계라고 한다. 말초에서 통증 정보가 보내지면 뇌와 척수로
이루어진 중추신경이 이를 파악하는 한편 억제하는 것이다. 내인성 통증
억제계에는 하행성 통증 억제계, 광범성 침해 억제 조절, 관문 조절 이론 등
이 있다.

하행성 통증 억제계는 말초에서 척수까지 통증 정보를 전달하는 일차침
해수용 뉴런이 척수뒤뿔(척수후각)에서 이차침해수용 뉴런(척수에서 통증 정
보를 받아서 시상까지 전달하는 뉴런)에 정보를 전하는 것을 방해해서 통증이
전달되지 않도록 하는 구조이다. 이 구조에는 세로토닌계와 노르아드레날
린계가 있으며, 둘 다 중간뇌에서 시작되는 뉴런이 담당한다. 강력한 진통
제인 오피오이드(P.138 참조)는 이 하행성 통증 억제계를 활성화함으로써 통
증을 진정시킨다.

광범성 침해 억제 조절은 어떤 부위에 통증 자극을 받았을 때 다른 곳에 통
증 자극을 주면 원래의 통증이 완화되는 구조이다. 예를 들어 요통이 있을 때
그 근처를 주먹으로 두드리면 통증이 완화한다. 이는 다른 곳에 가해진 통증
자극이 이차침해수용 뉴런인 광작동역 뉴런(P.66 참조)을 억제해서 통증이 완화
되기 때문이라고 알려져 있다.

또한, 아픈 부위를 문지르면 통증이 완화되는데, 이 구조는 관문 조절 이
론으로 설명된다. 관문 조절 이론은 다음 항(P.120)에서 설명한다.

 시험에 나오는 어구

내인성 통증 억제계
몸 안에 갖추어져 있으며 통
증의 정보 전달을 억제해서
통증을 완화하는 구조이다.

하행성 통증 억제계
중간뇌에서 나온 뉴런이 척
수의 이차침해수용 뉴런으로
오는 정보 전달을 차단하는
구조이다.

광범성 침해 억제 조절
통증을 다른 통증으로 억제하
는 구조. 다른 통증 정보가 척
수에서 광작동역 뉴런으로의
전달을 차단한다.

 키워드

**세로토닌계, 노르아드레
날린계**
세로토닌과 노르아드레날린
은 신경전달물질이며 세로토
닌은 생체 리듬의 조정에, 노
르아드레날린은 교감신경계
작용에 관여하는 호르몬이다.

광작동역 뉴런
이차침해수용 뉴런의 하나로
통증의 강약을 전달하는 신경
으로 알려져 있다.

 메모

세로토닌은 통증유발물질
일차침해수용 뉴런은 세로토
닌이 작용하면 통증이 생기
고 이차침해수용 뉴런은 반
대로 통증이 억제된다.

내인성 통증 억제계

통증 자극이 중추에 도달하면 중추가 통증을 억제하는 구조를 내인성 통증 억제계라고 한다. 내인성 통증 억제계에는 몇 가지 작용기전이 있다.

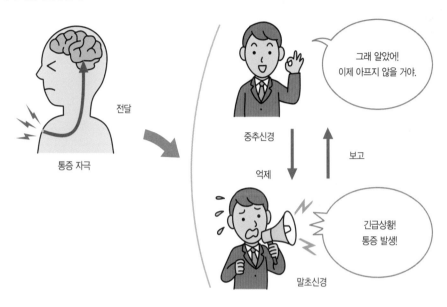

내인성 통증 억제계의 종류

하행성 통증 억제계

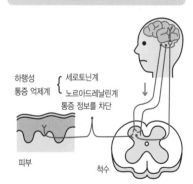

일차침해수용 뉴런에서 이차침해수용 뉴런에 통증 신호가 전달되는 것을 하행성 통증 억제계가 차단한다. 하행성 통증 억제계에는 세로토닌계와 노르아드레날린계가 있다.

광범성 침해 억제 조절

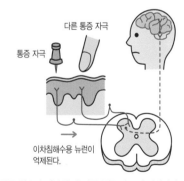

통증 신호가 전달될 때 다른 통증 자극이 가해지면 이차침해수용 뉴런인 광작동역 뉴런이 억제되어 통증이 완화된다고 생각할 수 있다.

※광범성 침해 억제 조절(DNIC: Diffuse Noxious Inhibitory Controls)

119

손으로 쓰다듬는 진통 효과

POINT
- 통증의 정보 전달을 조절하는 문이 있다고 하는 가설이 있다.
- 최초의 관문 조절 이론은 완벽하지 않다.
- 통증의 정도가 자극 강도와 반드시 비례하지는 않는다는 점을 알려준다.

문지르면 왜 통증이 줄어들까?

아픈 곳이 있으면 어느샌가 통증 부위를 문지르게 된다. 이는 경험적으로 문지르면 통증이 완화된다는 것을 알기 때문이다. 이 현상을 설명하는 이론으로 1965년에 '관문 조절 이론'이 발표되었다. 이 이론은 통증이 중추에 전해지는 도중에 '문'이 있으며 이 문이 통증 느낌을 조절한다고 설명한다. 평소에는 문이 닫혀 있지만, 통증 자극이 있으면 열려서 중추에 통증을 전달하는데 이때 문지르는 등의 촉각 자극이 들어오면 문이 닫혀서 통증 전달을 차단한다는 이론이다.

이후 연구에 의해 처음 주장한 관문 조절 이론에는 신경학적으로 설명할 수 없는 점과 모순이 있다고 밝혀져 여러 차례 수정을 거듭했다. 특히 처음 이론에서 문이 있는 곳에 있을 것으로 추정된 뉴런이 발견되지 않은 것이 문제점이었다.

그렇기는 하지만 이 이론은 통증의 정도가 자극 강도에 반드시 비례하지는 않는다는 사실과 다양한 요인으로 통증이 심해지기도 억제되기도 한다는 것을 알려준 점에서는 굉장히 중요한 이론이라고 할 수 있다. 또한, 이 이론을 계기로 통증 부위와 그 근처 피부에 전극을 붙이고 통증이 생기지 않을 정도의 전류를 흘려서 통증을 완화하는 경피신경 전기자극법(TENS)과 같은 치료법도 개발되었다.

어쨌든 통증 부위를 문지르거나 손으로 쓰다듬는 행위는 기분 탓이 아니라 통증을 완화하는 데 유효한 수단이라는 점은 틀림없다.

 시험에 나오는 어구

관문 조절 이론
1965년 도널드 멜작과 패트릭 월이 발표한 이론. 척수 뒤뿔에 '문'이 있어서 통증의 전달 방법을 조절한다는 이론. 몇 가지 오류가 있지만, 통증의 전달 방법과 치료 개발에 크게 공헌했다.

 키워드

경피신경 전기자극법(TENS)
Transcutaneous Electrical Nerve Stimulation. 통증이 있는 부위나 통증을 전하는 신경이 이동하는 곳의 피부에 전극을 붙이고 약한 전류를 흘려보내 통증을 완화시키는 치료법. 자극을 멈추어도 진통 효과는 얼마간 계속되기도 한다.

 메모

따뜻한 손으로 쓰다듬어 주면….
가족이나 연인, 간호사 등이 따뜻한 손으로 통증 부위를 쓰다듬어 주면 확실히 통증이 가라앉는다. 이는 안심감, 신뢰감, 스트레스 완화와 같은 심리적 효과도 있기 때문이다.

관문 조절 이론이란

통증이 있을 때 그 부위를 문지르면 통증이 완화된다. 이 현상을 설명하는 이론을 관문 조절 이론이라고 한다.

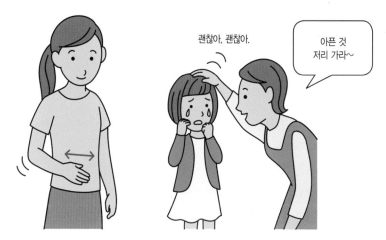

괜찮아, 괜찮아.

아픈 것
저리 가라~

관문 조절 이론은 통증을 전달하는 전도로에 문이 있고 평소에는 닫혀 있다가 통증 자극이 있을 때 열려서 통증을 전달한다. 여기에 촉각 자극이 가해지면 문이 닫혀서 통증이 가라앉는다고 설명하는 이론이다. 후에 모순점 등이 있다고 알려져 수정되었다.

관문 조절 이론에 기반해 개발된 경피신경 전기자극법(TENS)

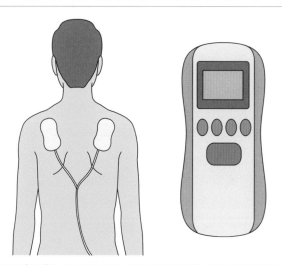

경피신경 전기자극법(TENS)은 통증 부위와 통증 신호를 중추에 전달하는 신경 부위에 전극을 붙여서 통증을 느끼지 않을 정도로 전류를 흘려보내 통증을 완화하는 방법이다. 2분 정도로 효과가 나타나고 종료 후에도 얼마간 진통 효과가 지속된다.

스트레스가 통증을 둔화시킨다

- 극한 상태와 같은 강한 **스트레스** 상황에서는 **통증**을 느끼지 않는다.
- **교감신경**에서 나온 노르아드레날린이 통증 전달을 억제한다.
- **내인성 오피오이드**인 β엔도르핀은 강력한 진통제이다.

스트레스로 통증이 강해지기도 둔해지기도 한다

통증과 **스트레스**는 깊은 관계가 있다. 통증 자체가 강한 스트레스이기 때문에 **급성통증**일 때는 **교감신경**이 흥분하고 심박수 증가와 혈압 상승과 같은 스트레스 반응 = 투쟁−도피 반응(P.74 참조)이 일어난다. 또한, **만성통증**일 때는 지속되는 통증의 스트레스에서 벗어나지 못해 결국 몸과 마음이 모두 피폐해진다. 그리고 만성통증 중에는 교감신경의 흥분이 통증을 더 심하게 하는 예도 있다는 것을 알고 있다(P.74 참조).

한편, 강한 스트레스가 통증을 둔하게 하기도 한다. 예를 들면 전쟁에서 큰 부상을 입어도 통증을 느끼지 못하거나 격렬한 스포츠로 부상을 입어도 시합 중에는 전혀 통증을 느끼지 않는 현상이 일어난다. 사람은 극한 상황에 놓이면 통증을 스스로 감추려고 한다.

스트레스 상태에서 통증이 둔해지는 구조

스트레스 상태에서 통증이 억제되는 구조에는 **하행성 통증 억제계**(P.118 참조)가 연관되어 있다. 스트레스로 교감신경이 흥분해서 **노르아드레날린**이 방출되면 일차침해수용 뉴런에서 이차침해수용 뉴런으로 통증 정보가 전달되는 것을 억제한다.

또한, 강한 스트레스 상황에 놓이면 뇌에서 **내인성 오피오이드**라고 불리는 물질이 방출된다. 내인성 오피오이드는 암성 통증의 진통에 사용되는 **모르핀** 등과 유사한 물질이다. 특히 **뇌하수체**에서 나오는 β**엔도르핀**에는 모르핀보다 강력한 진통작용이 있어 행복감을 가져오기 때문에 통증이 느껴지지 않게 된다.

내인성 오피오이드
오피오이드(P.138 참조)란 모르핀과 같이 오피오이드 수용체에 작용하는 약제를 말하며 체내에 있는 유사한 물질을 내인성 오피오이드라고 한다. β엔도르핀 등이 있다.

β엔도르핀
뇌하수체에서 나오는 모르핀과 비슷한 물질로 강한 진통작용을 하며 행복감을 가져온다.

엔도르핀
endorphin은 안쪽이라는 의미의 'endo'와 모르핀 'morphine'으로 만든 합성어

러너스 하이(Runners' High)
마라톤 선수가 장시간 달려도 다리의 통증을 느끼지 않고 고취된 상태를 러너스하이라고 한다. 이는 격렬한 운동으로 β엔도르핀이 분비되기 때문이라고 여겨진다.

강한 스트레스 상황에서는 통증을 느끼지 않는 경우가 있다

강한 스트레스를 받으면 통증을 느끼기 어려울 수 있다.

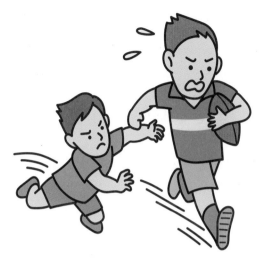

전쟁에서 부상을 당한 군인이 통증을 느끼지 않거나 격렬한 스포츠 시합 중에 부상을 입어도 알지 못하는 것은 강한 스트레스 상황에서는 통증을 억제하는 구조가 작용하기 때문이다.

뇌하수체에서 나오는 β엔도르핀은 강력한 진통 작용을 한다

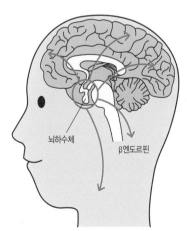

뇌하수체

β엔도르핀

강한 스트레스를 받으면 뇌하수체에서 β엔도르핀이 분비된다. β엔도르핀은 강한 진통 효과를 지니며 행복감을 가져오기 때문에 통증을 느끼지 않게 된다.

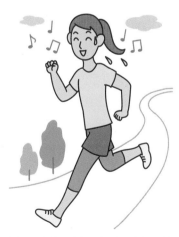

마라톤 중에 힘들 텐데도 기분이 고양되는 이유는 β엔도르핀이 분비되기 때문이라고 하며 이 상태를 '러너스 하이(Runner's High)'라고 한다.

쾌감이 통증을 둔화시킨다

POINT
- 욕구가 충족되면 작용하는 보수계가 일으키는 정신심리적 반응이 쾌감이다.
- 보수계는 도파민을 신경전달물질로 사용하는 뉴런의 집단이다.
- 도파민이 내인성 오피오이드의 방출을 증가시킨다고 생각된다.

보수계가 쾌감을 일으켜 통증을 둔화시킨다

쾌감은 통증의 감수성을 둔하게 한다고 여겨진다. 성공해서 행복한 기분일 때는 통증이 잘 느껴지지 않는다.

쾌감은 자신의 욕구가 충족되었을 때 느끼는 심리적 반응(정동(情動))으로 예를 들어 공복이 충족되었을 때, 성적인 욕구가 채워졌을 때, 업무에서 성취감을 느꼈을 때, 스포츠 경기에서 우승했을 때 등에 쾌감을 느낀다. 이러한 쾌감은 뇌의 보수계(도파민 신경계 혹은 A10 신경계)라고 불리는 회로에 의해 생긴다(P.125 위그림 참조).

보수계는 신경전달물질에 도파민이라는 물질을 사용하는 뉴런으로 구성되어 있다. 보수계는 중간뇌의 배쪽덮개영역(복측피개영역)이라는 곳에서 시작되어 대뇌둘레계통(P.68 참조)에 속하는 측좌핵과 편도체, 자율신경과 내분비계의 중추인 시상하부, 고도의 뇌 기능을 담당하는 이마엽연합영역(전두연합영역)으로 이어지는 회로다. 어떤 욕구가 충족되면 먼저 배쪽덮개영역이 활성화되고 그 흥분이 신경을 따라 측좌핵에 도달하면 쾌감이 생긴다. 그리고 이 보수계의 흥분이 어떠한 구조로 통증을 억제하는 것으로 보인다.

보수계에서 방출되는 도파민은 쾌감 외에 의욕을 일으켜서 학습 능력을 촉진시키고 운동기능 조절과 호르몬 분비 조절 등에 관여한다. 그리고 쾌감을 느낄 때에 통증이 둔해지는 것은 도파민이 진통작용을 하는 내인성 오피오이드(P.122 참조)의 방출을 증가시키기 때문이라고 생각된다. 우울감과 같이 쾌감과 반대의 상태이면 통증이 더 심해지거나 장기간 이어지는 이유는 보수계가 활성화되지 않아서일 수도 있다.

 시험에 나오는 어구

쾌감
욕구가 충족됐을 때 느끼는 편안한 정동. 뇌의 보수계가 관여한다.

보수계(報酬系, 보상계)
중간뇌의 배쪽덮개영역에서 시작되어 측좌핵, 편도체, 시상하부, 대뇌 이마엽연합영역을 지나는 도파민 작동성 뉴런으로 이루어져 있다. 욕구가 충족되거나 기대감이 고조되면 활성화되고 쾌감을 불러일으킨다.

 키워드

내인성 오피오이드
강력한 진통작용을 하는 오피오이드(모르핀 등)와 비슷한 구조를 가진 물질로 체내에서 분비된다. β엔도르핀 등이 있다.

 메모

성공을 기대하기만 해도
보수계는 실제 성공하는 것뿐만 아니라 성공을 기대할 수 있다고 느꼈을 때도 활성화된다.

쾌감을 일으키는 보수계

스트레스와 마찬가지로 쾌감을 느낄 때에도 통증이 잘 느껴지지 않는 경우가 있다.

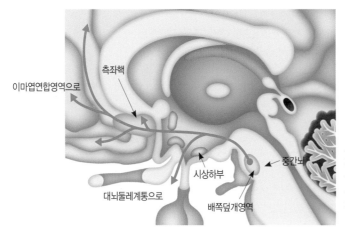

이마엽연합영역으로

측좌핵

대뇌둘레계통으로

시상하부

배쪽덮개영역

중간뇌

보수계는 중간뇌의 배쪽덮개영역에서 시작되는 회로. 신경전달물질로 도파민을 사용하는 뉴런 집단이며, 쾌감이나 의욕을 일으킨다.

쾌감을 느끼면 통증의 감수성이 둔해진다

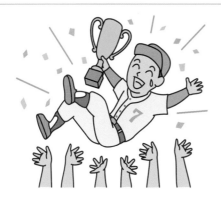

스포츠 경기 우승 등으로 욕구가 충족되어 보수계가 작용하면 통증의 감수성이 둔해진다. 보수계에서 방출되는 도파민이 내인성 오피오이드를 증가시키기 때문이라고 생각된다.

Athletics Column

통증을 호소하지 않아도 응급처치는 필요

시합 중에 분명히 부상을 당했는데 본인은 흥분 상태로 통증을 호소하지 않는다. 그러한 때에도 환부는 금세 부어오르기 때문에 신속한 응급처치가 필요하다. 흥분이 가라앉은 후 통증을 호소하고 나서는 처치가 한발 늦어진다. 응급처치는 'RICE'가 기본이다. 경기를 중지시키고 환부를 안정(R: Rest=안정)시킨 후, 차갑게해(I: Ice=냉각), 압박(C: Compression=압박)하고 심장보다 높은 위치를 유지한다(E: Elevation=거상). 그리고 빠른 복귀를 위해서는 무엇보다 신속한 진단과 치료가 중요하므로 가능한 한 빨리 의사의 진찰을 받도록 한다.

통증은 익숙해질까?

- 통증 자극이 계속되어도 기본적으로 익숙해지지 않는다.
- 특히 통증 부위가 명확하지 않은 둔한 통증은 적응되지 않는다.
- 통증은 익숙해지지 않기 때문에 빨리 적절한 치료를 받아야 한다.

통증은 몸의 경고이므로 익숙해져서는 안 된다

촉각, 온각과 같은 **피부감각**과 후각, 미각과 같은 **특수감각** 등 통각 외의 감각은 자극이 반복되면 익숙해진다고(**순응**) 알려져 있다. 예를 들어 촉각의 경우 옷을 입을 때는 천의 감촉을 느끼지만, 그 이후에 새로운 자극이 없는 한, 천의 감촉에 적응하게(느끼지 않게) 된다. 하지만 통증은 다른 감각과 달리 기본적으로 익숙해지지 않는다고 알려져 있다.

피부가 감지하는 침해자극으로 순간적으로 느끼는 예리한 통증 = Aδ섬유(P.46 참조)가 전하는 **침해수용성 통증**에는 익숙해진다는 설도 있다. 하지만 내장통증과 같이 아픈 부위가 명확하지 않은 둔한 통증 = C섬유가 전하는 통증에는 익숙해지지 않는다고 알려져 있다. 원래 통증은 몸이 보내는 경고이므로 익숙해지면 곤란하다. 생체는 항상 통증을 느낄 수 있는 상태로 준비하고 있을 필요가 있다.

통증에는 익숙해지지 않으니 빨리 치료를 받자

통증에는 익숙해지지 않으므로 오랜 병으로 통증이나 만성통증에 계속 시달리는 사람도 있다. 하지만 신경학적으로는 익숙해지지 않더라도 몸과 마음의 안정을 취해서 통증의 **역치**를 높이거나(P.86 참조), **쾌감**(P.124 참조)을 얻어 통증을 완화시키는 것은 가능할지도 모른다. 또한, 원인 불명의 통증으로 고통스러워하던 사람이 원인을 알게 된 순간 통증이 씻겨 내려가는 예도 있다. 통증은 자극이 계속되는 한 익숙해지는 일은 없으므로 가급적 빨리 의사에게 상담하는 것이 중요하다.

 시험에 나오는 어구

익숙해짐
순응. 어떤 자극이 반복되면 자극에 반응하지 않게 되는 것

 키워드

Aδ섬유
통증을 전달하는 신경섬유의 하나. 말이집신경섬유이며 전달 속도가 빠르다. 상처를 입었을 때에 순간적으로 느끼는 예리한 통증을 전한다.

 메모

후각은 익숙해지기 쉬운 감각
쓰레기장이라도 그곳에 잠시 머물면 나쁜 냄새를 느끼지 않게 된다. 단, 이것은 마비가 아니기 때문에 다른 냄새는 맡을 수 있고 다른 장소에 갔다가 돌아오면 다시 나쁜 냄새를 느낀다.

익숙해지는 감각과 익숙해지지 않는 감각이 있다

익숙해지는 감각

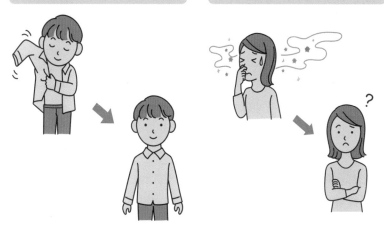

| 촉각 | 후각 |

옷을 입을 때는 옷의 천 감촉을 느끼지만, 그 후에는 천의 감촉을 항상 의식하지 않는다.
후각은 익숙해지기 쉬운 감각으로 역한 냄새도 그곳에 잠시 머물면 느끼지 않게 된다.

익숙해지지 않는 감각

통증

통증 가운데 특히 통증 부위가 명확하지 않은 둔한 통증은 익숙해지지 않는다.

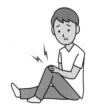
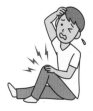

Athletics Column

통증이 있는 상태에 익숙해지기도 한다

통증의 감각 자체에는 익숙해지지(느끼지 않게 되지) 않지만, '통증이 있는 상태에는 익숙해'지기도 한다. 예를 들어 상처가 회복되는 과정에서 통증이 계속되기도 하는데 이때 통증의 원인과 치유 경과를 이해하고 경기로 복귀할 수 있다는 희망이 있으면 어느 정도의 통증은 받아들일 수 있다. '이제 아픈 것도 적응됐어'라고 표현하는 사람이 바로 이 경우이다. 반면 통증의 원인을 모르면 '낫지 않으면 어쩌지?'라는 식의 불안이 통증을 한층 더 고통스럽게 한다. 따라서 재활 과정에서 의사와 트레이너의 도움을 받아 자신의 상태와 통증의 의미를 제대로 이해하고 마주보는 자세가 필요하다.

통증을 완화 하는 방법

통증 치료법의 개요

POINT
- 통증의 원인이 되는 질환의 치료법은 병에 따라 다르다.
- 약물 요법이 기본이며 신경 차단 요법도 중요하다.
- 상황에 따라서는 이학 요법이나 심리 요법 등이 시행된다.

통증 치료의 기본은 약물 요법

통증이 있는 환자에게는 통증의 원인이 되는 질환의 치료와 통증에 대한 대증 요법이 행해진다. 통증의 원인 질환에 대한 치료법은 병에 따라 다르다.

■ 통증에 대한 주요 치료법

통증에 대한 대증 요법의 기본은 약물 요법이다. 그리고 신경 차단 요법과 이학 요법, 상황에 따라서 레이저 치료나 외과적 치료 등이 시행된다.

● 약물 요법(P.130~149 참조)

통증 치료의 기본이 된다. 다양한 진통제 외에 염증을 억제하는 약과 항우울제, 항경련제 등이 사용된다.

● 신경 차단 요법(P.150~157 참조)

국소마취제를 주사해서 통증의 전도로를 차단해 통증을 완화하는 치료. 경막외 차단, 별신경절(성상신경절) 차단 등이 있다.

● 이학 요법(P.158~163 참조)

체조와 스트레칭과 같은 운동 요법과 온열 요법과 같은 물리 요법이 있다. 특히 관절과 근육 등의 운동기관 통증에 시행된다.

● 기타 치료(P.164~173 참조)

통증의 원인과 통증 유형 등에 따라서 심리 요법과 신경을 압박하는 원인을 제거하는 등의 외과적 치료, 통증 완화와 국소의 혈류 개선 등에 효과적인 레이저 치료와 광선 요법, 침 치료와 같은 동양의학에 의한 치료 등이 시행된다.

 시험에 나오는 어구

약물 요법
약을 사용하는 치료법 전반. 약에는 내복약, 바르는 약과 습포제와 같은 외용약, 주사와 수액으로 투여하는 주사약 등의 종류가 있다.

이학 요법(물리 치료)
운동, 마사지, 온열 요법 등이 있으며 주로 운동기능을 개선하는 치료법.

 키워드

경막
뇌와 척수를 감싸는 막은 안쪽부터 연질막(연막), 지주막, 경막의 3개 층으로 이루어져 있다. 경막은 가장 바깥에 있는 비교적 단단한 막.

별신경절(성상신경절)
목 부분에 있는 교감신경절 중 가장 아래에 있는 부분. 별신경절 차단은 이곳에 마취제를 주입한다.

 메모

외과적 치료
수술을 가리킨다. 이에 대해 내복약과 주사에 의한 치료는 내과적 치료라고 한다.

여러 가지 통증 치료법

약물 요법

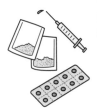

내복약과 외용약, 주사약에 의한 치료. 통증 치료의 기본이다.

신경 차단 요법

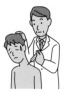

국소마취제로 통증의 신경 전달을 차단한다.

이학 요법

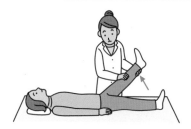

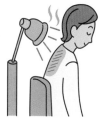

재활 치료, 온열 요법 등으로 통증을 완화한다.

심리 요법

심인성 통증이나 만성통증 등의 경우는 심리 요법을 행하기도 한다.

외과적 치료

신경을 압박하는 원인을 제거할 필요가 있을 때 등에는 수술을 시행한다.

레이저 요법

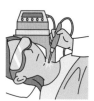

신경 차단 요법이 어려울 때 등에 레이저 요법을 행하기도 한다.

동양의학에 의한 치료

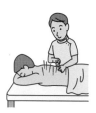

침 치료 등 동양의학에 의한 치료를 시행하기도 한다.

진통제에 의한 치료

- ●엔세이드(NSAIDs)는 비스테로이드성 항염증제이며 진통 작용이 있다.
- ●아세트아미노펜은 시판되는 해열진통제에도 들어 있다.
- ●오피오이드는 마약성 진통제로 강력하게 진통을 진정시킨다.

통증의 원인과 타입에 맞는 진통제를 선택한다

통증 치료의 기본은 약물 요법이며 그 중심은 말할 것도 없이 진통제이
다. 진통제는 아래와 같은 종류로 나눌 수 있는데 각각 작용 메커니즘과
효과의 강도, 부작용 등이 다르기 때문에 대상에 맞추어서 적절하게 선택
해야 한다.

일반적인 통증에도 자주 사용되는 것은 NSAIDs(엔세이드, P.132 참조)로
불리는 약이다. 이것은 비스테로이드성 항염증제(Non-Steroidal Anti-Inflam-
matory Drugs)라고 하는 그룹의 약으로 염증을 가라앉게 해서 통증을 완화
하는 효과가 있다. 대표적으로 록소프로펜, 디클로페낙, 인도메타신 등
이 있다.

아세트아미노펜(P.136 참조)은 시판 해열진통제에도 들어 있는 성분으로 통
증을 부드럽게 완화하는 효과가 있다. 하지만 염증을 가라앉게 하는 작용
은 없어서 NSAIDs에는 포함되지 않는다.

오피오이드(P.138 참조)는 오피오이드 수용체에 작용하는 약제로 강력하
게 통증을 진정시킨다. 오피오이드는 오피움 유연물질이라는 의미로 오피
움은 양귀비에서 채취한 아편을 말한다. 현재 진통제로 사용되는 오피오이
드는 아편 성분으로 만든 것과 아편 성분을 인공적으로 합성한 것이 있으
며 특히 암성 통증에 주로 사용된다.

진통제 효과를 강하게 하거나 부작용을 줄이기 위해 사용하는 약을 보조
진통제(P.144 참조)라고 하며 항우울제와 근이완제 등이 사용된다.

 시험에 나오는 어구

NSAIDs
엔세이드라고 읽으며 비스테
로이드성 항염증제를 가리킨다.
염증을 억제하는 약으로는
스테로이드제가 대표적이지
만 NSAIDs는 스테로이드가
아니다.

오피오이드
마약성 진통제. 아편 성분에
서 추출하거나 동일한 성분
을 합성한 약. 체내에도 β엔
도르핀과 같은 내인성 오피
오이드가 있다.

 키워드

아편
양귀비 열매에서 추출한 즙
액을 반고형과 분말 상태로
만든 것. 마약으로 취급되며
법으로 규제된다.

 메모

진통제 선택
통증의 종류와 상태에 맞지
않는 진통제를 선택하면 오랫
동안 통증이 사라지지 않을
뿐 아니라 심각한 부작용이
생길 수 있다.

증상이나 통증의 원인에 맞는 진통제를 사용하는 것이 중요

NSAIDs가 효과 있는 경우

월경통

긴장성 두통

변형성 무릎관절증

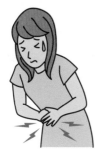

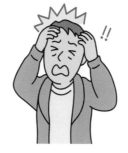

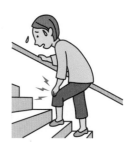

NSAIDs가 효과 없는 경우

만성통증

편두통

당뇨병성 신경병증

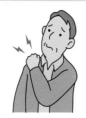

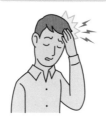

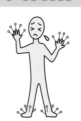

통증의 원인에 맞지 않는 진통제를 사용하면 오랫동안 통증이 낫지 않을 뿐 아니라 부작용으로 고생할 가능성도 있다.

오피오이드란

오피오이드는 마약성 진통제이며 아편 성분으로 만든 진통제를 가리킨다.

양귀비

오피오이드(모르핀 등)

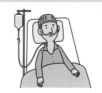

양귀비는 영어로 opium poppy라고 한다. 양귀비 열매에서 채취한 것이 아편(opium)이다.

아편 성분으로 만들거나 그 성분을 합성한 것을 오피오이드라고 한다. 강력한 진통 효과가 있다.

오피오이드는 암성 통증 등에 사용된다.

NSAIDs – 비스테로이드성 항염증제

- NSAIDs는 비스테로이드성 항염증제를 의미한다.
- 통증유발물질인 프로스타글란딘의 생성을 저해한다.
- 염증에 수반되는 통증의 진통에 효과가 있다.

NSAIDs의 작용 구조

NSAIDs는 비스테로이드성 항염증제(Non-Steroidal Anti-Inflammatory Drugs)의 머리글자를 따서 만든 단어이다. 하나의 약이 아니라 염증을 가라앉게 해서 통증을 완화하는 효과가 있는 항염증제 중에서 스테로이드가 아닌 것을 의미한다. NSAIDs에는 **아세틸살리실산, 록소프로펜, 디클로페낙, 이부프로펜, 인도메타신** 등이 있다. 익숙한 이름이 많은 이유는 시판되는 약에도 자주 사용되기 때문이다.

NSAIDs는 염증으로 인해 통증이 생기는 **침해수용성 통증**에 효과가 있다. 염증이 생기면 세포의 **포스포라이페이스**라고 하는 효소가 활성화되어 이것이 세포막에서 **아라키돈산**이라고 하는 지방산을 분리한다. 그러면 다음으로 **시클로옥시게나아제**(COX)라고 하는 효소가 아라키돈산을 **프로스타글란딘**으로 바꾸고 프로스타글란딘이 통증을 증강시킨다. NSAIDs는 바로 시클로옥시게나아제의 작용을 저해해서 프로스타글란딘의 생성을 억제함으로써 통증을 완화한다.

긴장성 두통과 월경통에도

NSAIDs는 **긴장성 두통**과 **월경통** 외에 류마티스 관절염, 요관결석, 암 등 많은 질병에 효과가 있다. 부작용은 **위장 장애, 천식, 간 기능 장애, 콩팥 기능 장애** 등이 있으며 최근에는 부작용이 적은 약도 보급되고 있다. 두 종류 이상의 NSAIDs를 동시에 복용한다고 효과가 더 강해지는 것은 아니므로 병용하지 않는 편이 좋다.

시험에 나오는 어구

프로스타글란딘
한 가지 물질이 아니며 발통 증강 작용 외에 위 점액 분비 촉진, 자궁 수축, 혈소판 응집과 같은 작용을 하는 몇 가지 물질의 총칭이다.

시클로옥시게나아제
세포막에 있는 아라키돈산을 프로스타글란딘으로 바꾸는 효소. Cyclooxygenase에서 COX로 약칭한다.

키워드

스테로이드
부신겉질 호르몬의 당질 코르티코이드. 강한 항염증 작용 때문에 약으로 폭넓게 이용된다.

메모

암성 통증에도 사용되는 NSAIDs
NSAIDs는 암성 통증 치료에 아직 통증이 약한 시기부터 장기간 사용되는 약이다. 암의 경우 뼈 전이로 인한 통증에 효과적이다.

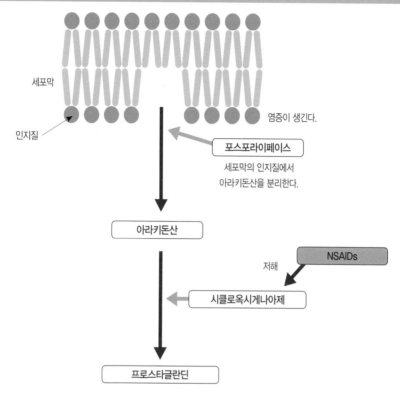

NSAIDs의 작용 기전

세포막

인지질

염증이 생긴다.

포스포라이페이스
세포막의 인지질에서
아라키돈산을 분리한다.

아라키돈산

NSAIDs

저해

시클로옥시게나아제

프로스타글란딘

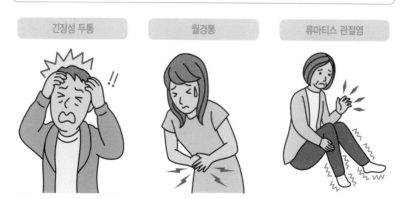

NSAIDs가 효과적인 통증의 예

긴장성 두통

월경통

류마티스 관절염

NSAIDs는 염증으로 인해 통증이 발생하는 침해수용성 통증에 효과가 있다.

NSAIDs의 예: '록소닌' 등

POINT

- 아세틸살리실산은 예전부터 사용된 진통제이다.
- 록소프로펜은 비교적 부작용이 적은 경향이 있다.
- 디클로페낙은 진통 작용이 강하다.

내복약 외에 습포제나 크림형 시판약도 있다

NSAIDs(P.132 참조)는 시판되는 진통제에도 사용되어 우리에게 친숙한 진통제이다. NSAIDs의 부작용에는 위장 장애, 천식, 간 기능 장애, 콩팥 기능 장애, 항응고작용 등이 있다. 또한, 항혈전제와 통풍약, 류마티스약 등과 동시 복용에 주의해야 하는 경우가 있다. 대표적인 NSAIDs와 그 특징은 아래와 같다.

■ 대표적인 NSAIDs와 특징

주된 NSAIDs와 그 특징은 다음과 같다.

● 아세틸살리실산

'아스피린(Aspirin)'이라는 이름으로 시판되고 있다. 예전부터 해열진통제로 사용되는 일반적인 약이다.

● 록소프로펜

'록소닌(LOXONIN)'이라는 이름으로 시판되고 있다. 위장 증상과 천식과 같은 부작용이 있으며 내복약 외에 첩부제(붙이는 약, 패치)도 있다. 최근 가장 많이 사용되는 진통제 중의 하나.

● 디클로페낙

'볼타렌(Voltaren)'이라는 이름으로 내복약 외에 습포제(파스)에도 시판되고 있다. 특히 관절통, 통풍 통증, 요로결석 등의 진통에 많이 사용된다.

● 세레콕시브

위십이지장궤양을 포함한 소화기의 장애 발현은 적지만 심혈관계 부작용에는 주의가 필요하다.

● 인도메타신

크림이나 습포제로도 사용된다.

 시험에 나오는 어구

아세틸살리실산
버드나무에서 추출한 진통 작용이 있는 살리실산이라는 물질의 한 종류. 살리실산은 산성이 강해서 위를 손상시키므로 산성을 약하게 한 것이 아세틸살리실산이다.

 키워드

동시 복용
두 종류 이상의 약을 함께 먹었을 때 어느 한쪽의 약 효과가 약해지거나 부작용이 강해지는 등의 악영향이 생기는 조합.

 메모

'아스피린'은 피린계가 아니다
'피린'이 붙지만, 알레르기 증상이 생기는 사람이 있다고 알려진 피린계의 약은 아니다.

대표적인 NSAIDs와 그 특징

약품명	상품명	특징	주된 부작용
아세틸살리실산	아스피린	예전부터 해열진통제로 사용되고 있다. '피린'이 붙지만, 피린계 약은 아니다. 항혈소판 작용(혈액 응고 억제)이 있어서 뇌경색 등의 치료제로도 사용된다.	위장 장애, 발진, 천식 발작 등.
록소프로펜 (록소프로펜 나트륨)	록소닌	진통 작용 외에 해열, 항염증 작용이 있다. 안전성이 높고 진통 효과도 좋아서 시판약으로도 되어 있다. 내복약과 외용약이 있다.	위장 장애, 발진, 천식 발작 등이 있지만 비교적 부작용이 적다.
디클로페낙 (디클로페낙 나트륨)	볼타렌	NSAIDs 중에서도 진통 효과와 즉효성이 높다고 알려져 있다. 내복약과 외용약이 있다.	위장 장애, 발진, 천식 발작 등이 있다. 효과가 좋은 만큼 부작용도 강한 경향이 있다.
세레콕시브	세레콕스 (Celecox)	최근 승인된 새로운 NSAIDs. 위장 장애 부작용 발생율이 감소했다.	위장 장애, 발진, 천식 발작 등이 있지만 다른 NSAIDs에 비해 위장 증상의 부작용 발생율은 낮다.
인도메타신	인도메타신 (Indometacin)	내복약뿐 아니라 외용약과 좌약, 수액약도 있다.	위장 장애, 발진, 천식 발작 등.

Athletics Column

진통제로 통증이 사라졌다고 완치된 것은 아니다

의학적으로는 통증이 있으면 격렬한 운동을 해서는 안 된다. 하지만 운동선수가 중요한 시합을 앞두고 있다면 NSAIDs와 같은 진통제를 사용할 수밖에 없는 상황에 놓이기도 한다. 단, 진통제로 통증이 사라져도 부상이나 장애가 완치된 것은 아니라는 점을 확실히 인식해야 한다. 통증이 사라졌다고 해서 무리하게 운동을 하거나 운동 후 관리에 소홀하면 부상과 장애는 악화되거나 완치까지 시간이 더 걸리게 된다. 또한, 진통제를 연달아 사용하면 부작용이 생길 우려가 있으므로 복용량도 담당 의사와 상담해서 남용하지 않도록 해야 한다.

아세트아미노펜

- 항염증 작용이 없으므로 NSAIDs 종류는 아니다.
- 해열 작용이 있어서 시판되는 감기약에도 들어 있다.
- 술 과음자는 간 기능 장애 위험이 높아진다.

항염증 효과는 없지만 순한 진통제

아세트아미노펜(Acetaminophen)도 예전부터 사용되는 진통제로 '칼로날(CALONAL)'이 잘 알려져 있다. 내복약 외에 좌약도 있다.

NSAIDs처럼 염증을 억제하는 작용은 거의 없지만, 뇌의 **시상하부**에 작용해서 열을 내리는 작용을 하기 때문에 시판되는 **종합감기약**에도 주성분으로 포함되어 있다. 종합감기약은 기침과 콧물, 재채기 등과 같은 상기도 증상뿐 아니라 발열과 근육통, 두통 등 감기에 수반되는 다양한 증상에 널리 처방되는 약이다. 종합감기약에는 아세트아미노펜 외에 머리가 묵직한 증상을 완화하는 **카페인**과 기침을 가라앉히고 가래가 잘 나오도록 하는 인산디히드로코데인, **항알레르기 작용**을 하는 클로르페니라민말레인산염 등이 들어 있다.

아세트아미노펜은 효과가 순한 것이 특징으로 소아에게도 사용할 수 있다. 또한, NSAIDs와 달리 위장 자극, 콩팥 기능 장애, 혈액 응고 기능 저하와 같은 부작용이 그다지 없어서 공복이거나 콩팥 기능이 좋지 않은 사람에게도 쓸 수 있다. 단, 대량으로 복용하거나 술을 과음하는 사람 중에는 **간 기능 장애**가 발생한 경우도 보고되어 있다.

NSAIDs와 병용도 가능하며 병용 시 진통 효과가 높아질 가능성이 있다고 알려져 있다. **관절염, 요로결석, 통풍, 편두통** 등에 처방되며 그 외에 일반적인 **치통, 월경통, 요통, 근육통**에도 효과가 있다. 의료 현장에서는 통증이 심해졌을 때에 사용하는 **돈복약**으로도 자주 처방된다.

아세트아미노펜
해열진통제이며 시판되는 감기약에도 함유되어 있다. 진통 효과는 순한 편이다. 카페인과 에텐자미드를 배합해서 ACE 처방으로 사용된다.
(ACE 처방: 감기약으로 쓰이는 해열진통제에 함유되는 성분의 앞글자를 요약한 용어. A-아세트아미노펜(Acetaminophen), C-카페인(Caffeine), E-에텐자미드(Ethenzamide) – 감역자 주)

돈복(頓服)
'1일 3회'와 같이 정기적으로 복용하는 약과는 달리 갑작스러운 고열이나 통증이 심해졌을 때 사용하는 해열제와 진통제 등을 가리킨다.

에텐자미드
살리실산(P.134 참조)계 진통제. NSAIDs로 분류된다.

시판약과 병용도 위험
아세트아미노펜은 다양한 시판약에 함유되어 있기 때문에 여러 종류의 시판약을 함께 복용하면 아세트아미노펜 과잉 섭취가 될 위험이 있으므로 주의가 필요.

아세트아미노펜의 특징

아세트아미노펜은 효과가 순하고 안전성이 높은 해열진통제이다. NSAIDs와 비교해 염증을 억제하는 작용은 거의 없지만, 위장 증상과 같은 부작용이 적은 것이 특징이다.

처방약

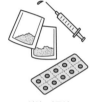

내복약 : '칼로날', '코칼(COCARL)' 등

알약, 가루약

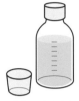

시럽 · 드라이 시럽

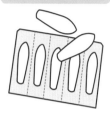

좌약 : '안히바(Anhiba)', '알피니(ALPINY)'

아세트아미노펜 처방약에는 알약, 시럽과 같은 내복약과 좌약 외에 정맥주사용 제제가 있다.

시판약

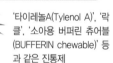

아세트아미노펜으로만 만든 약(단일 처방)

'타이레놀A(Tylenol A)', '락클', '소아용 버퍼린 츄어블(BUFFERIN chewable)' 등과 같은 진통제

아세트아미노펜이 들어 있는 약

'버퍼린 플러스(BUFFERIN PLUS)', '엑세드린(Excedrin)' 등과 같은 진통제, 종합감기약 등

아세트아미노펜이 들어 있는 시판약에는 진통제로 아세트아미노펜만 처방한 것과 카페인 등의 성분을 섞은 것, 그리고 종합감기약 등이 있다.

Athletics Column

도핑 금지 약물은 아니지만….

아세트아미노펜과 앞서 나온 록소프로펜 등은 안티 도핑 기구(한국은 한국도핑방지위원회에서 검색할 수 있다. – 역자주)의 사용 가능한 약 리스트에 포함되어 있다. 따라서 운동선수가 이런 진통제를 복용하더라도 문제는 없다. 단, 아세트아미노펜이 들어 있는 감기약(종합감기약)에는 주의가 필요하다. 감기약 중에는 에페드린이나 일부 한방약과 같은 금지 약물이나 카페인 등의 감시 약물이 들어 있는 것이 있으므로 모르고 사용하면 돌이킬 수 없는 상황이 될 수도 있기 때문이다. 그러므로 운동선수가 약을 복용할 때는 매년 갱신되는 사용 가능·금지 약물 리스트를 확인하는 동시에 전문적인 지식을 갖춘 의사에게 상담받도록 해야 한다.

최강의 진통제 – 오피오이드

- 오피오이드는 강력한 마약성 진통제이다.
- 신경의 전달을 억제하거나 통증 억제 작용을 강화한다.
- 부작용은 주로 변비와 메스꺼움이다.

신경 전달을 억제해서 하행성 통증 억제계를 강화한다

오피오이드(Opioid)는 오피움 유연물질이라는 의미로, 하나의 약 이름을 가리키는 것이 아니다. 오피움은 양귀비 열매에서 채취한 아편을 가리키고 유연물질이란 화학적으로 비슷한 구조와 성질을 지닌 물질을 의미한다. 오피오이드는 아편 성분으로 만든 것과 그 성분을 합성한 물질의 총칭이다. 오피오이드는 강력한 진통 작용을 하며 암성 통증 외에 다른 진통제로는 효과가 나타나지 않는 통증에 처방된다.

오피오이드는 뇌와 척수에 있는 오피오이드 수용체에 결합해서 신경 전달을 억제하거나 하행성 통증 억제계(P.118 참조)의 작용을 촉진해서 통증을 억제한다고 생각된다.

변비와 메스꺼움과 같은 부작용이 일어나기 쉽다

부작용은 졸음, 현기증, 호흡 억제, 변비, 메스꺼움·구토, 가려움 등이다. 특히 변비와 메스꺼움은 암성 통증으로 오피오이드를 사용하는 환자 대부분이 보이는 부작용으로 이 증상을 억제하는 약도 함께 처방된다. 또한, 남용하면 약물의존을 일으킬 수 있어 투여에 주의가 필요하다.

오피오이드 종류에는 모르핀, 옥시코돈, 펜타닐, 코데인, 펜타조신 등이 있다. 내복약, 주사약, 좌약 외에 피부에 붙여서 천천히 흡수시키는 패치약도 있다.

시험에 나오는 어구

오피오이드
마약성 진통제. 아편 성분으로 만든 것과 그 유연물질을 말한다. 중추신경의 오피오이드 수용체에 결합한다.

키워드

부작용은 메스꺼움
오피오이드는 메스꺼움을 일으키는 작용을 한다. 단, 메스꺼움은 투여를 시작하고 어느 정도 시간이 지나면 내성이 생겨서 증상이 가벼워지는 경향이 있다.

메모

기침약의 코데인
코데인에는 기침을 진정시키는 작용이 있어서 기침약에는 코데인(인산코데인)이 들어있는 것이 있다.

강력한 오피오이드
모르핀, 옥시코돈, 펜타닐은 진통 효과가 특히 더 강해서 강력한 오피오이드라고 불린다.

마약
마약류 관리에 관한 법률로 취급이 규제된 약물. 그 중 의료 현장에서 약으로 사용되는 것을 의료용 마약이라고 한다. 오피오이드=의료용 마약은 아니다.

오피오이드 작용 기전

오피오이드는 뇌와 척수에 있는 오피오이드 수용체에 결합해서 신경 전달을 억제한다. 또한, 하행성 통증 억제계를 강하게 하는 작용도 있다고 생각된다.

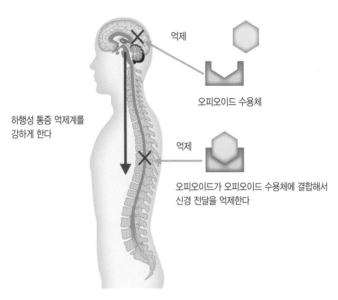

억제

오피오이드 수용체

하행성 통증 억제계를
강하게 한다

억제

오피오이드가 오피오이드 수용체에 결합해서
신경 전달을 억제한다

오피오이드의 주요 부작용

변비

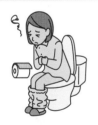

메스꺼움

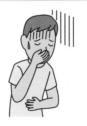

오피오이드의 주된 부작용은 변비와 메스꺼움이다. 변비에는 예방을 위해 변비약을 사용한다. 메스꺼움은 1~2주 내에 내성이 생겨서 좋아지는 경우가 많다. 그 외에는 졸음, 현기증, 호흡 억제, 가려움과 같은 부작용이 있다.

● 약물 의존증이 될 우려는?

오피오이드는 마약성 진통제이므로 무계획적으로 대량 사용하면 의존증이 생길 가능성이 있다. 하지만 암성 통증 등의 진통을 목적으로 사용하는 경우, 통증 억제가 목적이며 의사의 관리 하에 투여량이 적절하게 조정되므로 의존증 걱정은 하지 않아도 된다.

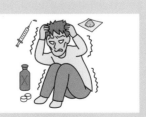

오피오이드의 예 ① 모르핀

POINT

- 모르핀은 아편에서 추출된 강력한 진통제이다.
- 장기간 사용해도 효과가 떨어지지 않는다.
- 통증이 생기고 나서가 아니라 통증이 생기지 않도록 투여한다.

통증이 강하면 최대 용량을 신경쓰지 않고 투여할 수 있다

모르핀은 아편에서 추출된 물질이다. 강력한 **진통·진정 작용**이 있으며 **암(癌)성 통증**의 완화 등에 사용된다. 사용은 법률로 규제되고 있어서 시판약에 모르핀이 들어 있는 것은 없다.

모르핀 제제에는 내복약(알약, 캡슐, 과립, 액제), 주사액, 좌약과 같은 종류와 각각 함유량과 농도가 다른 것이 있으며 또 효과가 빨리 나타나는 것(속효성)과 장시간 이어지는 것(서방성) 등 다양한 약이 있다. '엠에스콘틴(MS Contin)', '카디안(KADIAN)', '옵소(OPSO)', '안펙(ANPEC)' 등이 대표적이다.

암성 통증의 완화가 목적일 경우 통증이 생기고 나서 투여하는 것이 아니라 진통 효과가 항상 유지되도록 투여량과 투여 방법을 계획한다. 서방성 약을 하루에 1~3회 정도 복용하고 그 사이에 통증이 심해졌을 때에 속효성 약을 사용하는 것이 일반적이다. 이렇게 통증이 강해졌을 때 투여하는 속효성 진통제를 **구제 약물**이라고 한다.

또 병이 진행되어서 통증이 심해지면 투여량을 늘린다. 장기간 사용하면 서서히 효과가 사라지지 않을까 염려하는 사람도 있지만, 모르핀은 그렇지 않으며 투여량에도 상한이 없다.

모르핀 부작용은 **변비, 메스꺼움·구토, 졸음, 호흡 억제** 등 다른 오피오이드와 동일하다. **착란과 섬망**(의식장애로 머리가 혼란스러운 상태), **장마비**(Paralytic ileus, 장의 움직임이 마비되는 것) 등이 생기는 예도 있다.

 시험에 나오는 어구

모르핀
아편에서 추출된 마약성 진통제. 강력한 진통작용이 있다. 헤로인은 모르핀에서 만들어진 물질.

구제 약물
서방성 오피오이드 등을 사용하고 있는 상태에서 갑자기 통증이 심해졌을 때에 사용되는 속효성 진통제.

 키워드

속효성
약의 효과가 바로 나타나는 것. 갑자기 심한 통증이 생기거나 암성 통증 치료 시에 구제 약물로 사용된다.

서방성
약의 성분이 서서히 혈중으로 방출된다는 의미. 효과가 오래 지속되도록 정제나 캡슐을 사용한다. 내복 시에 깨물어 먹으면 안 된다.

 메모

천장 효과
오피오이드 중에는 투여량을 늘려도 진통 효과가 더 이상 좋아지지 않는 약이 있으며 이러한 현상을 천장 효과라고 한다(P.141 참조).

모르핀의 효과

천장 효과란

약물의 투여량과 효과를 나타낸 그림. 효과가 한계에 이른 것을 나타내는 것이다.

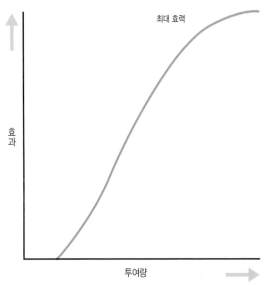

약물 투여량을 늘리면 처음에는 투여량에 따라서 효과가 커지지만, 일정량을 넘으면 효과가 한계에 이르는 현상을 천장효과라고 한다. 하지만 모르핀은 천장효과가 없고 통증 악화에 따라 투여량을 늘리면 늘린 만큼 그에 따른 진통효과를 얻을 수 있다.

구제 약물이란

통증의 레벨과 진통제의 작용을 나타낸 그림. 항상 통증이 있는(그래프의 빨간 부분) 사람에게 통증이 억제될 정도의 진통제를 투여한 상태(그래프의 파란 선). 여기에 갑자기 극심한 통증(돌발통)이 생겼을 때, 진통제(구제 약물)를 추가해서 통증을 억제한다.

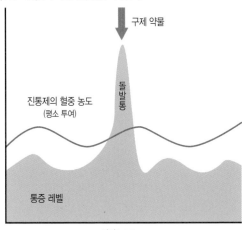

평소 수준의 통증을 억제할 수 있는 만큼만 진통제를 투여하고 있는 동안에 갑자기 심한 통증이 발생했을 때(돌발통), 투여하는 속효성 진통제를 구제 약물이라고 한다.

4 장 통증을 완화하는 방법

오피오이드의 예 ② 옥시코돈, 펜타닐

POINT
- 옥시코돈과 펜타닐은 강력한 오피오이드이다.
- 옥시코돈은 모르핀보다 진통 효과가 크다.
- 펜타닐은 피부에 붙이는 패치제 타입이 있다.

효과가 강력한 옥시코돈

옥시코돈은 아편에서 추출한 물질로부터 합성된 마약성 진통제이다. 강력한 진통제로 내복약의 경우 진통 효과는 모르핀보다 강하다고 알려져 있다. 부작용은 변비, 메스꺼움, 현기증, 졸림 등 다른 오피오이드의 부작용과 동일하다.

정제인 '옥시콘틴(OXYCONTIN)'(서방성), 산제인 '옥시넘(OXINORM)', 주사액인 '옥시패스트(OXIFAST)' 등의 약이 있다.

옥시코돈을 구하기 쉬운 나라에서는 옥시코돈 남용이 사회 문제로 되어 있다.

패치제가 있는 펜타닐

펜타닐은 합성 오피오이드이며 마약으로 지정된 약물이다.

펜타닐은 소화관으로 흡수되기 때문에 주사약과 피부에 붙이는 패치제, 구강 점막으로 흡수되는 설하정으로 제공된다. 패치제는 피부에 붙여두면 피부를 통해 약이 조금씩 흡수되어 장시간 통증을 완화하는 구조이다. '듀로텝 MT패치(Durotep MT Patch)', '펜토스 테이프(Fentos Tape)' 등의 제품이 있다.

호흡 억제, 메스꺼움, 구토 등의 부작용이 있지만 다른 오피오이드에 비해 비교적 증상이 가볍고 변비 증상이 거의 없다는 특징이 있다. 변비가 심해서 다른 오피오이드를 사용할 수 없거나 정기적으로 내복하는 것이 힘들고 입으로 복용할 수 없는 환자 등에도 사용할 수 있다.

 시험에 나오는 어구

옥시코돈
강력한 오피오이드. 정제와 산제, 주사액이 있다.

펜타닐
강력한 오피오이드(합성). 패치제로도 제공된다.

 키워드

패치제
습포제와 비슷한 종류로 피부에 붙이면 붙인 곳에서 서서히 약이 흡수되어 효과가 나타난다. 펜타닐 패치제의 경우 통증이 있는 부위에 붙이지 않고 흡수에 적합한 부위에 붙인다.

 메모

펜타닐도 사회 문제
펜타닐도 세계적으로 마약으로 유통되고 있다. 해외의 유명한 뮤지션이 과다투여로 중독사한 사건도 보도된 바 있다.

펜타닐 패치제 사용 방법과 주의 사항

붙이는 부위

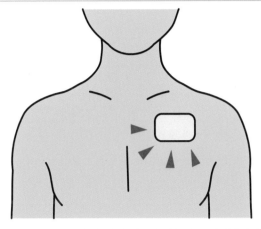

펜타닐 패치제는 통증 부위에 붙이지 않는다. 체모가 적고 피부 혈류가 좋으며 땀이 잘 나지 않는 가슴이나 허리 부위 등에 붙인다. 피부로 흡수된 진통제는 혈류로 들어가 진통 효과가 나타난다.

주의 사항

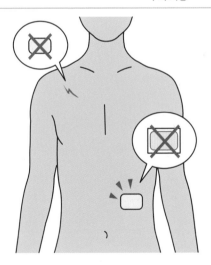

- 상처가 있는 부분은 피한다(흡수량 과다 우려).
- 붙인 부분에 열을 가하지 않는다. 일회용 핫팩, 보온 물주머니, 전기담요, 뜨거운 목욕 등에 주의(흡수량이 갑자기 증가한다).
- 붙일 때마다 장소를 바꾼다.

보조진통제

POINT

- 보조진통제는 진통제의 효과를 높이거나 부작용을 억제한다.
- 본래 진통을 목적으로 개발된 약은 아니다.
- 항우울제, 항경련제, 근육이완제 등이 사용된다.

원래 진통이 목적인 약은 아니다

보조진통제는 주요한 약리작용이 진통작용은 아니지만, NSAIDs와 오피오이드와 같은 진통제와 병용함으로써 진통 효과를 높이고 특정 상황에서 진통 효과가 나타나는 약물을 가리킨다. 보조진통제는 애초에 통증을 완화하기 위해 개발된 약이 아니다. 보조진통제는 암성 통증 등 극심한 통증에 강한 진통제를 장기간 사용한 경우나 오피오이드 등으로 좀처럼 통증이 조절되지 않는 경우 처방된다.

■ 주된 보조진통제와 특징

보조진통제로 주로 사용되는 약과 특징은 다음과 같다.

● 항우울제

우울증 치료제. 중추신경의 **하행성 통증 억제계**(P.118 참조) 작용을 활성화함으로써 진통 효과가 나타난다. **만성통증, 신경병증성 통증** 등에 처방되기도 한다.

● 항경련제

경련 발작을 억제하는 약. 약에 따라 구조가 다르지만, 뉴런의 이상 흥분을 억제해서 통증을 완화시킨다.

● 근육이완제

통증으로 근육이 긴장하고 이로 인해 또 다른 통증이 생길 때 근육의 긴장을 풀어주기 위해 처방된다.

● 항부정맥제

부정맥(불규칙한 심장 박동) 치료제. 신경의 흥분을 진정시켜서 진통 효과를 발휘한다고 알려져 있다.

● 그 외

혈관확장제, 변비약, 스테로이드, 골다공증 약 등.

 시험에 나오는 어구

보조진통제
진통제의 효과를 높이거나 부작용을 억제하기 위해 사용하는 약. 원래 진통이 목적인 약이 아니다. 항우울제 등이 있다.

 키워드

골다공증 약
비스포스포네이트라고 하는 약. 암의 뼈 전이로 인한 통증에 효과가 있다고 알려져 있다.

 메모

보조진통제의 보험 적용
보조진통제는 본래 진통을 목적으로 한 약이 아니므로 일부를 제외하고는 진통을 위해 처방한 경우에는 보험 적용이 인정되지 않는다.
(해당 사항은 일본의 보험제도이고 한국에서는 병명에 따라 일부 보험적용이 가능하다. - 감역자 주)

보조진통제의 종류

항우울제

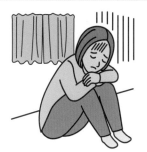

하행성 통증 억제계의 작용을 활성화해서 통증을 진정시킨다.

항경련제

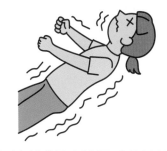

뉴런의 이상 흥분을 억제해서 통증을 완화시킨다.

항부정맥제

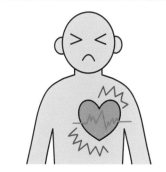

신경의 흥분을 진정시킨다.

근육이완제

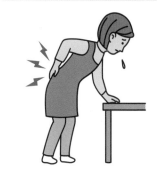

근육의 긴장을 풀어준다.

스테로이드

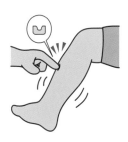

부종을 개선한다. 염증에 의한 부기를 억제한다.

골다공증 약

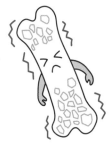

뼈 전이 통증 등에 사용한다.

변비약

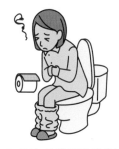

오피오이드의 부작용인 변비를 개선한다.

기타 약물

●편두통에는 트립탄계 약물이 효과적이다.
●대상포진 후 신경통에는 뉴로트로핀도 사용한다.
●신경 차단 요법에는 국소마취제가 사용된다.

편두통에 효과적인 트립탄계 약물 등

NSAIDs와 같은 대표적인 진통제 이외에도 다음과 같은 약이 있다. 진통 효과가 있는 약과 그 작용을 설명하기로 한다.

■기타 진통제

● 트립탄계 약물

편두통에 효과적인 약. 확장된 혈관의 수축, 통증유발물질 억제, 통증의 신경 전달 차단이라는 3단계로 편두통을 개선한다. 편두통에 수반되는 메스꺼움도 억제한다. 내복약, 점비약, 츄어블 타입(씹어서 복용하는 타입), 주사약 등이 있다.

● 뉴로트로핀

백시니아 바이러스 접종 집토끼 염증 피부 추출액. 백시니아 바이러스를 토끼 피부에 주사해서 염증이 생긴 곳에서 추출한 물질. **하행성 통증 억제계를** 활성화해서 통증을 억제한다고 하지만, 작용 기전은 아직 명확하게 밝혀지지 않았다. 요통증, 대상포진 후 신경통, 어깨관절 주위염 등에 사용된다.

● 케타민

보조진통제로도 분류된다. 뇌의 대뇌겉질에 작용해서 마취 효과를 나타낸다. 호흡 억제와 혈압 저하는 잘 일어나지 않는다. 암성 통증과 신경병증성 통증, 수술 후 통증 등에 사용된다. 마약으로 지정되어 있다.

● 국소마취제

신경 차단 요법(P.150 참조)에 사용된다. 뉴런의 전기적 신호를 전달하는 Na^+ 통로를 차단해서 통증 신호가 전달되는 것을 억제한다.

기타 약물

트립탄계 약물

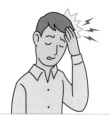

- 편두통 약.
- 확장된 혈관 수축, 통증유발물질 억제, 신경 전달 차단으로 통증을 완화한다.
- '이미그란(IMIGRAN)', '조믹(Zomig)', '렐팍스 (RELPAX)' 등의 약이 있다.
- 숨이 거칠어지고 목 부분에 조이는 듯한 느낌이 드는 등의 부작용이 있다(트립탄 감각이라고 불린다). 중대한 부작용은 그다지 없다.

뉴로트로핀

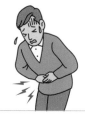

- 요통증, 대상포진 후 신경통, 어깨관절 주위염 등에 사용된다.
- 백시니아 바이러스 접종 집토끼 염증 피부 추출액.
- 하행성 통증 억제계를 활성화해서 통증을 억제한다고 여겨지지만 정확한 메커니즘은 알 수 없다.
- '뉴로트로핀 정(Neurotropin tab)'과 같은 약이 있다. 부작용이 거의 없는 안전한 약이다. 발진, 가려움 등이 나타나기도 한다.

케타민

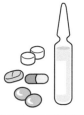

- 마약성 진통제이지만 오피오이드는 아니다.
- 대뇌겉질에 작용해서 마취 효과를 발휘한다. 대뇌둘레계에는 작용하지 않는다.
- 마취약으로 주사약 '케타민염산염주사 (Ketamine HCl Injection Huons)'가 있다.
- 암성 통증과 신경병증성 통증, 수술 후 통증 등에 사용되지만 진통 목적으로 사용될 때는 보험이 적용되지 않는다.
- 호흡 억제나 혈압 저하는 잘 일어나지 않는다.

국소마취제

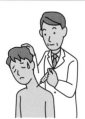

- 신경 차단 요법에 사용된다.
- 뉴런의 전기적 신호가 전달되는 것을 억제한다.
- 액제, 젤리, 점안약 등이 있다. 리도카인('싸이로카인(Xylocaine)'), 메피바카인('카르보카인 (Carbocain)') 등이 있다.
- 부작용은 거의 없지만 알레르기성 쇼크를 일으키기도 한다.

한방약 치료

POINT

● 만성통증과 같이 심신의 부조화를 수반하는 통증에 효과적이다.

● 한방약에도 부작용이 있으므로 전문가의 지도 아래 사용한다.

● 긴장성 두통에는 갈근탕. 다리가 땅기면서 아프면 작약감초탕이 효과적이다.

통증을 증폭시키는 증상을 완화한다

한방약에도 통증을 완화시키는 약이 있다. 한방약은 사람의 체질을 나타
내는 '증(症)'에 기초해서 그 사람의 증상과 체질에 맞춰 처방된다. 오피오
이드처럼 강력하게 통증을 제거하는 약은 없지만, 근육 긴장과 스트레스
등 통증을 심하게 하는 증상을 완화하고 몸을 따뜻하게 해서 몸 상태를 조
절함으로써 진통 효과를 가져온다고 알려진 약도 다수 있다. 특히 **만성통
증**의 경우는 한방약을 사용하기도 한다.

한방약에도 **부작용**이 있다. 빈도는 높지 않지만, 사용 방법에 따라서는
큰 부작용이 생기기도 하므로 전문가와 상담 후 주의해서 사용해야 한다.

한방약은 실제로 많은 종류가 있고 통증에 대한 처방도 다양하다.

■ 통증을 완화하는 한방약

일반적인 통증에 사용하는 한방약의 예는 아래와 같다.

● 두통

긴장성 두통에는 갈근탕과 조등산 등. 갈근탕은 어깨 결림에도 사용한다.
편두통에는 오수유탕과 오령산 등이 선택된다.

● 관절 통증

오십견에는 이출탕과 의이인탕. 요통에는 **작약감초탕**과 팔미지황환(고령자
에게) 등. 작약감초탕은 다리가 땅기면서 아플 때에도 효과가 있다.

● 기타

월경통에는 당귀작약산, 대상포진 후 신경통에는 계지가출부탕 등이 사
용된다.

시험에 나오는 어구

한방약
원래는 중국 의학의 한 종류.
여러 가지 생약을 조합해서
만든 액방제)이 있으며 방제
에는 번호가 붙는다.

키워드

증(症)
말하자면 체질을 나타내는
것. 크게 실증과 허증. 중간
증으로 나누며 그 사람의 증
에 맞춰 처방한다.

메모

**한방약을 취급하는 병원
이 늘고 있다**
한방약은 시판약에도 있고
한방 약국에서 상담 후 구입
할 수 있다. 최근에는 대형
병원에도 한방 외래가 있으
며 일반 진료과에서 한방약
을 처방하는 곳도 늘어나고
있다.
(일본의 경우 한의사 제도가
없으며 의사가 한의사 진료
영역도 함께 할 수 있다. – 감
역자 주)

한방약은 '증'에 바탕을 두고 처방된다

〈실증〉 – 근육질, 탄탄한 타입

〈허증〉 – 마르고 허약한 타입

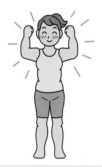

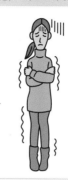

- 근육질에 탄탄한 체격
- 혈색이 좋다.
- 위장이 튼튼하고 변비 경향
- 더위를 잘 타서 항상 얇은 옷차림

- 마르고 가냘픈 체력
- 얼굴색이 나쁘다.
- 피부가 쉽게 거칠어진다.
- 위장이 약하고 설사 경향
- 추위를 잘 타서 항상 두꺼운 옷차림

'증'은 크게 실증과 허증으로 나눈다. 실증과 허증의 중간을 중간증이라고 하기도 한다. 한방약은 이 '증'에 기초해서 증상과 체질에 맞춰 처방된다.

통증에 효과 있는 주된 한방약

긴장성 두통

요통, 다리가 땅기면서 아프다

월경통

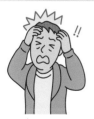

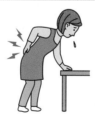

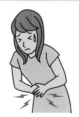

갈근탕 등

작약감초탕 등

당귀작약산 등

한방약에는 다양한 종류가 있다.
같은 부위의 통증이라도 급성기와 그 후의 처방은 다를 수 있다.
부작용도 있으므로 전문가와 상담한 후에 주의해서 사용하는 것이 중요하다.

신경 차단 요법

POINT
- 국소마취제 등을 주입해서 통증 전달을 차단한다.
- 사용하는 약물과 주입하는 장소에 따라 많은 종류가 있다.
- 정확한 부위의 통증을 제거할 수 있으며 통증의 악순환을 끊을 수 있다.

통증을 전달하는 신경을 차단한다

국소마취제 등을 신경 주위에 주입해서 통증 정보가 뇌에 도달하는 것을 차단하는 치료법을 신경 차단 요법이라고 한다. 주입하는 약제의 종류와 주입하는 곳에 따라 다양한 방법이 있다. **경막외 차단**(P.152 참조)은 척수를 감싸는 막 중에서 가장 바깥쪽에 있는 경막 바깥쪽에 약물을 주입해서 그 부분의 척수신경이 지배하는 영역의 통증을 제거하는 방법이다. **별모양신경절 차단**(성상신경절 차단)(P.154 참조)은 목에 있는 별모양신경절이라고 불리는 **교감신경**의 신경절에 약물을 주입해서 교감신경의 흥분을 진정시키는 방법이다.

신경 차단의 장점

최대의 장점은 통증 부위에 정확하게 효과가 나타난다는 점이다. 내복약이나 수액의 경우 진통제가 혈중에 들어가 전신을 돌면서 효과가 나타나는 것에 반해 신경 차단 요법은 통증이 바로 완화된다. 그중에는 단 한 번으로 통증이 사라지는 사람도 있다. 또한, 일시적이기는 하나 통증이 사라짐으로써 **통증의 악순환**을 끊을 수 있다는 장점도 있다. 신경 차단 요법 후 시간이 지나면 약물로 인한 마취 효과가 사라져서 통증은 원래대로 돌아오지만, 이전보다는 확실히 나아졌다고 하는 예도 적지 않다.

내복약 중에는 위장을 자극하는 것도 있지만 위장을 지나지 않는 신경 차단 요법은 위장의 부작용이 없다. 또 혈중에 들어가 몸을 도는 약물은 장기간 사용하면 대사와 배설을 위해 간과 콩팥에 부담을 주지만 차단 요법은 그런 경우도 거의 없다.

시험에 나오는 어구

신경 차단 요법
국소마취제 등을 신경절 등에 주입해서 통증 전달을 차단하는 방법.
(신경블록(Nerve block)이라고도 표현한다. – 감역자 주)

키워드

통증의 악순환
통증에 의해 교감신경이 흥분하면 혈관이 수축하고 근육이 긴장되며 국소의 혈류 저하로 통증유발물질이 방출되어 통증이 발생한다. 그 결과 다시 혈관 수축과 근육 긴장이 일어나는 악순환에 빠지게 된다.

메모

통증클리닉의 치료
통증클리닉에서는 적극적으로 통증을 완화하기 때문에 신경 차단 요법도 중심적인 치료법으로 자리 잡고 있다.

신경 차단 요법의 종류

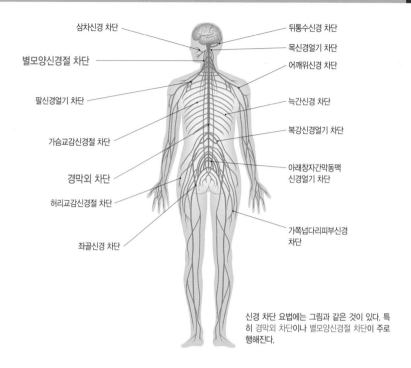

삼차신경 차단

별모양신경절 차단

팔신경얼기 차단

가슴교감신경절 차단

경막외 차단

허리교감신경절 차단

좌골신경 차단

뒤통수신경 차단

목신경얼기 차단

어깨위신경 차단

늑간신경 차단

복강신경얼기 차단

아래창자간막동맥
신경얼기 차단

가쪽넙다리피부신경
차단

신경 차단 요법에는 그림과 같은 것이 있다. 특히 경막외 차단이나 별모양신경절 차단이 주로 행해진다.

신경 차단 요법의 장단점

신경 차단 요법	약물 요법

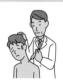

장점	신경 차단 요법	약물 요법	단점
	● 통증 부위에 정확하게 효과가 있다. ● 위장에 자극이 없다. ● 간과 콩팥에 거의 부담이 없다.	● 통증 부위에 정확하게 효과를 볼 수 없다. ● 위장을 자극하는 약이 있다. ● 대사, 배설을 위해 간과 콩팥에 부담을 준다.	
단점	● 통증클리닉에서만 시행하는 경우가 있다. ● 바늘로 찌르기 때문에 통증이 있다. ● 출혈, 감염, 조직의 손상과 같은 부작용이 일어날 수 있다.	● 일반적인 내과 등에서 쉽게 처방받을 수 있다. ● 내복에는 통증이 수반되지 않는다. ● 출혈과 감염이 일어나지 않는다.	장점

> (>)

> (<)

경막외 차단

- 경막바깥공간에 국소마취제를 주입하는 방법이다.
- 척수신경에 작용해서 통증을 제거한다.
- 목, 가슴, 허리, 엉치 부위의 경막외 차단이 있다.

척수가 아닌 척수신경을 차단한다

경막외 차단은 경막외강에 국소마취제를 주입해서 통증을 해소하는 방법이다. 척수는 안쪽부터 연질막, 지주막, 경막이라는 3층의 막으로 둘러싸여 있는데, 이 경막의 바깥쪽에 있는 아주 작은 공간을 경막외공간이라고 한다. 경막외공간에 약을 주입하면 이곳을 통과해서 척수로 드나드는 **척수신경**이 차단되어 통증이 사라진다. 다시 말해 이 방법은 척수에 마취제를 놓는 것이 아니다(척수에 바늘을 꽂으면 운동 기능과 감각에 장애가 생긴다).

국소마취제는 통증 부위를 지배하는 척수신경이 드나드는 곳에 주입한다. **목, 가슴, 허리, 엉치** 부위의 경막외 차단이 있는데 허리와 엉치 부위의 시술은 비교적 간단하지만, 목과 가슴 부위는 척추의 구조상 바늘을 꽂는 것이 어렵기 때문에 주로 전문 통증클리닉 등에서 시행한다.

경막외 차단 방법(허리의 경우)

환자는 **옆을 보고** 누워서 무릎을 끌어안고 허리를 구부린다. 이렇게 하면 허리뼈 사이가 넓어져 바늘이 들어가기 쉽다. 그리고 바늘이 들어갈 부위의 피부를 소독한 후, 우선 피부에 차단용 바늘이 들어갈 때의 통증을 완화하기 위해 마취를 한다.

다음으로 신경 차단용 바늘을 허리뼈 사이에 넣고 감촉과 저항을 느끼면서 경막외공간까지 가게 한 후 약을 주입한다. 주입이 끝나면 환자는 잠시 누운 채로 휴식한다. 혈압도 내려가기 때문에 30분 정도 안정을 취한다.

시험에 나오는 어구

경막외 차단
경막외공간에 국소마취제를 주입해서 통증을 제거하는 방법. 통증 부위를 지배하는 신경이 드나드는 곳에 마취제를 주입한다.

경막외공간
척수와 뇌를 감싸는 3층의 막인 연질막, 지주막, 경막 중에서 경막의 바깥쪽 공간.

키워드

척수와 척수신경
척수는 중추신경에 속하며 척추관 안을 지난다. 척수신경은 척수를 드나드는 말초신경을 가리킨다.

메모

엉치 부위 차단
엉치 부위를 차단할 때는 엎드린 자세로 누워서 엉덩이 아래에 물건을 넣고 허리를 높인 자세에서 시행한다.

경막외 차단이란

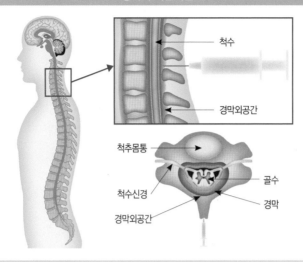

척수

경막외공간

척추몸통

척수신경

골수

경막외공간

경막

예를 들어 어깨 주위가 아플 때, 어깨 주위를 지배하는 척수신경이 척수에 드나드는 목뼈의 경막외공간에 국소마취제를 주입한다. 그러면 그곳을 통과하는 척수신경이 차단되어 통증이 완화된다.

경막외 차단 방법

허리 부위의 경우

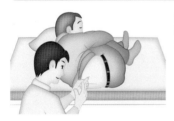

환자는 옆을 보고 누워서 무릎을 끌어안고 허리를 구부린다. 피부를 소독하고 국소마취 후, 허리뼈 사이에 바늘을 꽂아서 마취약을 주입한다. 종료 후 30분 정도 누운 자세로 쉰다.

엉치 부위의 경우

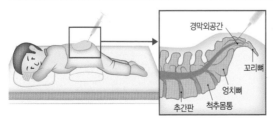

경막외공간

꼬리뼈

엉치뼈

추간판

척추몸통

엎드려서 허리를 높인 후, 꼬리뼈 쪽에서 바늘을 꽂는다.

통증을 완화
하는 방법

별모양신경절 차단

POINT

- 별모양신경절은 목 부위에 있는 교감신경절을 가리킨다.
- 별모양신경절 근처에 국소마취제를 주입해서 차단한다.
- 머리에서 팔까지의 혈류를 촉진해서 통증의 악순환을 끊는다.

교감신경절을 차단해서 통증을 제거한다

별모양신경절(성상신경절)은 목 부위에 있는 **신경절**이다. 신경절이란 중추신경 외의 장소에 **뉴런**의 **세포체**가 모여 있는 장소를 가리키며 별 모양을 하고 있어서 이 이름이 붙었다. 별모양신경절은 **자율신경**의 **교감신경** 신경절로 머리, 얼굴, 목, 어깨, 팔의 혈관을 지배한다. 별모양신경절 차단은 이곳을 국소마취제로 차단해서 통증을 제거하는 치료법이다.

단, 신경절 자체에 침을 넣어 마취제를 주입하는 것은 아니다. 뉴런 세포체가 모여 있는 신경절에 바늘을 꽂으면 세포가 손상되어 장애가 일어나기 때문이다. 별모양신경절 차단은 신경절과 아주 가까운 곳에 국소마취제를 주입, 신경에 마취제를 침투시켜 전체적으로 차단한다. 이러한 차단을 **구획차단**(컴파트먼트)이라고 한다.

별신경절을 차단하면 눈꺼풀 처짐(안검하수), 동공 축소(**축동**), **결막**이 **충혈**되는 **호너증후군**이라고 하는 증상이 나타난다. 또한, 머리에서 목, 팔에 이르는 혈관이 열려서 혈류가 증가한다. 그리고 혈류의 개선이 근육 긴장과 통증유발물질 방출과 같은 통증의 악순환을 끊어줘서 통증을 완화한다. 머리와 얼굴의 **신경통**, 목 부위의 **척추관협착증과 추간판탈출증** 등에 의한 통증 완화에 효과적이다.

신경절 주변의 다른 신경이 같이 차단되는 경우가 생기고 목소리가 갈라지고 팔이 무거워지는 등의 부작용이 생기기도 하지만 마취가 풀리면 나아진다. 중대한 부작용은 극히 드물다.

 시험에 나오는 어구

별모양신경절 차단
(성상신경절 차단)
목에 있는 별모양신경절 주위에 국소마취제를 주입해서 신경을 전체적으로 차단한다. 머리부터 팔의 혈류가 촉진된다.

별모양신경절(성상신경절)
목 부위에 있는 교감신경절로 별 모양을 하고 있다.

 키워드

컴파트먼트
구분, 구획, 칸막이(구분된) 객실 등을 의미하는 단어.

 메모

별모양신경절 차단의 부작용
목소리가 갈라지는 이유는 근처를 지나는 되돌이신경(반회신경)의 마비, 팔이 무거워지는 것은 팔신경얼기(완신경총)가 차단되기 때문이다. 그 외에 피하 출혈, 혈관으로 마취제가 주입되어 경련이나 의식장애와 같은 부작용이 일어나기도 하지만, 마취가 풀리면 나아진다.

별모양신경절이란

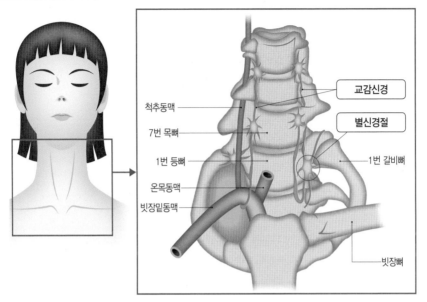

- 척추동맥
- 7번 목뼈
- 1번 등뼈
- 온목동맥
- 빗장밑동맥
- 교감신경
- 별신경절
- 1번 갈비뼈
- 빗장뼈

별모양신경절은 목 부위에 있는 교감신경의 신경절. 차단 요법으로는 주위의 다른 신경이 차단되거나 마취약이 혈관에 들어가는 등의 부작용이 생기기도 한다.

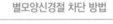

별모양신경절 차단 방법

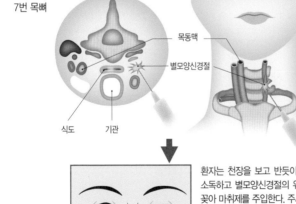

- 7번 목뼈
- 목동맥
- 별모양신경절
- 식도
- 기관

환자는 천장을 보고 반듯이 눕는다. 피부를 충분히 소독하고 별모양신경절의 위치를 확인한 후 바늘을 꽂아 마취제를 주입한다. 주사한 곳은 확실하게 지혈한다. 시술 후 나타나는 호너증후군은 차단이 제대로 되었다는 증거로 볼 수 있다.

트리거 포인트 주사

POINT

- ●단단하게 뭉친 근육에 있는 통증유발점에 국소마취제를 주사한다.
- ●딱딱해진 트리거 포인트를 풀어줘서 통증을 완화한다.
- ●통증의 악순환을 끊어서 근육 긴장을 풀고 통증을 완화한다.

통증유발점을 풀어줘 통증의 악순환을 끊는다

근육이 딱딱하게 뭉쳐서 통증이 생겼을 때 손가락으로 누르면 그곳에 강한 통증이 생기거나 **연관통증**이 생기는 점을 **트리거 포인트**라고 한다(P.78 참조). 그리고 그곳에 국소마취제 등을 주사하는 방법이 **트리거포인트 주사(통증 유발점 주사)**이다. 심한 어깨 뭉침으로 인한 통증, 근육 피로에 의한 등과 허리의 통증 등에 효과적이다. 근육에 주사를 놓기 때문에 신경 차단 요법은 아니지만, 국소적으로 통증 전달을 억제하므로 신경 차단 요법의 한 종류로 분류되기도 한다.

트리거 포인트 주사는 **근섬유**가 연축해서 딱딱해진 트리거 포인트를 풀어주고 통증을 완화함으로써 통증의 악순환을 끊는 효과를 얻을 수 있다. 국소의 통증을 완화해서 근육 전체의 긴장이 풀어지고 근육의 혈류가 촉진되면서 통증유발물질이 씻겨 내려가 통증이 경감된다.

트리거 포인트 주사 방법

약은 국소마취제나 국소마취제에 염증을 억제하는 스테로이드를 첨가한 약 등을 사용하며 주사침은 가는 것을 선택한다. 환자에게 **통증유발점**(누르면 가장 아픈 곳)이 어딘지 가리키게 해서 실제 눌러보고 통증이 생기는지, 트리거 포인트가 틀림없는지 확인한다. 그리고 확인한 트리거 포인트의 피부를 소독한 후 바늘을 넣는다. 안쪽으로 넣다가 '푹'하는 감촉이 느껴지면서 **근막**을 통과한 것이 확인되면 그곳에 약을 주입한다. 트리거 포인트에 닿으면 환자는 '띵합니다'와 같이 대답한다.

 시험에 나오는 어구

트리거 포인트 주사
단단하게 뭉친 근육에 있는 통증유발점에 국소마취제를 주사해서 통증을 완화하는 방법. 통증의 악순환을 끊어서 통증을 가라앉게 한다.

 키워드

트리거 포인트
뭉친 근육에 있으며 누르면 강한 통증이 느껴지고 떨어진 곳에 연관통증을 발생시키는 지점이다. 통증유발점이라고도 한다.

 메모

지압으로도 통증을 완화
증상이 가벼우면 트리거 포인트를 손가락으로 눌러서 문지르기만 해도 통증이 어느 정도 가라앉는다.

트리거 포인트 주사와 치료에 사용되는 대표적인 포인트

트리거 포인트 주사의 예

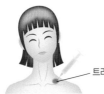

트리거 포인트

트리거 포인트를 확인하고 그곳에 국소마취제 등을 주사한다. 딱딱해진 트리거 포인트를 풀어서 통증을 완화시키면 근육 긴장이 풀어지면서 혈류가 촉진되고 통증유발물질이 씻겨 내려가 통증이 완화된다. 트리거 포인트 주사는 통증의 악순환을 끊어주는 치료이다.

목과 어깨 통증을 완화하는 트리거 포인트

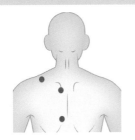

허리 통증을 완화하는 트리거 포인트

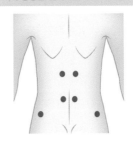

트리거 포인트 주사가 효과적인 통증

어깨 결림 · 목 통증	요통	엉덩이부터 다리의(근육) 통증

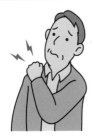
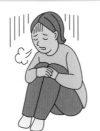
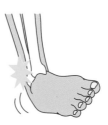

트리거 포인트 주사는 어깨 결림과 요통 등 일상적인 통증에 효과적이다.

Athletics Column

트리거 포인트에는 자발통증이 없다

트리거 포인트는 눌러봐야 비로소 통증이 생기기 때문에 대부분은 트리거 포인트의 존재를 자각하지 못한다. 격렬한 스포츠 등으로 근육이 땅기고 뭉쳤을 때 인터넷이나 서적 등을 통해 공개되어 있는 그림을 참고로 트리거 포인트를 찾아보면 강한 통증을 수반하는 점을 발견할 수 있다.

이학 요법의 개요

POINT
- 운동 기능에 문제가 있는 사람의 기능 회복을 도모하는 치료법이다.
- 통증으로 긴장한 근육을 풀어주고 혈류를 촉진시켜 진통을 도모한다.
- 피부에 온열이나 촉각 자극을 줘서 통증을 완화한다.

운동이나 물리적 자극으로 기능을 회복하는 재활 치료

이학 요법이란 주로 운동기능에 문제가 있는 환자에게 운동이나 물리적인 자극을 통해 기능 회복과 유지를 도모하는 재활 치료를 가리킨다. 통증으로 딱딱하게 긴장한 근육을 풀어서 혈류를 개선함으로써 통증 완화 효과를 가져올 수 있다. 또한, 통증으로 줄어든 관절 가동 범위를 넓히거나 보행과 같은 기본적인 운동 기능을 유지하고 향상시킨다. 그리고 이러한 치료를 통해 통증의 악순환을 끊어 전체적으로 통증을 완화시켜 간다.

■ 통증을 완화하는 이학 요법과 특징

통증에 주로 행해지는 이학 요법은 다음과 같다.

- **운동 요법**(P.160~161 참조)

대상의 증상과 운동기능에 맞춘 각종 운동과 체조, 스트레칭, 가동 범위 훈련, 근력 트레이닝 등이 있다.

- **물리 요법**(P.162~163 참조)

물리적인 자극을 이용하는 치료와 관리를 가리킨다. 아이스팩과 얼음주머니, 극저온공기 등으로 환부를 차갑게 하는 **한랭 요법**과 핫팩, 파라핀욕, 적외선 치료기 등으로 환부를 따뜻하게 하는 **온열 요법**을 시행한다. 또한, 환부와 그 주위 피부, 딱딱해진 근육에 손 등으로 마사지를 하면 혈류가 촉진되어 통증이 해소된다.

- **기타**

수압 마사지와 수중 운동과 같은 **수(水)치료법**, 척추 사이 등의 감압을 도모하는 **견인 요법**, 몸과 팔다리의 안정을 도모하기 위한 **보조기 요법** 등이 있다.

시험에 나오는 어구

이학 요법
재활 치료. 운동 요법이나 온열, 물, 빛 등의 물리적인 자극으로 운동기능을 회복, 유지, 증진시키는 방법.

키워드

극저온 공기
−50～−180℃의 건조한 냉기를 국소에 쬔다. 냉각 후에 국소의 혈류가 촉진되는 것을 이용한다.

메모

상태를 정확하게 파악하고 치료법을 선택
냉각이 좋은지 온열이 좋은지 움직이는 것이 좋은지 안정을 취하는 것이 좋은지 등 정반대의 치료법이 있으므로 통증 상태를 정확하게 파악하지 않고 선택하면 역효과가 날 수도 있다.

이학 요법의 종류

이학 요법이란 운동이나 온열, 물, 빛 등의 물리적인 자극을 통해 주로 운동 기능의 회복을 도모하는 방법이다.

운동 요법	냉각 요법	온열 요법

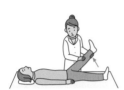 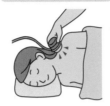 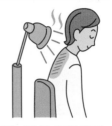

각종 운동과 체조, 보행 훈련, 스트레칭, 가동 범위 훈련, 근력 트레이닝 등.

아이스팩이나 얼음주머니, 극저온 공기 등으로 환부를 차갑게 한다.

핫팩, 파라핀욕, 적외선 치료기 등으로 환부를 따뜻하게 한다.

마사지	수(水)치료법

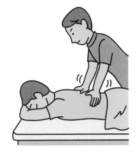 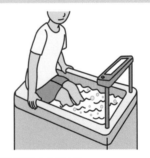

환부와 그 주변을 마사지한다.

수압 마사지와 수중 운동 등.

견인 요법	보조기 요법

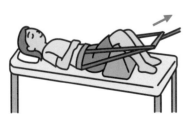 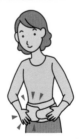

견인해서 척추 사이를 감압한다.

몸과 팔다리의 안정을 도모하는 깁스 등의 장비.

운동 요법

POINT
- 각종 운동이나 스트레칭, 근력 트레이닝 등을 실시한다.
- 오십견과 무릎 통증에는 운동 요법이 통증 완화에 효과적이다.
- 과도하면 통증이 심해질 수 있으니 주의가 필요하다.

통증과 증상에 맞춰서 적절한 운동

운동 요법에는 걷기나 조깅과 같은 **유산소 운동, 근력 트레이닝, 스트레칭, 관절 가동 범위 훈련, 근육이완 훈련** 등이 있으며 운동선수라면 자신의 종목에 맞는 각종 트레이닝도 필요하다.

운동 요법의 목적은 통증으로 긴장한 근육 풀기, 긴장과 통증으로 좁아진 관절 가동 범위 넓히기, 국소의 혈류 촉진하기, 통증으로 저하된 근력을 향상시켜 운동기능 회복하기 등이 있다. 특히 어깨 결림 등에 의한 통증, 일반적인 요통, 오십견, 요추 추간판탈출증, 척추관협착증, 류마티스 관절염 등에 의한 통증에 효과적이다. 단, 운동의 강도와 빈도가 과하면 통증이 악화하거나 새로운 장애가 생길 위험도 있으므로 의사나 운동 요법 전문가의 관리 하에 신중하게 실시해야 한다.

오십견과 무릎 통증의 운동 요법

오십견은 움직이지 않고 있으면 악화한다. 통증이 심하면 **신경 차단 요법** 등으로 통증을 제거하고 161쪽의 하단 그림과 같은 운동으로 어깨관절을 움직이도록 한다. 처음에는 **타동적으로** 움직이게 하고 통증이 가벼워지면 가동 범위를 넓혀가면서 **자동적인** 운동을 늘려 간다.

노화에 따른 무릎 통증은 넓적다리 근력 트레이닝이 효과적이다. 의자에 깊숙이 앉아서 한쪽 다리를 앞으로 쭉 펴면서 들어 올려 5초 정도 정지한 후 천천히 내리는 운동을 반복한다.

시험에 나오는 어구

운동 요법
운동으로 질환이나 기능 장애 등을 개선, 회복시키는 방법. 당뇨병의 운동 요법과 뇌졸중 후 재활 치료 등이 있다.

키워드

근육이완 훈련
강한 근육 긴장이 자주 생기는 사람에게 자신의 의지로 근육을 풀고 그 상태를 유지할 수 있게 하는 트레이닝.

메모

로코모티브 신드롬
운동기능 저하 증후군. 운동 기관의 기능 장애와 통증으로 인해 일어서고 걷는 등의 활동이 힘들어지고 더 심하면 간병이 필요한 상태가 될 수도 있다. 통칭은 '로코모'이며 운동 요법으로 예방, 개선하는 것이 중요하다.

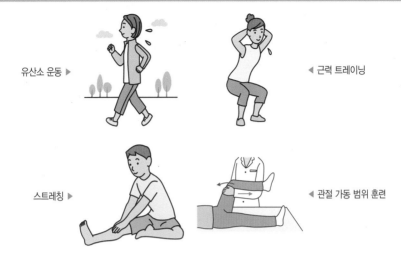

유산소 운동 ▶

◀ 근력 트레이닝

스트레칭 ▶

◀ 관절 가동 범위 훈련

운동 요법에는 보행 훈련, 유산소 운동, 근력 트레이닝, 스트레칭, 관절 가동 범위 훈련, 근육풀림 훈련 등이 있다. 환자의 통증 정도, 장애와 질환 상태, 운동 요법의 목적에 맞춰 적절하게 실시해야 한다.

오십견 운동 요법의 예

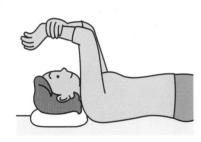

무릎 통증에 대한 운동 요법

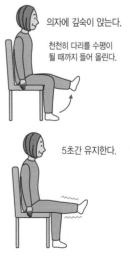

의자에 깊숙이 앉는다.

천천히 다리를 수평이 될 때까지 들어 올린다.

5초간 유지한다.

통증으로 움직일 수 없다면 신경 차단 요법 등으로 통증을 없앤 후 관절을 움직인다. 처음에는 타동적으로 움직이고 서서히 가동 범위를 넓혀서 자동적인 운동을 대응해 간다.

노화에 따른 무릎 통증에는 넙다리네갈래근 훈련이 효과적이다. 의자에 깊숙이 앉아서 다리를 들어 올린 후 유지하는 운동을 반복한다.

물리 요법

- 물리적 자극으로 기능 회복과 통증 완화를 도모하는 방법이다.
- 한랭 요법은 급성기의 통증에, 온열 요법은 만성기의 통증에 효과적이다.
- 상태에 맞춰 수치료법, 마사지 등을 실시한다.

열과 빛, 손과 기구에 의한 자극을 이용한 치료법

이학 요법 중 손과 기구 등에 의한 압력, 열(온·냉), 물, 빛과 같은 물리적 자극을 이용해 기능 회복과 통증 완화를 꾀하는 방법을 물리 요법이라고 한다.

■ 주된 물리 요법과 통증에 대한 효과

통증 완화를 목적으로 한 물리 요법과 특징은 다음과 같다.

● 한랭 요법

환부를 차갑게 하는 것. 얼음주머니, 아이스 팩, 냉기 등을 이용한다. 일반적으로 외상 등의 급성기 통증, 염증에 의한 통증에는 한랭 요법이 효과적이다. 냉각 종료 후, 국소의 혈류 촉진으로 통증유발물질이 씻겨 내려가며 조직의 회복에도 도움이 된다.

● 온열 요법

환부를 따뜻하게 하는 것. 핫팩, 약 55℃로 유지되는 초에 환부를 대서 피부를 초로 감싸고 그 후에 타월로 보온하는 파라핀욕, 적외선 치료기 등을 사용한 방법 등이 있다. 일반적으로 급성기가 지난 외상이나 만성통증에 효과적이며 혈류 촉진, 근육 긴장 완화 등을 목적으로 한다.

● 수(水)치료법

물의 저항과 수압, 부력 등을 이용해서 기능을 회복하는 방법. 팔다리 온욕과 수중 보행 등이 있다. 근육 긴장을 풀어주는 효과가 높으며 수온을 바꾸면 냉·온 자극 모두 가능하다.

● 마사지·견인 요법

마사지는 촉각에 의한 통증 억제, 혈행 촉진, 근육 긴장 완화 등의 효과가 있다. 견인 요법은 추간판과 관절에 문제가 있을 때 관절부의 감압을 도모하기 위해 시행한다.

시험에 나오는 어구

물리 요법
온열, 빛, 물, 손과 기구를 이용한 압력·촉각과 같은 물리적인 자극으로 기능 회복과 통증 완화를 도모하는 치료법. 마사지 온열 요법 등이 있다.

키워드

온열 요법
저온 화상을 포함한 화상에 주의가 필요하다. 심부를 따뜻하게 하는 초음파 요법과 초단파 요법 등도 있다.

메모

수중 운동의 효과
물속에서는 관절과 근육에 체중 부하가 걸리지 않으므로 비만자나 고령자의 요통과 무릎 통증 등에도 운동 요법을 실시할 수 있다. 부력으로 근육 긴장이 완화되고 무리 없이 운동할 수 있다는 장점이 있다.

물리 요법의 종류와 특징

한랭 요법

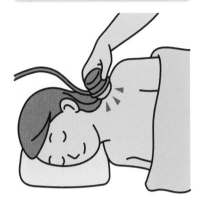

냉각으로 국소의 혈관을 수축시켜서 염증을 억제하고 통증 전달을 억제해서 통증을 완화한다. 냉각을 멈추면 국소의 혈류가 촉진되어 통증유발물질이 씻겨 내려가서 조직 회복을 촉진하고 치유를 돕는다.

온열 요법

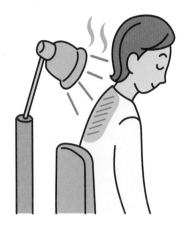

따뜻하게 해서 국소의 혈행을 촉진하고 근육 긴장을 풀어줘 통증을 완화한다. 만성 어깨 결림과 요통, 오십견 등에 효과적이다.

마사지

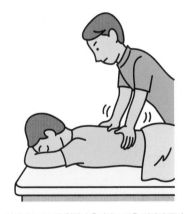

마사지로 국소의 혈행이 촉진되고 근육 긴장이 풀어져 통증이 가라앉는다. 또한, 촉각 자극을 줘서 통증 전달을 억제하는 효과도 기대할 수 있다. 트리거 포인트 마사지로 통증을 완화하는 방법도 있다.

견인 요법

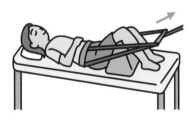

앉은 자세로 목뼈를 견인하는 방법과 누운 자세에서 몸통과 팔다리를 견인하는 방법이 있다. 관절의 부하를 감압하고 신경 압박을 줄여줌으로써 주위 근육의 긴장을 풀어줘서 통증을 경감한다.

통증을 완화 하는 방법

심리 요법

POINT
- ●심리적 요인이 관여하는 통증에는 심리 요법도 실시한다.
- ●잘못된 인지와 행동을 수정하는 인지행동 요법도 효과적이다.
- ●자율 훈련법과 호흡법 등으로 심신의 안정을 도모한다.

심인성 통증에 실시되는 치료법

　심리적 요인으로 통증이 지속되거나 심해질 때 **심리 요법**을 실시하기도 한다. 필요에 따라서는 약물 요법이나 신경 차단 요법을 병행하고 정신건강의학과 등의 의사와 임상심리사가 환자의 **카운슬링**을 하거나 **인지행동 요법, 자율 훈련법** 등의 치료를 실시한다.

　인지행동 요법이란 어떤 일에 대해 받아들이는 방식과 사고(인지)의 오류를 수정하는 **인지 요법**과 적절하지 않은 행동에 주목해 행동을 억제할 수 있도록 하는 **행동 요법**의 이론이나 방법이 합쳐진 것이다. 통증이 있는 현재 상태를 어떻게 받아들이고 통증에 어떤 식으로 대처할 것인지 전문가와 함께 생각하고 실천해가면서 통증과 일상생활을 스스로 조절할 수 있다고 느끼도록(자기효능감) 해간다.

　자율 훈련법은 '매우 안정돼 있다', '손발이 편안하다', '손발이 따뜻하다' 등과 같이 생각하면서 **심신의 안정**을 도모하고 자기 최면 상태로 유도하는 방법이다. 스트레스와 불안이 경감되고 우울한 상태 개선 등에 효과가 있다고 알려져 있다.

　그 외에, 평소 의식하지 않는 심박수와 혈압과 같은 생체 기능을 소리와 영상으로 나타내고 그것을 의식하면서 생체 기능을 조절하는 **바이오피드백 요법**, 다양한 **호흡법**에 의한 긴장 완화, 가족과 함께 통증이나 고민을 공유하는 **가족 요법** 등 다양한 심리 요법이 시행된다.

 시험에 나오는 어구

심리 요법
심리적 요인을 카운슬링이나 인지·행동 수정 등의 방법으로 치료하는 요법. 통증에 심리적 요인이 연관된 경우에는 심리 요법을 실시하기도 한다.

 키워드

자기효능감
스스로 통제하고 조절할 수 있다고 생각하는 것. 통증도 스스로 조절할 수 있다고 생각하면 통증을 좀 더 가볍게 느낄 수도 있다.

 메모

아로마테라피도 효과적
일상적인 스트레스와 불안 등에는 자신이 좋아하는 향으로 안정을 도모하는 아로마테라피도 효과적이다. 단, 아로마테라피는 통증을 치유하거나 우울한 상태 등의 문제를 낫게 하지는 않는다.

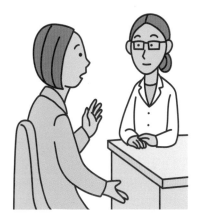

심인성 통증과 불안, 스트레스와 같은 심리적 요인으로 통증이 더 심해진다고 생각될 때 등은 심리 요법을 시행하기도 한다.

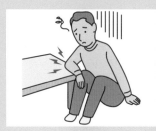

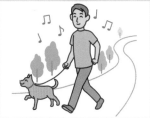

통증 때문에 아무것도 할 수 없다고 고민하는 상태에서 통증을 억제하고 좋아하는 일을 할 수 있다고 생각할 수 있게 유도하는 방법도 효과적이다.

자율 훈련법이란

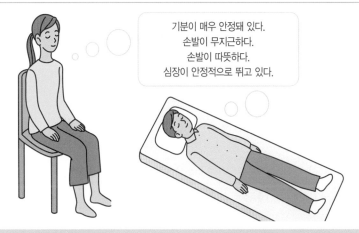

기분이 매우 안정돼 있다.
손발이 무지근하다.
손발이 따뜻하다.
심장이 안정적으로 뛰고 있다.

자율 훈련법은 앉거나 누워서 전신에 힘을 빼고 '오른손이 무지근하다', '왼쪽 다리가 따뜻하다'와 같이 생각하면서 자기 최면 상태로 유도하는 방법이다. 스트레스와 불안 경감 등에 효과적이라고 알려져 있다.

기타 치료법 ① 외과적 치료

POINT

● 추간판탈출증과 암과 같이 통증의 원인이 되는 질환을 수술로 치료한다.

● 통증을 전하는 신경을 절단하는 수술은 최근 줄어드는 추세다.

● 신경의 전기 자극으로 통증을 완화하는 장치를 삽입하는 수술이 있다.

통증의 원인 질환을 치료하는 수술

통증의 완화 혹은 제거를 목적으로 수술을 하는 경우에는 신경을 압박하고 있는 추간판을 제거하는 등 통증의 원인이 되는 병을 치료하거나 통증을 전하는 신경에 대한 처치로 수술을 시행한다.

통증의 원인이 되는 병을 치료하기 위한 수술은 외상이나 병에 따라 다양하다. 골절과 근육·힘줄 파열, 관절연골과 반달판막 손상 수술, 관절치환술, 심장, 뇌, 위장, 폐와 같은 장기 수술, 암 수술 등이 있다. 최근에는 수술 입원 기간이 짧아지거나 내시경 등을 사용한 부담이 적은 수술이 증가하고 있다. 수술이 성공하면 지긋지긋한 통증에서도 해방될 수 있다.

통증을 전달하는 신경에 대한 수술

약물 요법이나 신경 차단 요법 등으로도 통증이 좀처럼 해소되지 않으면 수술을 하기도 한다. 이전에는 통증을 전달하는 신경을 절단하는 수술을 하기도 했지만, 신경을 절단하면 새로운 통증이 생기는 경우가 있어서 최근에는 그다지 선호하지 않는 추세다. 최근에는 약한 전류로 신경을 자극해서 통증을 잡는 장치를 수술로 삽입하는 **척수전기자극 요법**의 **경막외 전극삽입술**을 시행한다. 이 방법은 전극의 끝부분을 척수의 경막외공간에 고정하고 그곳에 연결되는 전기자극장치를 허리 주변 피하에 삽입하는 수술이다. 경막외공간에 전기 자극을 보내는 리모컨(컨트롤러)은 환자가 소지하고 있으면서 통증이 심할 때 스위치를 눌러 신경을 자극하는 구조이다.

척수전기자극 요법

척수의 경막외공간에 전기 자극을 보내서 통증을 해소하는 방법. X선으로 관찰하면서 전극의 끝부분을 척수의 경막외공간에 두고 전기자극장치를 피하에 삽입한다(경막외 전극삽입술). 외부 리모컨으로 전기 자극을 보내면 통증이 완화된다.

신경 등의 절단

척수후근이나 척수 일부를 자르거나 뇌줄기와 사이뇌, 대뇌 일부를 절제하거나 파손하는 수술. 다양한 방법이 있지만, 부작용이 크기도 하고 최근에는 거의 시행하지 않는다.

내시경 수술

관절 내 연골 제거와 같은 수술은 내시경으로 많이 시행한다. 상처가 작고 입원 기간이 짧은 장점이 있다. 운동선수의 경우는 경기 복귀까지의 시간을 단축할 수 있다.

통증의 원인이 되는 외상과 병의 수술

통증의 원인이 되는 병이나 관절연골·반달판막 손상, 추간판탈출증 등에 대해서는 외과적 치료로 통증을 완화, 제거한다.

관절경 수술

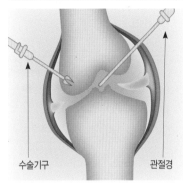

수술기구　　　　　　　관절경

관절공간 내에 관절경(관절용 내시경)과 수술기구를 넣어서 통증의 원인을 제거한다. 수술 부위 상처가 작고 관절에 대한 부담도 적다.

추간판탈출증 수술

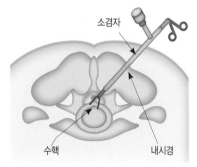

소겸자

수핵　　　　　　　　　내시경

그림은 내시경을 넣어서 신경을 압박하는 추간판 수핵을 소겸자로 제거하는 수술이다. 피부를 절개해서 직접 보면서 절제하는 방법과 레이저 치료 등도 있다.

척수전기자극 요법

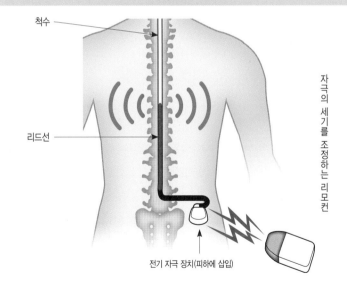

척수

리드선

자극의 세기를 조정하는 리모컨

전기 자극 장치(피하에 삽입)

척수의 경막외공간에 전극의 끝부분을 두고 전기 자극 장치를 피하에 삽입한다. 통증이 생기면 체외 리모컨으로 환자가 스스로 전기자극을 보내서 통증을 완화한다. 정기검진과 전지 교환(5~10년마다)이 필요하다.

기타 치료법 ② 레이저 치료

POINT

- 통증 치료에는 저출력 레이저를 사용하기 때문에 고통은 없다.
- 트리거 포인트와 신경절 등에 레이저를 조사한다.
- 혈행 촉진, 신경의 흥분 억제, 통증유발물질의 대사 촉진 등의 효과가 있다.

저출력 레이저를 통증유발점 등에 조사한다

레이저는 단일 **파장**으로 같은 **위상**(하나의 주기 중 파동의 위치)의 **전자파**이며, 일직선으로 뻗어서 한 점에 집중시키기 쉽다는 특징이 있다. 여러 가지 파장의 것이 있으며 의료용으로는 수술로 조직을 태우는 것과 반점을 옅게 하거나 제모하는 레이저, 꽃가루 알레르기 증상을 개선하는 치료용 등 폭넓게 이용된다.

통증에는 조직을 태우는 강한 레이저가 아닌 **저출력 레이저**를 사용한다. 저출력으로 피부와 조직에 자극이 적기 때문에 조사 자체로 고통은 없고 부작용이나 합병증도 거의 없다.

트리거 포인트(P.78, P.156 참조)나 **별모양신경절**(성상신경절)(P.154 참조) 등의 신경 차단 요법에서 국소마취제를 주사하는 부위에 조사하거나 **대상포진 후 신경통** 등에는 신경을 따라 조사한다. 레이저 세기와 조사 부위, 목적에 따라 다르지만, 저출력 레이저의 조사 시간은 10분 정도이다.

레이저의 통증 치료 효과

레이저 조사로 국소의 혈류가 개선되고 통증유발물질의 대사가 촉진되어 손상된 조직의 회복에 도움이 된다. 또한, 통증을 전달하는 신경과 교감신경의 흥분을 억제해서 통증을 완화한다. **하행성 통증 억제계**(P.118 참조)를 활성화하는 효과도 있다고 알려져 있다.

자극이 적은 만큼 진통 효과도 순해서 지속적으로 치료를 받아야 효과가 나타난다.

레이저 치료
수술에 사용하는 레이저 메스, 반점 등을 지우는 치료, 꽃가루 알레르기 치료, 제모 등에 이용된다. 통증에는 저출력 레이저를 사용한다.

레이저(LASER)
Light Amplification by Stimulated Emission of Radiation의 머리글자로 '유도 방사에 의한 빛의 증폭'으로 번역된다.

신경 차단 요법보다 안전
별모양신경절의 신경 차단 요법(주사)에서는 출혈이나 혈관 내 주입과 같은 부작용이 있지만, 레이저 조사는 그러한 부작용이 없고 바늘로 찌르는 통증도 없다.

레이저란 무엇일까

레이저는 단일 파장으로 같은 위상의 전자파이며 똑바로 진행해서 집중시키기 쉽다(수속성이 좋다)고 할 수 있다.

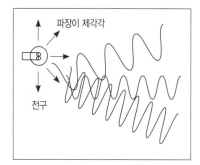

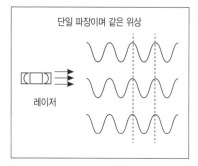

레이저 치료

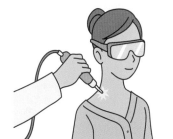

트리거 포인트에 조사

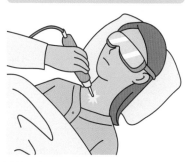

별모양신경절에 조사

레이저 조사는 혈행 촉진, 통증유발물질의 대사 촉진, 신경 흥분 억제와 같은 작용을 하며 진통 효과를 기대할 수 있다. 신경 차단 요법에 비해 효과는 약하다.

Athletics Column

운동선수에게 추천하는 레이저 치료

레이저 치료는 신경 차단 주사와 달리 약물을 사용하지 않고 바늘도 넣지 않기 때문에 운동선수도 편하게 이용할 수 있다. 부상 자체는 나았지만, 무릎이나 아킬레스건, 허리에 통증이 남아 있을 때는 레이저 치료나 다음 항에 설명하는 광선 요법을 생각해도 좋다. 또한, 봄에 꽃가루 알레르기로 경기에 지장이 있는 사람은 레이저 치료를 선택지에 넣어도 좋다. 통증 완화용과는 다른 타입의 레이저를 코점막에 대고 점막의 과민성을 억제해서 증상을 완화시킨다. 완전히 증상이 사라지지는 않지만 약을 먹지 않아도 될 정도로 좋아지는 사람도 많다.

기타 치료법 ③ 광선 요법

- ●근적외선을 고출력으로 환부에 쬐는 직선편광 근적외선 치료이다.
- ●제논광선을 쬐는 치료는 환부의 더 깊은 곳까지 도달한다.
- ●광선 요법은 효과가 약하며 기분 좋게 따뜻해지는 것이 특징이다.

환부를 부드럽고 따뜻하게 해주는 치료법

앞서 설명한 레이저 치료도 광선 요법의 일종이지만 그 외에도 근적외선과 같은 빛을 이용한 진통법이 있다. 방법과 진통 기저, 치료 자체에 통증이 없다는 점 등은 레이저 치료와 거의 비슷하다. 또한, 효과가 강하지 않고 신경 차단 요법처럼 속효성은 없지만 여러 번 반복하면 서서히 효과가 나타난다.

■광선 요법의 종류와 특징

레이저 치료 이외의 광선 요법은 다음과 같다.

● 직선편광 근적외선 치료

적외선은 가시광선보다 파장이 긴 전자파로 적외선 중에서 가시광선(빨강)에 가까운 것을 근적외선이라고 한다. 근적외선은 가정용 리모컨 등에도 사용된다. 이 근적외선을 고출력으로 직선적으로 모아 환부에 쬐는 것이 직선편광 근적외선 치료법이다.

근적외선은 몸의 비교적 깊은 곳까지 도달하는 것이 특징이다. 환부를 따뜻하게 해줘서 근육 긴장이 풀어지고 혈행이 촉진되어 통증유발물질이 씻겨 내려가 진통 효과가 나타난다.

● 제논광선 치료

제논(Xe)이라고 하는 물질을 이용해서 발생시킨 광선으로 하는 치료법. 제논광선은 레이저광처럼 단일 파장이 아니라 다양한 파장이 섞여 있어서 조사한 포인트와 그 주변에 작용한다. 또한, 피부에서 50~70mm 정도의 깊은 곳까지 도달하기 때문에 환부가 기분 좋게 따뜻해지고 온기가 유지되는 특징이 있다. 진통 효과가 나타나는 기저는 근적외선 등과 같다.

 시험에 나오는 어구

직선편광 근적외선 치료
적외선 중에서 가시광선에 가까운 것이 근적외선 출력을 높이고 집중시켜서 환부에 조사한다. 환부를 따뜻하게 해서 진통 효과가 나타난다. 효과는 강하지 않다.

제논광선 요법
제논을 사용해서 발생시킨 광선을 환부에 쬔다. 깊은 곳까지 도달해서 환부를 따뜻하게 하고 온기가 유지된다.

 키워드

제논
원자번호 54번. 희소 가스 원소. 차의 헤드라이트와 같은 제논 램프, 플라스마 디스플레이, 인공위성 이온엔진 등에도 사용된다.

 메모

근적외선은 가정용으로도
근적외선은 가정용 히터나 난방 테이블에도 사용된다. 할로겐 히터는 근적외선으로 따뜻하게 한다.

다양한 광선 요법

직선편광 근적외선 치료

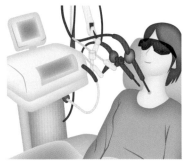

근적외선은 레이저보다 깊은 곳까지 도달해서 부드럽게 환부를 따뜻하게 하는 효과가 있다.

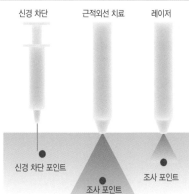

제논광선 요법

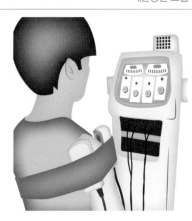

'프로브'라고 불리는 전자측정기에서 섬광등인 스트로브처럼 제논광선이 조사된다. 치료 시간은 10~15분 정도로 통증이나 열감은 느껴지지 않는다. 깊은 곳까지 따뜻하게 데워주는 효과가 있으며 치료 후에도 효과가 지속된다.

 Athletics Column

가정에서 환부를 따뜻하게 할 때의 주의점

광선 요법처럼 환부를 따뜻하게 하면 통증 완화에 효과적이지만 전용 기계가 필요한 광선 요법은 집에서 불가능하다. 하지만 일회용 핫팩이나 보온 물주머니를 잘 사용하면 간편하게 관리할 수 있다. 단, 핫팩 등을 사용할 때는 저온 화상에 주의해야 한다. 뜨겁다고 느끼지 않는 온도라도 장시간 피부에 대고 있으면 피부 조직이 서서히 손상되어 심한 화상이 될 수 있기 때문이다. 또한, 환부는 다친 후 최소 48시간 이상 지나서 부기와 열이 빠지고 난 후에 따뜻하게 해준다. 부상 직후에 환부를 따뜻하게 하면 조직과 피하의 출혈이나 염증이 악화되고 부기가 심해져서 치유가 늦어질 수 있다.

동양의학의 통증 치료

● 경혈에 침을 놓거나 뜸을 떠서 진통을 도모한다.
● 침 등을 놓는 경혈은 WHO에 361혈로 되어 있다.
● 광범성 침해 억제 조절 등의 구조로 통증이 완화된다고 생각된다.

고대 중국을 기원으로 하는 침구 치료

피로 등에 의한 어깨 결림이나 특별한 병이 없는 요통과 같은 일반적 통증과 만성 통증에는 **동양의학적** 접근도 이루어진다. 동양의학적 치료법 중에서는 **한방약**(P.148 참조)과 **침구 치료**가 대표적이다.

침구 치료는 고대 중국에서 탄생했다고 알려져 있다. **경혈**이라고 불리는 소위 급소에 침을 놓거나 뜸을 떠서 몸 상태를 개선하는 치료법이다. 경혈은 WHO(세계보건기구)에 361혈로 되어 있으며 근육이 뭉쳤을 때 나타나는 트리거 포인트의 위치와 일치하는 경우가 있다고 알려져 있다.

침 치료는 침관이라고 불리는 것을 이용해서 가는 치료용 침을 피부에 꽂는 방법이 일반적이다. 피부에 침을 꽂고 살짝 위아래로 움직이면서 침을 놓기도 하고 침을 흔들거나 비틀면서 침을 놓는 등 다양한 기술을 사용한다. 또는, 침에 전기자극을 주기도 한다.

침 치료가 통증에 효과가 있는 구조는 아직 명확하게 밝혀지지 않았지만, **침해수용체**의 **다양상 유해수용기**(P.60 참조)가 연관되어 있으며 침의 자극에 의해 반사가 일어나 혈행이 촉진된다고 여겨진다. 또한, 통증이 있을 때 다른 통증 자극을 줘서 원래의 통증 전달을 억제하는 **광범성 침해 억제 조절**(P.118 참조) 작용이 관여하고 있을 가능성이 있다. 또한, **내인성 오피오이드**(P.122 참조)와의 연관도 추측되는데 실제로 침 치료를 하면 β엔도르핀과 같은 내인성 오피오이드의 혈중 농도가 상승하는 것이 확인된다.

침구 치료
경혈에 침을 놓거나 뜸을 떠서 국소의 통증을 해소하고 몸의 상태를 개선해 가는 동양의학 치료법. 기원은 고대 중국으로 알려져 있다.

경혈
소위 말하는 급소. WHO에 361혈로 되어 있다. 인체의 기와 혈, 물이 지나는 길이라고 여기는 경락 위에 있다. 트리거 포인트와 위치가 일치하는 것도 있다.

다양상 유해수용기
통증을 전하는 C섬유가 가지는 수용기. 기계적 자극과 열 자극, 통증유발물질 등 다양한 자극을 감지하는 센서를 가지고 있다(P.60 참조).

동양의학과 서양의학
통증 완화에는 동양의학, 서양의학 둘 다 각각의 장점이 있다. 두 가지 의학의 좋은 점을 잘 활용하는 것이 중요하다.

주로 사용되는 경혈

경혈은 온몸에 361혈이 있다고 되어 있다(WHO). 이곳에 침을 놓거나 뜸을 떠서 통증을 완화한다.

주요 경혈의 종류

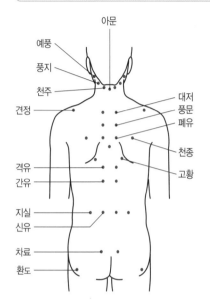

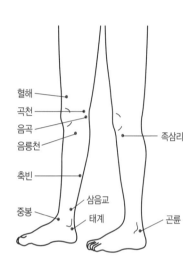

침구 치료의 실제

침	뜸

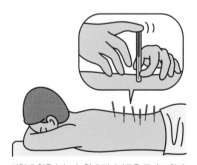

경혈에 침을 놓는다. 침에 전기자극을 주기도 한다.

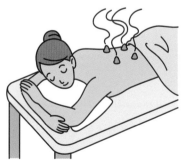

쑥뜸에 불을 붙여서 경혈에 둔다. 침에 쑥뜸을 붙여서 치료하기도 한다.

모르핀이 듣지 않는 통증

모르핀은 최강의 진통제로 알려져 있다.

하지만 암, 신경병증성 통증, 만성 질환 환자 등에서는 '모르핀이 그다지 효과가 없다.'라고 호소를 하기도 한다. 이는 전혀 듣지 않는다는 말이 아니라 효과가 나타나기 힘들다는 것을 의미한다.

확실히 모르핀 자체가 유전적으로 잘 듣는 체질과 그렇지 않은 체질이 있다. 이것은 몸속의 약 전달 문제라고 할 수 있다.

약은 복용하자마자 바로 효과가 나타나지 않는다. 혈류를 타고 통증의 원인이 되는 장기로 옮겨가지 않으면 진통 효과를 발휘할 수 없다. 예를 들어 오피오이드의 경우 뇌척수액 속 성분의 이행 방식이 다르다는 설이 있다.

또한, 리셉터(수용체)의 문제도 있다. 비슷한 통증이 비슷한 부위에서 발생했지만, 환자에 따라서 필요한 모르핀의 양은 10배 가량 차이가 나기도 한다. 하지만 이를 정확하게 측정할 수단이 없다. 그래서 '적정(titration)'이라는 방법이 있다. 이 방법은 모르핀을 적은 양에서부터 투여해 통증의 개선과 부작용을 관찰하면서 단계적으로 양을 늘려가 환자가 어느 정도에서 통증이 사라지는지 가장 이상적인 용량을 정하는 방법이다.

모르핀이 듣지 않는다고 하는 환자에 대해 의사는 원래 모르핀이 잘 듣지 않는 체질인지, 리셉터의 문제인지를 먼저 파악해야 한다. 그 후에 약물의 용량을 적정하는 방법(타이트레이션)으로 치료를 시작한다.

또한 약을 바꾸거나 보조적인 진통제를 추가하거나 방사선 치료 등을 병용함으로써 80~90%의 통증은 다스릴 수 있다. 남은 10~20%는 암의 뼈 전이나 신경 장애 등 통증 조절이 어려운 경우도 있지만 이 경우에도 다른 방법을 찾아볼수 있다.

5장

여러 가지
통증질환

두통 ① 일차성 두통

- 머리에 외상이나 병이 없이 생기는 두통을 일차성 두통이라고 한다.
- 일차성 두통에는 편두통, 긴장성 두통, 군발 두통 등이 있다.
- 편두통에는 전조 증상이 있는 경우가 있다.

머리에 병이 없는데 생기는 두통

특별한 외상이나 병이 없는데 머리가 아픈 것을 **일차성 두통**이라고 한다. 일차성 두통에는 **편두통, 긴장성 두통, 군발 두통**이 있다. 가볍게 여기는 경향이 있지만, 본인에게는 참기 힘든 고통이며 일상생활에 지장을 초래하기도 하므로 적절한 치료나 관리를 받는 것이 필요하다.

■ 주요 두통과 특징

일차성 두통의 주된 종류와 특징은 다음과 같다.

● 편두통

머리의 한쪽이 아픈 경우가 많아서 붙여진 이름이지만 양쪽이 아픈 경우도 적지 않다. 번쩍이는 빛이 보이고 몇 분 후 사라지는 **섬광암점**, 졸음, 목의 긴장 등 전조 증상이 나타나기도 한다. 박동성 통증이 4~72시간 이어지고 움직이면 통증이 더 심해진다. 메스꺼움, 구토, 빛과 소리에 민감, 피부감각 이상을 수반하기도 한다.

● 긴장성 두통

머리 양쪽에 꽉 조이는 듯한 통증이 일어난다. 평균적으로 월 1일 미만까지의 **희발 반복성**, 월 1~14일 정도 생기는 **빈발 반복성**, 월 15일 이상인 **만성**으로 나눈다. 머리와 그 주변의 근육, 근막의 과민성과 관계있다. 불안이나 스트레스, 우울증과 같은 정신적인 문제가 요인인 경우도 있다.

● 군발 두통

한쪽 눈의 안쪽과 그 주변에 극심한 통증이 발생한다. 매일같이 아픈 시기와 통증이 없는 시기를 주기적으로 반복한다. 통증이 생기는 쪽에 눈물과 콧물이 나거나 눈이 충혈된다. 자율신경의 문제와 연관있다고 생각된다.

편두통

머리의 한쪽 혹은 양쪽에 박동성 통증이 있으며 움직이면 악화되는 것이 특징이다. 섬광암점과 졸림과 같은 전조 증상이 있기도 한다.

● 섬광암점이란

번쩍이는 것이 보이면서 사물이 잘 보이지 않게 된다. 서서히 움직이다가 사라진다.

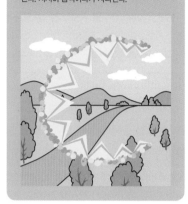

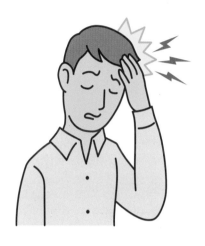

긴장성 두통

머리 양측에 조이는 듯한 통증. 나쁜 자세, 어깨 결림, 스트레스 등과 관계 있다.

군발 두통

한쪽 눈 안쪽에 생기는 극심한 통증. 아픈 쪽에 눈물과 콧물이 나거나 눈이 충혈되기도 한다.

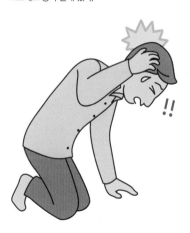

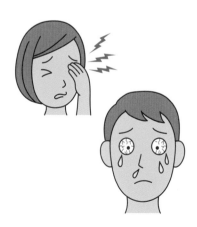

두통 ② 이차성 두통

- 두부와 그 주변의 외상이나 병에 의해 생기는 두통을 이차성 두통이라고 한다.
- 두부 외상, 뇌혈관 질환, 뇌종양 등이 두통을 일으킨다.
- 녹내장이나 폐의 병, 저혈당 등으로도 두통이 발생한다.

뇌혈관 질환과 뇌종양 등으로 인한 두통

머리와 그 주변의 외상이나 병이 원인으로 생기는 두통을 **이차성 두통**이라고 한다. 이차성 두통은 **두부 외상**에 의한 **경막외 혈종**과 **경막하 혈종, 지주막하 출혈**과 **뇌출혈** 등의 뇌혈관 질환(뇌졸중), **뇌종양, 수막염** 등과 같이 뇌와 신경계의 병에 의해 발생한다. 또한, 안압이 상승하는 **녹내장, 부비동염**(축농증), 폐에 생기는 병에 의한 **저산소증**과 **고이산화탄소혈증, 저혈당** 등도 이차성 두통의 원인이 된다.

이차성 두통 중에는 생명에 직결되거나 위급한 병이 원인인 경우가 있으므로 감별진단이 무엇보다 중요하다. 특히 강하게 머리를 부딪친 직후나 며칠 내에 생기는 두통, 외상이 아닌데 갑자기 생기는 격렬한 두통, 오랜 기간 시달려온 만성적인 통증, 의식장애와 운동장애, 감각 이상, 메스꺼움과 구토를 동반한 두통은 큰 병이 원인일 가능성이 있으므로 방치해서는 안 된다.

진단에는 구체적인 정보가 필요

두통의 원인이 되는 병을 감별하려면 두통의 발생 증상과 경과, 통증 부위, 통증의 강도와 성질, 빈도, 지속 시간, 전조 증상과 수반 증상의 유무 등 자세한 정보가 필요하다. 이러한 정보를 기반으로 어떤 병이 원인인지 어느 정도 예측한 후에 필요에 따라 두부 CT와 MRI 영상 진단, 뇌혈관 조영, 뇌척수액 검사, 혈액 검사, 안압 검사 등을 시행해서 병을 진단한다.

진단이 내려지면 그에 맞는 치료가 이루어진다. 특히 두개내출혈이 있는 경우에는 긴급 수술이 필요하다.

시험에 나오는 어구

이차성 두통
두부와 그 주변의 외상이나 병에 의해 생기는 두통을 가리킨다. 뇌의 외상이나 병 외에 녹내장, 부비동염, 저산소증, 저혈당 등으로 발생한다.

경막하 출혈(외상성)
뇌를 감싸는 막 중에서 가장 바깥쪽에 있는 경막하에서 출혈이 일어나 핏덩어리인 혈종이 생긴다. 혈종이 뇌를 압박해서 두통과 의식장애, 마비 등이 일어난다.

지주막하 출혈
뇌를 감싸는 막 중에서 경막 안쪽에 지주막이 있는데 이 지주막 아래 공간에 출혈이 발생한다. 주된 원인은 뇌동맥 꽈리(뇌동맥류)의 파열. 갑자기 극심한 두통이 발생한다.

키워드

뇌혈관 질환
뇌 동맥의 동맥경화로 혈관이 막혀서 생기는 뇌경색, 뇌의 혈관이 터져서 출혈이 생기는 뇌출혈 등 뇌혈관 문제로 생기는 질환의 총칭이다. 생활습관병.

메모

지주막하 공간
지주막과 지주막의 안쪽에 있는 연질막 사이의 공간을 가리킨다. 이곳에는 뇌와 척수를 보호하는 뇌척수액이 순환하고 있다.

이차성 두통 질환

경막외 혈종, 경막하 혈종, 지주막하 출혈, 뇌출혈

뇌를 감싸는 3개의 막(바깥쪽부터 경막, 지주막, 연질막) 중에서 경막의 바깥에서 출혈이 일어나면 경막외 혈종, 경막 아래에서 출혈이 일어나면 경막하 혈종, 지주막 아래에서 출혈이 생기면 지주막하 출혈, 뇌의 실질에서 출혈하면 뇌출혈이다. 모두 두통을 일으킨다.

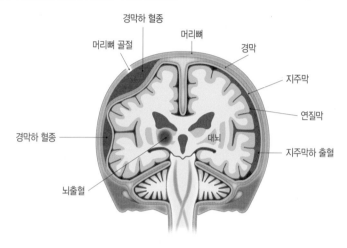

뇌종양

다음 그림은 수막종을 나타낸 그림이다. 뇌종양에는 다양한 타입이 있지만 모두 두통이 주요한 증상 중 하나이다.

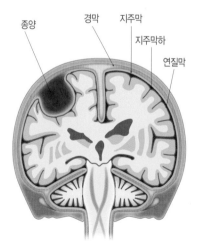

저혈당

혈당치가 내려가면 공복감과 함께 힘이 빠지며 더 심한 저혈당 상태가 되면 두통과 현기증이 일어난다.

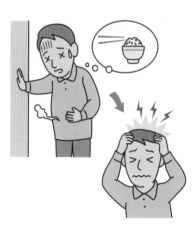

뇌졸중 후의 중추성 통증

●중추성 통증은 뇌졸중에 의한 감각 신경의 차단이 원인이다.
●말초에서 감각 정보가 들어오지 않아 뇌가 혼란에 빠져 발생한다.
●강한 진통제로도 통증을 억제하기 어렵다.

뇌가 제멋대로 통증을 만들어낸다

뇌졸중이란 뇌의 동맥이 막히는 **뇌경색**과 뇌혈관이 터져서 출혈이 생기는 **뇌출혈, 지주막하 출혈** 등을 가리키며 뇌혈관 질환이라고 불린다. 뇌졸중은 뇌의 뉴런이 손상되어 의식장애와 극심한 두통, 운동장애와 감각 마비 등을 일으키며 심하면 사망에 이르기도 하는 병이다. 운동장애와 같은 후유증이 남는 경우도 적지 않다.

중추성 통증이란 뇌와 척수로 이루어진 중추신경에서 발생하는 통증을 가리키며 뇌졸중 후유증의 하나이다. 뇌졸중에 의해 통증을 전달하는 신경이 차단되고 감각이 둔해진 곳에서 동시에 심한 통증을 느낀다. 감각이 둔한데 통증을 느낀다는 모순이 생기는 이유는 신경이 차단되어 말초로부터 감각 정보가 들어오지 않게 된 뇌가 혼란을 일으켜 스스로 비정상적인 감각을 만들어내기 때문이라고 여겨진다.

또한, 몸에 아무런 자극도 가하지 않았는데 혹은 통증을 일으킬 만한 자극도 아닌데 극심한 통증을 느끼는 일도 있다. 예를 들면 피부에 옷이 닿기만 해도 심한 통증을 느낀다. 이런 증상은 대부분 뇌졸중 상태가 안정된 후 수 주에서 수 개월 후에 일어난다.

중추성 통증은 치료가 어렵다는 특징이 있다. 보통 몸의 통증은 통증 부위를 문지르면 통증이 줄어들지만, 뇌졸중 후 중추성 통증은 감각 신경이 차단되어 있기 때문에 효과가 없다. 강한 진통제로도 통증을 다스리기 어려워서 뇌의 통증을 만들어내는 부분을 자극하는 치료법 등이 시도된다.

 시험에 나오는 어구

중추성 통증
뇌가 만들어내는 통증이라는 의미. 뇌졸중 등으로 말초에서 감각 정보가 차단되어 뇌가 혼란을 일으켜 생긴다고 생각된다.

 키워드

뇌졸중
뇌출혈, 뇌경색, 지주막하 출혈 등과 같이 뇌혈관이 터지거나 막혀서 생기는 병. 두통, 의식장애, 마비, 운동장애 등이 일어나며 사망에 이르기도 한다. 마비 등의 후유증이 남는 경우도 많다.

 메모

운동으로 통증이 유발되기도
중추성 통증은 운동, 온열 자극, 스트레스나 감정 변화 등으로 유발되거나 악화되기도 한다.

제멋대로 통증을 만들어내는 중추성 통증

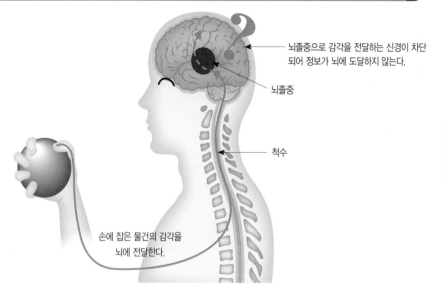

뇌졸중으로 감각을 전달하는 신경이 차단되어 정보가 뇌에 도달하지 않는다.

뇌졸중

척수

손에 잡은 물건의 감각을 뇌에 전달한다.

뇌졸중으로 말초에서 다양한 감각을 전하는 신경이 차단되면 정보가 뇌의 감각 영역에 도달하지 않게 된다.

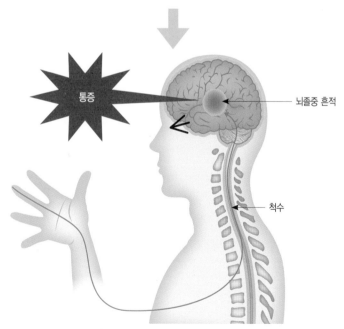

통증

뇌졸중 흔적

척수

감각을 전달받지 못한 뇌가 혼란을 일으켜 마음대로 비정상적인 감각(통증)을 만들어낸다. 아무것도 닿지 않았는데 혹은 통증을 느낄 만한 자극이 아닌데도 심한 통증을 느끼게 된다.

안면 통증(삼차신경통)

- 삼차신경 지배 영역에 통증을 느끼는 것을 삼차신경통이라고 한다.
- 특발성 삼차신경통은 원인이 되는 질병이 없다.
- 전기 충격과 같은 격렬한 통증이 생겼다가 사라지는 발작을 반복한다.

얼굴에 갑자기 전기 충격과 같은 통증이 생긴다

얼굴의 피부감각을 지배하는 신경은 **삼차신경**이며 얼굴에 통증이 생기는 것을 **삼차신경통**이라고 한다. 뇌에 드나드는 말초신경으로 12쌍이 있는 뇌신경 중, 제5뇌신경을 삼차신경이라고 하며 **얼굴 감각과 씹기근육**(저작근) 운동을 담당한다.

삼차신경통은 충치와 눈의 질환, 부비동염(축농증), 종양, 얼굴 외상, 대상포진과 같은 병 등에 의해서도 발생하지만, 대부분은 원인이 되는 병이 없는 **특발성 삼차신경통**이다. 일반적으로 삼차신경통이라고 하면 특발성 삼차신경통을 가리킨다.

삼차신경통의 통증은 날카롭고 강렬한 통증으로 전기 충격과 같은 통증, 찌르는 듯한 통증 등으로 표현된다. 통증이 몇 초간 이어진 후 전혀 없다가 다시 돌발적인 통증 발생이 반복된다. 통증은 특정 부위가 닿거나 세수, 양치질, 면도, 찬 바람을 쐬는 등의 자극으로 유도되어 발생하기도 한다.

특발성 삼차신경통은 삼차신경이 신경 뿌리 주변을 지나는 혈관에 의해 압박받아서 일어난다. 압박받은 곳에서 신경을 전달하는 신호가 새고 혼선이 일어나 살짝 닿기만해도 그 자극이 통증으로 느껴지는 것이다.

통증이 생기면 먼저 통증의 원인을 밝히고 통증을 일으키는 병이 판명된 경우는 그 치료를 한다. 특발성 삼차신경통은 진통제로 통증을 억제할 수 있지만, 효과가 좋지 않다면 신경 차단 요법(P.150 참조)과 같은 치료를 시행해서 통증을 완화하도록 한다.

 시험에 나오는 어구

삼차신경
제5뇌신경. 얼굴 감각과 씹기근육 운동을 관장한다. 세 갈래로 갈라져 얼굴 전체에 뻗어 있어서 이 이름이 붙었다.

 키워드

특발성
본래는 '원인 불명'을 의미한다. 현재는 특발성 삼차신경통의 원인이 혈관에 의한 압박이라는 사실을 알지만, 원인을 몰랐던 때의 명칭이 그대로 사용되고 있다.

 메모

얼굴신경통(안면신경통)**이란 무엇인가**
흔히 말하는 얼굴신경통은 얼굴이 아픈 삼차신경통과 얼굴 근육이 마비되어 얼굴이 일그러지는 얼굴신경마비를 혼동해서 같이 부르게 되었다고 생각된다.

삼차신경과 지배 영역

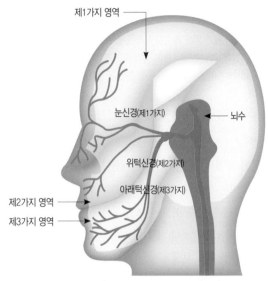

제1가지 영역

눈신경(제1가지)

뇌수

위턱신경(제2가지)

아래턱신경(제3가지)

제2가지 영역

제3가지 영역

삼차신경은 제5뇌신경으로 얼굴 감각과 씹기근육 운동을 관장한다. 세 개의 가지로 나누어져 있어서 이 이름이 붙었다. 세 개의 각 가지가 피부감각을 담당하는 얼굴 부위는 위의 그림과 같다.

삼차신경통 증상

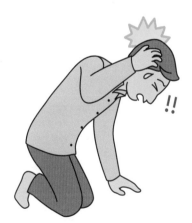

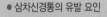

● 삼차신경통의 유발 요인

세수, 양치질, 면도, 차가운 바람 등으로 얼굴에 자극이 가해지면 삼차신경통이 유발되기도 한다.

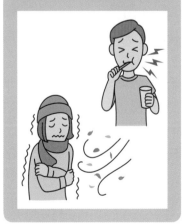

삼차신경통의 통증은 날카롭고 강한 통증이다. 전기 충격이나 찌르는 듯한 통증 등으로 표현된다. 갑작스러운 통증이 몇 초간 이어지다가 사라지고 다시 얼마 후 갑작스러운 통증이 생기는 것을 반복한다.

턱관절 장애(악관절)

- 턱관절 장애는 입이 벌려지지 않고 턱에 통증을 느끼는 등의 증상이 나타난다.
- 씹기근육 장애, 관절원반 장애, 관절주머니 등의 장애가 원인이다.
- 턱관절이 구조적으로 약하거나 이를 가는 습관 등이 원인이 된다.

턱을 움직이면 아프다, 소리가 난다, 입이 벌려지지 않는다

턱관절(악관절(顎關節))은 **관자뼈**(측두골)의 **턱관절오목**(하악와)과 **아래턱뼈**(하악골)의 **턱뼈머리**(하악두)로 구성된 관절이다. 귀구멍 앞쪽에 손을 대고 입을 벌렸다 닫으면 턱관절이 움직이는 것을 알 수 있다. 턱관절오목과 턱뼈머리는 딱 들어맞지 않고 **관절원반**(관절원판)이 사이에 있어서 전후좌우로 어긋날 수 있다. 턱관절에 통증이 발생하거나 입을 벌리고 닫을 때 '딱'하는 소리가 나고 입을 크게 벌릴 수 없는 문제가 생긴 상태를 **턱관절 장애**라고 한다. 턱을 움직이면 통증이 생기는 점이 특징이며 통증은 대부분 둔통이다.

턱관절 장애는 **관자근**(측두근)과 **깨물근**(교근) 등의 **씹기근육**(저작근) 장애, 관절원반 장애, 관절을 둘러싸고 지탱하는 관절주머니와 인대의 장애 등으로 나눈다.

턱관절 장애의 원인과 치료

턱관절 장애의 원인에는 구조적으로 약한 턱관절, 턱의 외상, 이를 갈거나 이를 꽉 깨무는 습관, 턱을 괴거나 전화를 어깨와 턱 사이에 끼우는 습관, 손톱 깨무는 습관, 한쪽으로만 씹는 습관, 스트레스 등이 있으며 이런 요소가 몇 가지 중복된 결과로 증상이 나타난다고 생각된다. 이전에는 치아의 교합 상태가 나쁘면 턱관절 장애를 일으킨다고 여겼으나 최근에는 연관성이 적다는 의견이 많다.

통증에는 진통제를 투여한다. 통증이 심하지 않으면 무리하지 않는 범위에서 관절을 움직이거나 근육을 마사지해서 증상의 개선을 도모한다. 이갈이를 예방하기 위해 '스플린트'라고 불리는 기구를 끼우기도 한다.

턱관절 장애(악관절증)
입이 벌어지지 않고 턱이 아프며 턱을 움직이면 소리가 나는 등의 증상이 나타나는 상태. 이를 갈거나 턱을 괴는 습관 등이 원인이 된다.

 키워드

턱관절
관자뼈의 턱관절오목과 아래턱뼈의 턱뼈머리로 구성되어 있다. 관절원반이 사이에 있다. 턱관절오목은 얕게 패인 곳이며, 턱뼈머리는 턱관절오목과 느슨하게 접속하면서 전후좌우로 움직인다.

씹기근육(저작근)
음식을 씹는 행위를 저작이라고 하며 저작을 행하는 근육을 저작근이라고 한다. 관자근과 깨물근 등을 가리킨다.

 메모

생활 습관 개선이 중요
턱관절 장애의 주된 원인은 턱에 부담을 주는 습관과 버릇이므로 그 습관을 고치지 않으면 재발 가능성이 있다.

턱관절의 구조

턱관절은 관자뼈(측두골)의 턱관절오목(하악와)에 아래턱뼈(하악골)의 턱뼈머리(하악두)가 접한 관절이며, 그 사이에 관절원판이 끼여 있다. 턱관절오목은 얕게 패여 있어서 턱뼈머리가 그곳을 전후좌우로 어긋날 수 있다.

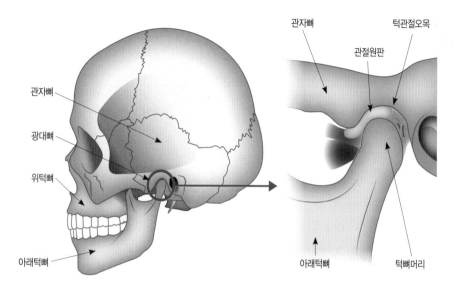

관자뼈

광대뼈

위턱뼈

아래턱뼈

관자뼈

관절원판

턱관절오목

아래턱뼈

턱뼈머리

턱관절 장애

입이 벌려지지 않는 구조

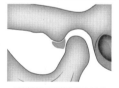

관절원반의 변형되어 있다.

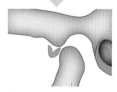

입을 벌리려고 하면 관절원반이 걸려서 턱뼈머리가 앞으로 움직일 수 없어서 입이 벌려지지 않는다.

입을 벌리면 소리가 나는 구조

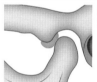

관절원반이 조금 변형되어 앞쪽으로 어긋나 있다.

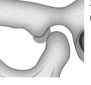

입을 벌리면 관절원반이 걸린다.

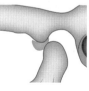

입을 더 벌리면 걸린 부분이 갑자기 어긋나면서 '딱'하고 소리가 난다.

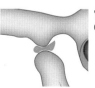

185

목 통증(경부 통증)

- 목에 통증을 일으키는 원인으로는 경추증과 추간판탈출증 등이 있다.
- 신경에 이상이 생기면 저림과 운동장애를 수반하기도 한다.
- 경추증은 노화가 주된 원인이며 어깨나 등에도 통증이 생긴다.

경추증과 경추 추간판탈출증의 가능성도

목(경부)에 통증이 생기는 장애와 병에는 **경추증, 경추 추간판탈출증, 흉곽출구증후군**, 잘못된 자세로 자서 목이나 어깨에 생기는 통증, 어깨 결림 등이 있다. 근육의 결림 등이 아닌 **목척수(경수)**와 **목신경(경신경)**에 문제가 생기면 목뿐만 아니라 어깨와 팔, 손에도 통증과 저림, 운동장애 등이 생길 수 있다.

■주요 병과 특징

특히 신경에 문제가 있는 병은 다음과 같다.

● 경추증

노화가 원인이며 경추 **척추몸통**의 가장자리와 **추간판**이 뒤쪽으로 돌출되거나 경추를 상하로 연결하는 인대의 골화 등으로 인해 목척수와 목신경의 **신경뿌리**(근원 부분) 등을 압박한다.

목과 어깨, 등의 통증이 주로 나타나며 움직이면 통증이 심해지고 가만히 있으면 줄어드는 것이 특징이다. 극심한 어깨 결림, 손과 손가락 저림 등의 감각 이상, 팔의 탈력감, 젓가락을 제대로 잡지 못하는 등의 운동장애가 일어난다.

목에 목 보호대를 장착하거나 온열 요법, 견인, 저주파 요법과 같은 이학요법, 근육이완제와 소염제 같은 약물 요법으로 증상의 완화를 도모한다.

● 경추 추간판탈출증

목의 추간판 조직이 노화 등으로 손상되고 안에 있던 수핵이 후방으로 튀어나와서 목척수 등을 압박한다. 목, 어깨, 팔의 통증과 저림, 감각 이상 등 경추증과 비슷한 증상이 발생한다. 치료도 경추증과 마찬가지로 안정, 목 보호대로 고정, 견인, 온열 요법 등을 시행하는데 심한 경우에는 수술을 하기도 한다.

 시험에 나오는 어구

경추증
노화가 원인이며 척추몸통과 추간판이 변형되고 돌출해서 신경을 압박한다. 감각 이상과 운동장애를 동반하기도 한다.

경추 추간판탈출증
척추몸통 사이에 있는 추간판의 열화로 수핵이 튀어나와 신경을 압박한다.

 키워드

목척수(경수), 목신경(경신경)
뇌에서 이어지는 척수의 목부분을 목척수라고 한다. 목척수를 드나드는 말초신경이 목신경이며 목과 어깨, 팔 등의 감각과 운동을 관장한다.

 메모

흉곽 출구 증후군
목에 통증이 생기는 병의 한 가지. 갈비뼈로 이루어진 흉곽 상부(흉곽 출구)에는 혈관과 신경, 근육 등이 복잡하게 지나가는데 이들이 압박받으면 혈행 장애와 신경 장애가 생기기도 한다. 팔을 들면 통증과 저림이 생긴다.

경추증

척추몸통의 가장자리 부분이 돌출한 뼈돌기와 추간판, 골화된 인대 등이 목척수와 신경뿌리를 압박해서 목과 어깨, 팔 등의 통증과 저림 등을 일으킨다. 주된 원인은 노화이다.

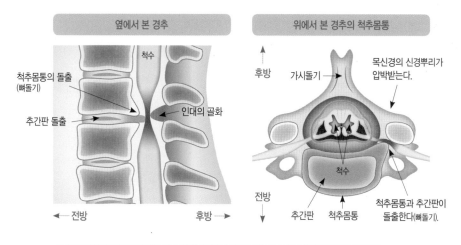

옆에서 본 경추

척수
척추몸통의 돌출 (뼈돌기)
추간판 돌출
인대의 골화
← 전방   후방 →

위에서 본 경추의 척추몸통

후방
전방
가시돌기
목신경의 신경뿌리가 압박받는다.
추간판
척추
척추몸통
척추몸통과 추간판이 돌출한다(뼈돌기).

경추 추간판탈출증

경추의 척추몸통을 위에서 보았을 때

후방
전방
척수
신경뿌리
추간판
수핵
추간판 안에 있는 수핵이 튀어나와 목척수와 신경뿌리를 압박한다.

Athletics Column

목의 통증, 일자목 가능성

정상적인 경추는 완만하게 앞으로 굽어 있지만, 이것이 어떤 원인에 의해 일자로 뻗어서 목과 어깨의 통증, 팔 저림과 같은 증상을 일으키는 것을 '일자목'이라고 한다.

최근에는 고개를 숙인 자세로 장시간 스마트폰을 봐서 일자목이 되는 사람이 증가하고 있다고 한다. 또한, 목에 충격이 반복적으로 가해지는 럭비와 같은 접촉 스포츠나 목을 바로 세우고 턱을 당긴 자세를 장시간 유지해야 하는 댄스 등의 선수들에게도 일자목 증상이 나타난다. 일자목이 의심되면 의사의 진찰을 받고 일상생활 속에서도 목 스트레칭과 근력 강화, 자세 개선, 베개 점검 등의 관리에 신경써야 한다.

외상성 경부 증후군(채찍질 손상)

● 외상성 경부 증후군은 머리가 강하게 흔들려서 발생한다.
● 외상성 경부 증후군은 오랫동안 목 등의 통증이 이어진다.
● 사고 후 기립성 두통은 뇌척수액 감소증의 가능성이 있다.

사고 등으로 발생하는 흔히 말하는 채찍질 손상

외상성 경부 증후군은 흔히 **채찍질 손상**(편타성 손상이라고도 한다 – 역주)이라고 한다. 교통사고와 같은 강한 충격으로 머리가 갑자기 심하게 흔들려서 경부에 **염좌**를 일으키는 증상이다. **교통사고** 외에 럭비와 같은 접촉 스포츠와 체조경기 등에서도 일어날 수 있다. 경부 근육과 인대, 관절주머니 등이 손상을 입고 오랜 기간에 걸쳐 목과 어깨, 등의 통증, 두통, 어깨결림, 현기증, 이명, 메스꺼움, 손 저림 등의 증상에 시달린다.

부상을 당한 직후에는 골절과 탈구가 없는지 확인할 필요가 있다. 골절 등이 없다면 2~4주 정도는 목 보호대 착용 등으로 목의 안정을 유지하고 그 후에는 서서히 목을 움직여주는 것이 중요하다. 경부 고정이 필요 이상으로 길어지면 경부 근육이 위축되거나 통증 등의 증상이 오래 이어지기도 한다.

기립성 두통은 뇌척수액 감소증일 수도

채찍질 손상을 일으키는 외상을 입은 후, 몸을 일으켰을 때 극심한 두통이 생기는 **기립성 두통**과 현기증, 전신 권태감, 시각 이상, 심장 두근거림, 발한 이상, 집중력 저하와 같은 각종 증상으로 일상생활에 지장이 생기면 **뇌척수액 감소증**일 가능성이 있다. 뇌척수액 감소증은 사고 등으로 **지주막**이 손상되어 **뇌척수액**이 조금씩 새어 나와서 생기는 증상이다. 최근 채찍질 손상이라고 알고 있었는데 좀처럼 낫지 않는 사람 중에 뇌척수액 감소증인 사람이 있을 가능성이 있다는 것을 알게 됐다.

 시험에 나오는 어구

외상성 경부 증후군
'채찍질 손상'이라고도 한다. 두부가 심하게 흔들려서 목의 근육과 인대, 관절주머니 등이 손상된다. 오랜 기간에 걸쳐 목과 어깨 통증, 두통 등에 시달린다.

뇌척수액 감소증
뇌척수액이 척수강에서 새어 나와서 뇌척수액 양이 줄어들어 두통과 목 통증, 현기증 등을 일으킨다. 외상에 의해 생기기도 하지만 자연 발생하는 예도 있다. 앉은 자세나 선 자세에서도 악화되는 특징이 있다.

 키워드

뇌척수액
지주막하공간을 채우는 액체. 뇌와 척수는 뇌척수액에 떠 있는 듯한 상태로 보호받고 있다. 뇌의 맥락얼기(맥락총)라는 곳에서 분비되어 정맥으로 회수되며 항상 순환해서 일정량을 유지한다.

 메모

채찍질 손상이 일어나기 쉬운 스포츠
럭비, 미식축구, 축구, 레슬링, 유도, 복싱, 체조경기, 다이빙 등.

외상성 경부 증후군(채찍질 손상)의 원인과 증상

뒤에서 추돌

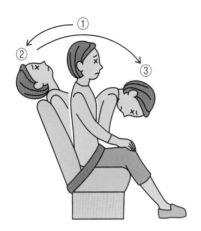

뒤에서 추돌한 경우는 먼저 머리가 뒤쪽으로 크게 넘어가고 그 반동으로 앞으로 고꾸라지면서 흔들린다. 이때 경부의 근육과 힘줄 등이 손상된다.

주요 증상

목과 어깨 통증

두통, 현기증, 메스꺼움

손 저림

외상성 경부 증후군은 목과 어깨의 통증, 두통, 현기증, 손 저림과 같은 증상이 나타나며 오랜 기간 시달리는 경우도 적지 않다.

뇌척수액 감소증 발생 원리

정상인 상태

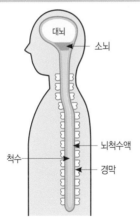

대뇌

소뇌

척수

뇌척수액

경막

뇌척수액 감소증인 상태

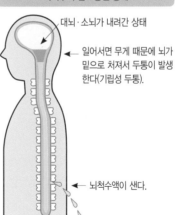

대뇌·소뇌가 내려간 상태

일어서면 무게 때문에 뇌가 밑으로 처져서 두통이 발생한다(기립성 두통).

뇌척수액이 샌다.

사고 등으로 경막이 손상되고 그곳에서 뇌척수액이 새어 나와 지주막하공간의 뇌척수액 양이 줄어든다. 일어서면 뇌가 무게로 인해 내려감으로써 뇌저부의 경막에 비정상적인 압력이 생겨 두통이 발생하는 '기립성 두통'이 특징.

어깨 통증(어깨관절 주위염)

- 한쪽 어깨가 아프고 팔이 올라가지 않는 오십견.
- 오십견은 중고령층에 많으며 야간 통증이 특징이다.
- 통증을 제거하고 관절을 움직이는 것이 중요하다.

어깨 통증과 가동 범위 제한

40대에서 60대의 중고령자에서 주로 발생하는 어깨가 아프고 통증으로 팔이 올라가지 않는 등의 증상을 흔히 **오십견**(혹은 **사십견**)이라고 한다. 정식 명칭은 **어깨관절 주위염**(견관절 주위염)이며 어깨관절의 움직임을 부드럽게 하는 **윤활주머니**(활액낭)와 어깨 움직임을 관장하는 근육·힘줄 등의 노화로 발생한다고 생각되지만 확실한 원인은 알 수 없다.

처음에는 어깨를 움직이면 아픈 정도지만 점점 가만히 있어도 아파져서 어깨의 가동 범위가 좁아진다. 오십견은 대부분 한쪽에만 발생한다.

오십견 통증의 특징 중 하나로 잘 때에 통증이 심해지는 **야간 통증**(수면 통증이라고도 한다. – 역자 주)이 있다. 똑바로 누운 자세에서 어깨가 밑으로 떨어지면(가슴을 내미는 듯한 자세가 된다) 통증이 더 심해진다. 아픈 쪽 어깨를 밑으로 해서 자는 것은 불가능하고 위로 해서 자더라도 팔의 무게로 어깨 통증이 심해진다. 그 결과 수면이 방해되어 일이나 일상생활에도 지장을 초래한다.

통증 완화와 운동이 필요

어깨를 움직이지 않으면 통증과 가동 범위 제한이 악화된다. 진통제 복용과 관절 내 **국소마취제** 주사 등으로 통증을 적극적으로 제거하고 191쪽 다음 그림과 같은 운동으로 관절을 움직여 주는 것이 중요하다. 통증이 심하면 **신경 차단 요법**을 시행하기도 한다. 입욕과 일회용 핫팩 등으로 어깨를 따뜻하게 해주거나 근육 마사지를 하면 통증이 줄어든다. 또한, 수면 시에는 어깨 아래에 접은 수건 등을 받쳐두면 야간 통증을 완화할 수 있다.

 시험에 나오는 어구

어깨관절 주위염
(견관절 주위염)
흔히 오십견이라고 한다. 어깨관절에 있는 윤활주머니와 근육·힘줄에 생기는 염증을 가리킨다. 노화가 요인이지만 확실한 원인은 알 수 없다. 한쪽 어깨에 통증이 생긴다.

야간 통증
똑바로 누운 자세에서 어깨가 밑으로 떨어지면 통증이 증가해서 수면을 방해한다.

 키워드

오십견
어깨관절 주위염의 다른 명칭. 사십견이라고도 불린다. 40~50대에 많이 나타나서 붙여진 이름이다.

 메모

치유까지는 1~2년
오십견은 나을 때까지 평균 1~2년, 경우에 따라서는 몇 년이 걸리기도 한다. 또한, 통증이 개선되어도 가동 범위 제한이 조금 남아 있을 수 있다.

어깨관절 주위염(오십견)의 증상

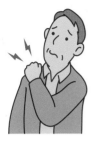

어깨가 아프다
(움직이면 아프다. 가만히 있어
도 아프다).

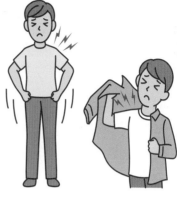

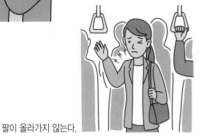

팔이 올라가지 않는다.

바지를 입으려고 들어올리면 어깨가 아프다.
셔츠에 팔을 넣을 때에 아프다.

오십견의 야간 통증

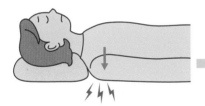

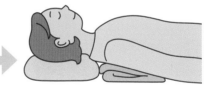

똑바로 누운 자세에서 어깨가 밑으로 떨어지면
(가슴을 내미는 자세가 된다) 통증이 심해진다.

어깨 아래에 접은 수건 등을 넣어두면 통증이 완화
된다.

Athletics Column

오십견 개선을 위한 운동

어깨를 움직이지 않으면 통증이 악화되거나 가동 범위가 좁아진다. 무리하지 않는 범위에서 아래와 같은 운
동으로 관절을 움직여 준다.

다리미 등을 들고 그
무게를 이용해서 전후,
좌우로 팔을 흔들거나
돌린다.

벽에 손을 대고 조금씩 팔을
들어 올린다. 벽에 대해 옆
쪽으로 혹은 벽을 바라보는
자세로 실시한다.

※운동은 증상의 정도에 맞게 실시한다. 통증이 심할 때는 내복약과 주사로 통증을 없앤 후 운동을 한다.

팔과 손의 통증

POINT

- 팔과 손이 아픈 병에는 힘줄윤활막염, 손목터널증후군 등이 있다.
- 목과 어깨의 신경 이상이 원인인 경우가 있다.
- 팔꿈치 통증에는 야구 팔꿈치, 테니스 팔꿈치와 같은 스포츠 장애가 있다.

스포츠 장애와 과도한 사용 등이 원인

팔 자체에 문제가 있어서 팔과 손에 통증이 생기는 질환에는 **야구 팔꿈치**, 테니스 **팔꿈치**와 같은 스포츠 장애, **힘줄윤활막염(건초염)**, **손목터널증후군(수근관 증후군)**, 류마티스 관절염 등이 있다. 또한, 저림과 감각 이상, 운동장애가 수반되는 경우는 목과 어깨의 신경 장애가 원인일 수 있으니 자세한 검사가 필요하다.

■ 주요 병과 특징

주요 병과 증상 등은 다음과 같다.

● 야구 팔꿈치와 테니스 팔꿈치 등의 스포츠 장애

과도한 운동과 나쁜 자세 등이 주된 원인이다. 근육과 힘줄, 연골, 관절주머니, 인대 등이 손상되어 통증이 발생한다. 수술로 손상된 부위를 복구하거나 또는 수술을 하지 않고 진통제 등의 약물 요법과 재활 치료로 개선한다.

● 힘줄윤활막염

힘줄집(건초)이란 손과 발의 힘줄을 감싸면서 힘줄이 지나가는 관을 만드는 **윤활주머니(활액낭)**를 말한다. 손과 발로 같은 동작을 반복하면 마찰 등으로 인한 염증이 생긴다. 이때는 안정을 취하고 진통제와 항염증제로 증상을 개선한다. 심할 때는 힘줄집을 넓히는 수술을 하기도 한다.

● 손목터널증후군

손목터널(수근관)은 손바닥의 손목 근처에 있는 힘줄과 신경이 지나는 터널이다. 이곳을 지나는 힘줄집의 부기 등으로 인해 신경이 압박되어 엄지에서 약지에 걸쳐 저림, 통증 등이 생긴다. 중고령의 여성에게 많이 발생한다. 손목을 고정해서 안정을 취하고 진통제와 항염증제로 증상을 개선한다.

 시험에 나오는 어구

힘줄윤활막염(건초염)
손과 발의 힘줄 움직임을 부드럽게 하기 위한 관인 힘줄집에 염증이 생기는 증상. 같은 동작의 반복에 의한 마찰이 요인.

손목터널증후군
(수근관증후군)
손바닥의 손목 근처에 있는 손목터널을 지나는 신경이 압박되어 통증 등이 생긴다. 여성에게 많다.

 키워드

힘줄집(건초)
손과 발가락을 움직이는 근육은 아래팔과 종아리에 있으며 힘줄을 손과 발의 끝까지 뻗게 하는 근육이 있다. 가느다란 힘줄이 손목과 발목을 지나는 부분에서 마찰이 일어나지 않도록 보호하는 관 모양의 윤활주머니를 힘줄집이라고 한다.

손목터널(수근관)
손바닥의 손목에 가까운 부분에 나란히 늘어선 손목뼈는 완만한 구덩이를 만든다. 이 구덩이와 거기에 붙는 굽힘근지지대(굴근지대)로 구성되는 굴 형태가 손목터널이다. 힘줄, 혈관, 신경이 지나간다.

야구 팔꿈치, 테니스 팔꿈치

야구 팔꿈치

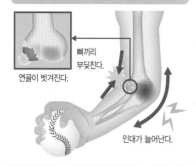

뼈끼리 부딪친다.

연골이 벗겨진다.

인대가 늘어난다.

투구 동작으로 인해 팔꿈치 안쪽에서는 인대가 무리하게 늘어나고 바깥쪽에서는 뼈끼리 부딪쳐서 연골이 벗겨지기도 한다. 팔꿈치 안쪽에 통증을 느끼는 경우가 많다(위팔뼈안쪽위 관절융기염).

테니스 팔꿈치

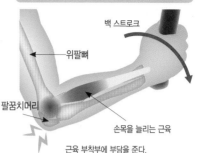

백 스트로크

위팔뼈

팔꿈치머리

손목을 늘리는 근육

근육 부착부에 부담을 준다.

백 스트로크로 혹사하는 손목을 늘리는 근육이 위팔뼈에 붙는 부분(위팔뼈가쪽위 관절융기)에 염증이 생겨서 통증이 발생한다. 중고령의 테니스 애호가에게 많이 발생한다.

힘줄윤활막염

힘줄집

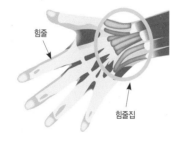

힘줄

힘줄집

손가락의 과도한 사용으로 힘줄집에 염증이 생긴다. 손목의 엄지손가락 측에 통증이 생기는 경우가 많다.

손목터널증후군

손목터널

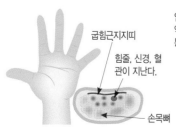

굽힘근지지띠

힘줄, 신경, 혈관이 지난다.

손목뼈

손목터널증후군의 증상

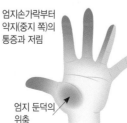

엄지손가락부터 약지(중지 쪽)의 통증과 저림

엄지 둔덕의 위축

손목터널을 지나는 힘줄집의 부기 등으로 신경이 압박되어 통증과 저림이 발생한다. 중고령 여성에게 많이 발생하며 원인 불명이다.

가슴 통증 ① 응급흉통

POINT
- 갑자기 생기는 극심한 흉통은 생명과 관련된 병일 가능성이 있다.
- 심근경색, 대동맥 박리, 식도정맥류 파열 등을 의심할 수 있다.
- 호흡 곤란, 안면 창백, 의식장애 등을 수반하기도 한다.

생명의 위기가 닥칠 수도 있다

돌연 발생하는 극심한 **흉통**은 생명과 관련된 중대한 병의 증상인 경우가 적지 않다. 특히 시급한 조치가 필요한 것은 **심근경색**, **흉부 대동맥 박리**, **식도정맥류 파열**, **폐색전증** 등이다. 흉통과 함께 호흡 곤란, 의식 소실이 나타날 때는 구급차를 불러야 한다.

■주요 병과 특징

긴급한 조치가 필요한 흉통은 아래와 같다.

● 심근경색

심장근육에 영양을 공급하는 관상동맥이 막혀서 심장근육이 괴사한다. 갑자기 가슴을 쥐어뜯는 듯한 통증이 생기고 통증이 턱과 어깨 등에도 나타난다. 호흡 곤란 등을 동반한다.

● 흉부 대동맥 박리

흉부 대동맥의 벽 내막에 미세한 파열이 생겨 거기로부터 중막과의 사이에 혈액이 흘러 들어가 내막이 벗겨진다. 갑자기 생기는 격심한 가슴 통증과 어깨뼈 주변에 통증이 생긴다. 고혈압과 관계있으며 사망률이 높다.

● 식도정맥류 파열

반복되는 염증으로 간이 딱딱하게 변하는 **간경변** 때문에 간에 들어가지 못하게 된 혈액이 식도정맥으로 흘러가 식도정맥의 압력이 높아져서 혹이 생긴다. 이 혹이 파열하면 갑자기 극심한 흉통이 생기고 토혈을 하며 쇼크 상태에 빠진다.

● 폐색전증

다리 등에 생긴 혈전이 폐동맥에서 막히는 증상. 호흡 곤란, 숨을 들이마실 때 흉통, 쇼크 등이 일어나며 사망률이 높다. 이코노미클래스 증후군도 여기에 속한다.

 시험에 나오는 어구

심근경색
생활 습관에 의한 병의 하나. 심장에 산소 등을 보내는 관상동맥이 막혀서 혈액이 도달하지 않아 괴사한다. 급성 흉통, 턱 등으로 통증 방산, 호흡 곤란 등을 일으킨다.

흉부 대동맥 박리
흉부 대동맥 내막의 미세한 파열로 거기로부터 혈액이 흘러 들어가 내막이 벗겨지는 현상. 벗겨지는 범위는 상황에 따라 다르며 심장과 복부의 대동맥까지 이르기도 한다.

 키워드

이코노미클래스 증후군
장시간 앉은 자세로 다리를 움직이지 않고 있으면 다리에 혈전이 생기고 몸을 움직였을 때 혈전이 혈류를 타고 이동해서 폐동맥을 막는 현상을 가리킨다. 갑자기 심한 흉통과 호흡 곤란 등이 생긴다. (비행기의 이코노미클래스 좌석에 앉아서 장시간 비행하면 이런 증상이 흔히 발생한다 하여 명명하였다.—감역자 주)

쇼크
대량 출혈과 심장 수축력 저하, 전신 동맥의 허탈 등으로 혈액 순환이 원활하지 않은 상태. 혈압 저하, 안면 창백, 식은땀, 의식장애 등의 증상이 나타난다.

 메모

동맥 벽의 구조
동맥 벽은 내막, 중막, 외막의 3층으로 이루어져 있다.

갑자기 극심한 흉통이 발생하면 응급 사태

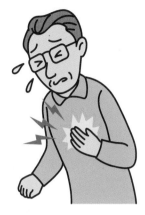

갑자기 발생하는 심한 가슴 통증과 호흡 곤란, 의식장애 등의 증상은 생명과 관련된 병일 가능성이 높기 때문에 구급차 요청이 필요하다.

주요 병과 특징

심근경색

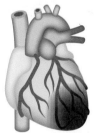

관상동맥이 막혀서 혈액이 도달하지 않아 심장근육이 괴사한다.

심근경색으로 통증이 나타나는 부위

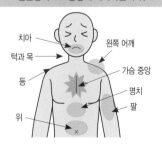

치아
왼쪽 어깨
턱과 목
가슴 중앙
등
명치
팔
위
×

관상동맥이 막혀서 심장근육이 괴사하는 병. 통증은 가슴 중앙과 명치 외에 등, 턱, 어깨 등으로 퍼져서 나타나기도 한다.

흉부 대동맥 박리

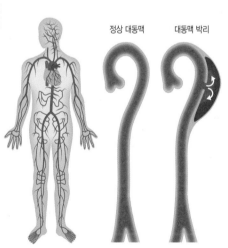

정상 대동맥
대동맥 박리

흉부 대동맥의 벽 내막에 미세한 파열로 거기로부터 혈액이 흘러 들어가 내막과 중막 사이가 벗겨진다. 갑자기 심한 가슴 통증이 생기며 박리 범위가 대동맥 전체에 이르기도 한다.

가슴 통증 ② 가볍게 넘기면 안 되는 흉통

POINT

- 만성적인 흉통은 폐암과 역류성 식도염 등의 가능성이 있다.
- 폐암의 경우, 암이 흉막에 퍼지면 흉통이 나타난다.
- 운동 시 흉통은 협심증일 가능성이 있다.

만성적인 흉통도 간과해서는 안 된다

흉통은 심하지 않고 만성적이라도 생명과 관련된 병에 의한 경우가 있다. **폐암, 폐렴, 협심증, 대상포진, 역류성 식도염** 등 외에 **심장신경증**처럼 정신적인 문제로도 생기는 경우도 있다.

■주요 병과 특징

● 폐암

초기에는 무증상이 많으나 점차 진행되면서 기침과 가래, 호흡 곤란과 같은 증상이 나타나고 암이 **흉막**에 퍼지면 흉통이 발생하기도 한다.

● 협심증

달리기 등을 했을 때 가슴 통증과 압박감, 어깨 등에 방산통을 느끼고 안정을 취하면 15분 이내에 통증이 사라진다. 심장에 산소 등을 보내는 **관상동맥**이 좁아진 것이 원인이다.

● 대상포진

과거에 감염된 **수두-대상포진 바이러스**가 **신경절**에 잠복해 있다가 노화, 피로, 스트레스 등으로 면역력이 저하되었을 때 발현한다. 피부에 수포가 생기고 극심한 통증을 일으켜서 대상포진으로 입원하는 사람도 있다.

● 역류성 식도염

위액이 **식도**로 역류해서 식도에 염증을 일으키는 현상. 속쓰림과 흉통, 메스꺼움, 트림과 같은 증상이 나타난다.

● 심장신경증

욱신거리는 흉통, 심장 두근거림, 숨이 가쁜 증상 등을 느끼지만, 검사를 해도 이상은 없다. 불안이나 우울증 등의 증상이 나타나기도 한다.

 시험에 나오는 어구

폐암
폐암은 생기는 부위와 악성 정도에 따라 분류된다. 주요 증상은 기침과 가래지만, 암이 생긴 부위에 따라서는 이런 증상이 나타나지 않기도 한다.

역류성 식도염
위액이 역류해서 식도에 염증을 일으킨다. 본래의 구조적 문제나 비만, 과식, 음식 섭취 후 바로 눕는 습관 등이 요인이 된다.

 키워드

수두-대상포진 바이러스
수두를 일으키는 바이러스이며 수두를 일으킨 후, 신경절에 잠복한다. 수십 년이나 잠복하는 예도 있으며 헤르페스 바이러스의 일종이다.

위액
위산과 단백질 분해효소인 펩신을 포함한다. pH1~2의 강산성이다. 위벽은 점액으로 보호받지만, 방어가 충분하지 않은 식도 벽은 위액의 영향을 받는다.

 메모

폐렴으로도 흉통 발생
세균과 바이러스 등에 의해 폐에 염증이 생기는 폐렴은 기침, 가래, 발열이 주된 증상이지만 중증일 때는 흉통이 생기기도 한다.

폐암, 협심증, 대상포진, 역류성 식도염

폐암

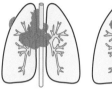

소세포암

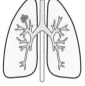

선암

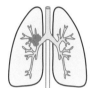

편평상피세포암

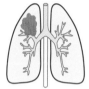

대세포암

암이 생기는 부위와 세포의 종류 등에 따라 분류한다. 폐문부에 생기는 편평상피세포암은 기침과 가래 증상이 잘 생긴다. 암이 진행되어서 폐의 바깥쪽을 감싸는 흉막으로 퍼지면 흉통이 생긴다.

협심증

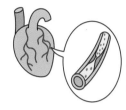

심장에 산소 등을 보내는 관상동맥이 좁아져 발생한다.

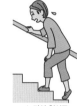

노작성 협심증

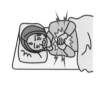

이형 협심증

관상동맥이 좁아져 심장이 필요한 만큼의 혈류가 공급되지 않으면 흉통과 같은 증상이 일어난다. 대부분은 운동 시 발생하는 노작성 협심증이지만, 안정 시에도 발생하기 쉬운 이형 협심증도 있다.

대상포진

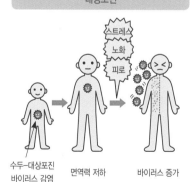

스트레스
노화
피로

수두–대상포진
바이러스 감염

면역력 저하

바이러스 증가

어렸을 때 등에 감염된 수두–대상포진 바이러스(수두를 일으킨다)가 신경절에 잠복해 있다가 면역력이 저하되면 나타나서 대상포진을 일으킨다. 몸의 한쪽에 수포가 생기며 극심한 통증을 일으킨다.

역류성 식도염

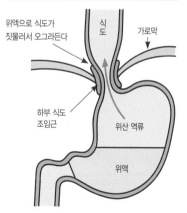

위액으로 식도가
짓물러서 오그라든다

식도

가로막

하부 식도
조임근

위산 역류

위액

어떤 원인으로 위액이 식도로 역류하고 위액에 의해 식도 벽에 염증이 생겨서 흉통과 속쓰림을 일으킨다.

복부 통증 ① 부위로 병을 예측할 수 있다

POINT
- 복통 부위와 통증 유형으로 대략적인 진단이 가능하다.
- 상복부 통증은 위와 식도가 아닌 심장의 질병일 수도 있다.
- 복통의 계기와 수반 증상도 진단에는 중요한 정보가 된다.

어디가 아픈지가 중요하다

복부에는 많은 장기가 모여 있기 때문에 복통이 있을 때는 어느 장기의 어떤 병인지를 정확하게 감별해야 한다. 복통은 통증 부위와 통증 유형으로 어디가 안 좋은지를 어느 정도 추측할 수 있다. 특히 중요한 것은 부위로, 진단 시에는 복부를 대략 199쪽의 아래 그림과 같이 구분해서 진찰하면 진단에 도움이 된다.

상복부 중앙 근처가 아프면 위와 식도 외에 심장과 대동맥, 췌장의 병일 가능성이 있다. 오른쪽 상복부의 통증은 위·십이지장, 쓸개, 간, 콩팥의 병, 왼쪽 상복부의 통증은 위, 췌장, 콩팥의 병을 의심할 수 있다. 배꼽 주변과 배 전체가 아프면 대장염 외에 배대동맥자루(복부대동맥류), 복막염, 창자막힘증(장폐색) 등과 같이 생명과 관련된 병일 가능성도 있다. 오른쪽 하복부가 아프면 **막창자꼬리염(충수염)**과 **창자막힘증** 등, 왼쪽 하복부가 아프면 대장염, 대장암, 궤양성 대장염, 심한 변비 등, 하복부 중앙이 아프면 **방광염** 등이 의심된다.

시간의 경과에 따라 어떻게 아픈지 상세하게 전달할 것

따라서 복통으로 병원에 갈 때는 배의 어디가, 언제부터, 어떻게 아픈지를 시간의 경과에 따라 의사에게 정확하게 전하는 것이 중요하다. 또한 복통과 함께 설사, 변비, 메스꺼움과 구토, 발열, 식욕 부진, 호흡 곤란, 혈뇨 등의 증상이 없었는지, 폭음폭식, 스트레스, 임신 등 복통의 요인이 될 만한 것은 없는지 등의 정보도 중요하다. 복통이라고 해도 위장의 병이라고 단정할 수 없으므로 배 이외의 이변도 빠짐없이 전달하도록 한다.

 시험에 나오는 어구

복통
복부의 통증 전반을 가리킨다. 상복부에서 하복부, 좌우 양쪽 복부로 범위가 넓고 장기도 많아서 감별 진단이 중요하다. 복부를 구분해서 어디가 아픈지를 조사하면 진단에 도움이 된다.

 키워드

복부의 장기
복부는 위, 십이지장, 작은창자, 큰창자, 췌장, 간, 쓸개와 같은 소화기관이 대부분을 차지한다. 그 외에 지래(비장), 콩팥, 요관, 방광, 요도가 있으며 여성의 경우에는 자궁, 난소, 자궁관(난관)이 있다.

 메모

복통은 위장 질환이라고 단정 지을 수 없다
복통이라고 하면 위장에 생긴 병이라고 생각하기 쉽지만, 상복부의 통증은 심장, 하복부의 통증은 방광이나 자궁 등의 문제일 가능성도 있다.

복부의 해부

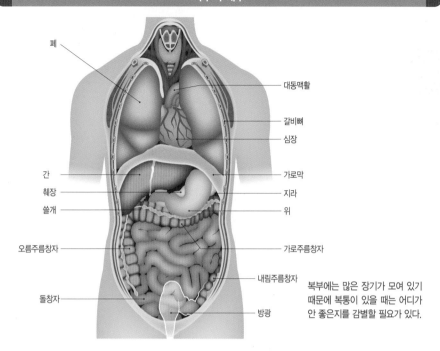

폐

대동맥활

갈비뼈

심장

간

췌장

쓸개

가로막

지라

위

오름주름창자

가로주름창자

내림주름창자

돌창자

방광

복부에는 많은 장기가 모여 있기 때문에 복통이 있을 때는 어디가 안 좋은지를 감별할 필요가 있다.

복통 부위와 의심되는 병

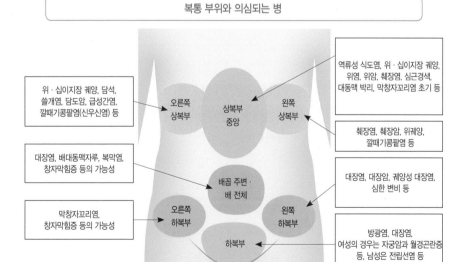

위 · 십이지장 궤양, 담석, 쓸개염, 담도암, 급성간염, 깔때기콩팥염(신우신염) 등

오른쪽 상복부

상복부 중앙

왼쪽 상복부

역류성 식도염, 위 · 십이지장 궤양, 위염, 위암, 췌장염, 심근경색, 대동맥 박리, 막창자꼬리염 초기 등

췌장염, 췌장암, 위궤양, 깔때기콩팥염 등

대장염, 배대동맥자루, 복막염, 창자막힘증 등의 가능성

배꼽 주변 · 배 전체

대장염, 대장암, 궤양성 대장염, 심한 변비 등

막창자꼬리염, 창자막힘증 등의 가능성

오른쪽 하복부

왼쪽 하복부

하복부

방광염, 대장염, 여성의 경우는 자궁암과 월경곤란증 등, 남성은 전립선염 등

복통이 있을 때는 복부를 위의 그림과 같이 구분해서 어디가 어떻게 아픈지를 조사하면 병의 진단에 도움이 된다.

복부 통증 ② 응급복통

POINT
- 극심한 복통으로 긴급 수술이 필요한 상태를 급성 복증이라고 한다.
- 대동맥 파열, 소화관 천공, 급성 췌장염 등이 있다.
- 긴급 이송한 후, 즉시 정밀 치료를 받아야 한다.

생명과 관련된 위독한 복통

극심한 복통이 있어 긴급 수술이 필요한 상태를 **급성 복증**이라고 한다. 혼자서 걸을 수 없고 다른 사람과 대화를 할 수 없을 정도의 복통과 함께 **구토, 고열, 의식장애** 등을 수반하기도 한다. 아래와 같은 병 이외에 부인과 계통의 **난소 경염전**이나 **자궁외임신, 자궁관파열**이 있다(P.204 참조).

■ 주요 병과 특징

급성 복증을 일으키는 주요 병과 특징은 다음과 같다.

● 배대동맥자루 파열(복부대동맥류 파열)

복부를 지나는 대동맥 벽이 노화로 약해져 동맥의 압력을 이기지 못해 불룩하게 팽창하는 것이 **대동맥자루**(대동맥류)이며 대동맥자루가 파열하면 돌연 극심한 복통이 발생한다. 적절한 조치를 하지 않으면 사망에 이를 가능성이 높다.

● 소화관 천공

천공이란 구멍이 뚫렸다는 뜻이다. 스트레스 등에 의한 **궤양**, 혈관이 막혀서 생기는 장벽의 **괴사**, 외상, 단추형 전지와 같은 부식성 물건을 삼키는 등의 원인으로 소화관 벽에 구멍이 뚫리면 극심한 복통이 일어난다. 통증은 어깨 쪽으로 퍼지기도 한다. 소화관 내의 세균과 소화액이 복강으로 새어나와 심한 염증과 감염증을 일으킨다.

● 급성췌장염

다량의 **음주**나 **담석** 등이 원인으로 **췌장에서 분비되는 소화액**이 역류해서 췌장 자체를 소화해 버리는 병이다. 명치부터 왼쪽 상복부, 등 등에 격렬한 통증을 느낀다. 심한 경우 다른 장기에도 장애가 퍼져서 사망에 이르기도 한다.

시험에 나오는 어구

급성 복증
극심한 복통이 있으며 긴급 수술이 필요한 상태를 가리킨다. 배대동맥자루 파열과 소화관 천공 등을 의심할 수 있다.

키워드

천공
구멍이 뚫리는 것. 소화관 천공이 대표적이다. 그 외에 각막 천공 등이 있다.

메모

췌장에서 분비되는 소화액
췌장액을 가리킨다. 당질, 단백질, 지질을 분해하는 소화효소가 포함된 강력한 소화액

급성 복증의 증상

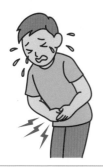

극심한 복통으로 긴급 수술이 필요한 상태를 급성 복증이라고 한다. 말을 할 수 없을 정도의 복통 외에 구토, 고열, 의식장애 등을 수반하기도 한다.

급성 복증의 주요 병과 특징

배대동맥자루 파열

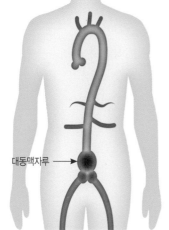

대동맥자루

복부의 대동맥 벽이 팽창해서 생기는 대동맥자루가 파열하는 현상. 적절한 조치를 하지 않으면 사망에 이른다.

소화관 천공

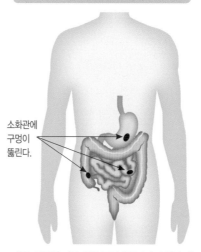

소화관에 구멍이 뚫린다.

궤양, 장벽의 괴사, 외상 등이 원인이다. 소화관 내 세균과 소화액이 복강으로 새어나와 심한 염증과 감염증을 일으킨다.

급성 췌장염

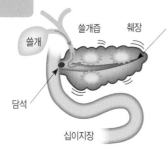

쓸개즙   췌장

쓸개

담석

십이지장

췌장액이 역류해서 췌장을 녹인다.

과도한 음주나 담석 등이 원인으로 췌장액이 역류해서 췌장 자체를 소화한다. 심한 경우에는 다른 장기에도 장애가 퍼져서 사망에 이르기도 한다.

비뇨생식기 계통의 통증

 POINT

- 극심한 통증을 일으키는 요관결석은 요관에 돌이 걸린 상태를 가리킨다.
- 요관결석은 고요산혈증, 음주, 감염증 등이 직접적인 원인이다.
- 여성에게 많이 발생하는 방광염은 배뇨 시 통증이 생긴다.

격렬한 통증이 생기는 요관결석

비뇨기란 체내 노폐물을 소변으로 배출하는 작용을 하는 장기를 가리키며 소변을 만드는 **콩팥**, 소변을 콩팥에서 방광으로 보내는 **요관**, 소변을 모으는 **방광**, 방광에서 소변을 배설하는 요도가 있다. 이들 기관에 결석이나 염증이 생기면 허리와 하복부 등에 통증이 발생하기도 한다.

특히 극심한 통증을 일으키는 것은 **요관결석**이다. 콩팥에서 만들어진 소변이 모이는 **신우** 주변에서 소변 성분이 결정을 만들고 거기에 또다시 소변 성분이 붙어서 돌이 된다. 신우에 돌이 있는 것만으로는 무증상일 수 있지만, 돌이 요관에 떨어져 요관 가운데에 걸리면 참을 수 없는 통증이 몰려온다. 통증은 주로 허리와 옆구리에 나타나며 하복부와 사타구니로 퍼지기도 한다. 요관결석은 **고요산혈증**, 수분을 섭취하지 않는 습관, 과도한 음주, **감염증** 등이 원인·요인이 되므로 생활 습관을 바꾸지 않으면 재발하는 경우도 적지 않다.

여성에게 많은 방광염

배뇨 시에 통증을 느낀다면 **방광염**을 의심해볼 수 있다. 특히 배뇨의 마지막에 아픈 경우가 많으며 **잔뇨감과 빈뇨**, 소변이 탁한 증상 등을 동반한다. 세균이 음부에서 요도, 방광으로 침입하는 것이 주된 원인이며 요도가 짧은 여성에게 많은 질환이다. 수분 섭취가 부족하거나 배뇨를 참는 습관은 방광염의 요인이 된다. 잘 낫지 않고 계속 재발하면 방광염에 걸리기 쉬운 생활 습관이 있거나 당뇨병, 혹은 다른 요로의 병 등이 있을 가능성이 있다.

 시험에 나오는 어구

요관결석
요관에 결석이 걸리면 극심한 통증이 생긴다. 돌은 대부분 요관의 생리적 협착부인 온엉덩동맥(총장골동맥)과의 교차 부분에 걸린다. 요관결석을 포함해서 요로에 있는 결석은 요로결석이라고 총칭한다.

방광염
방광에 발생하는 염증으로 음부의 세균 등이 요도를 통해 방광에 가서 염증을 일으킨다. 요도가 짧은 여성에게 많다.

 키워드

비뇨기
소변을 만들어 배설하는 작용을 하는 장기로 콩팥, 요관, 방광, 요도를 가리킨다. 병원 진료과의 비뇨기과는 일반적으로 콩팥을 제외한 각 장기를 진료한다.

 메모

방광염은 열이 나지 않는다?
일반적으로 단순 방광염에서는 발열 증상이 없다. 방광염 증상과 함께 고열이 있다면 감염이 방광에서 요관을 거쳐 신우·콩팥까지 퍼진 급성 신우신염일 가능성이 있다.

요관결석의 병태와 증상

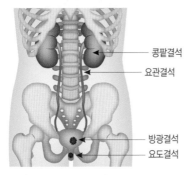

- 콩팥결석
- 요관결석
- 방광결석
- 요도결석

요로(콩팥·요관·방광·요도)에서 소변 성분이 돌이 되는 현상을 요로결석이라고 하고 돌의 위치에 따라 콩팥결석, 요관결석, 방광결석 등으로 부른다. 특히 요관결석은 통증이 심하다.

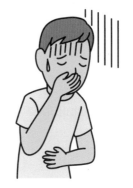

요관결석일 경우 허리 통증, 옆구리 통증, 샅굴부위 통증, 메스꺼움과 구토, 발열 등이 생긴다.

방광염의 병태와 증상

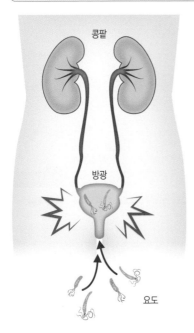

- 콩팥
- 방광
- 요도

음부에 있던 세균이 요도를 따라 방광으로 들어가 염증을 일으킨다. 특히 대장균에 의한 감염이 많다.

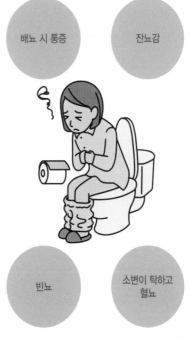

- 배뇨 시 통증
- 잔뇨감
- 빈뇨
- 소변이 탁하고 혈뇨

방광염은 배뇨 시 통증, 잔뇨감, 빈뇨, 소변이 탁한 증상 등이 나타난다.

여러 가지
통증질환

부인과 질환에 의한 통증

POINT

- 월경통이 점점 심해지면 자궁내막증을 의심할 수 있다.
- 난소 경염전은 난소의 회전으로 인대가 꼬여서 극심한 통증을 일으킨다.
- 자궁관임신으로 자궁관이 파열되면 격렬한 복통을 일으킨다.

월경통의 강도는 사람마다 제각각

자궁과 **자궁관**(난관) 등에 관련된 통증에서 일반적인 것은 **월경통**이다. 많은 여성이 월경통을 경험하는데 콕콕 찌르는 듯한 가벼운 통증을 느끼는 사람부터 진통제가 필요하거나 쓰러질 정도로 심한 통증을 느끼는 사람도 있다.

월경통은 자궁이 **월경혈**을 밀어내려고 수축해서 생기는 통증이다. 자궁미숙 등의 이유로 자궁 입구가 좁으면 월경혈이 제대로 배출되지 못해 자궁이 더 세게 수축하기 때문에 통증이 심해진다. 20대 후반에서 30대가 되어 자궁이 충분히 성숙하면 월경통도 줄어든다.

해마다 통증이 심해지고 진통제도 거의 듣지 않아 학업과 업무에 지장이 생긴다면 자궁내막증일 가능성이 있다. 자궁내막증은 자궁 내에 있어야 할 내막 조직이 자궁관이나 자궁근 안으로 들어가 월경 때마다 출혈을 일으키는 증상이다. 불임과 관련이 있다고 알려져 있으므로 통증이 있다면 참지 말고 의사의 진찰을 받도록 한다.

부인과 계통의 급성 복증

부인과 계통의 **급성 복증**(P.200 참조)에는 **난소 경염전**과 **자궁외 임신**, **자궁관 파열**(난관 파열)이 있다.

난소 경염전은 **난소물혹**(난소낭종) 등으로 부어오른 난소가 무게에 의해 회전해서 난소를 지탱하던 인대가 꼬이는 병이다. 돌연 극심한 통증이 생기고 메스꺼움과 발열을 동반한다.

자궁관파열은 **수정란**이 **자궁관** 내에 착상해서 성장에 견디지 못하고 자궁관이 파열하는 것을 가리키며 젊은 여성의 급성 복통에는 이런 경우가 적지 않다.

시험에 나오는 어구

자궁내막증
자궁내막의 조직이 자궁관과 난소, 자궁근 내, 복강 등에 여기저기 흩어지거나 들어가서 월경 주기에 따라 출혈한다. 월경통이 심하고 점점 더 심해진다.

난소 경염전
난소물혹 등으로 부어오른 난소가 회전해서 난소를 지탱하던 인대가 꼬이는 현상. 복부에 극심한 통증을 일으킨다.

자궁외 임신
수정란이 자궁 외의 장소에 착상한 상태. 자궁관과 복막 등에서 일어난다. 자궁관 내에 착상한 경우, 수정란이 성장하면서 자궁관이 파열돼 극심한 통증이 생긴다.

키워드

급성 복증
격심한 복통으로 긴급 수술이 필요한 상태를 말한다. 난소 경염전 등은 급성 복증이다.

메모

자궁내막증은 임신·출산으로 경감되기도
임신하면 월경이 정지하므로 비정상적인 장소에 있던 자궁내막도 성장하지 않는다. 심한 월경통이 임신·출산으로 경감되는 사람이 적지 않다.

자궁내막증

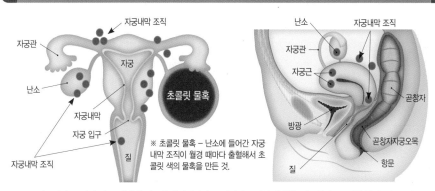

※ 초콜릿 물혹 – 난소에 들어간 자궁
내막 조직이 월경 때마다 출혈해서 초
콜릿 색의 물혹을 만든 것.

자궁내막 조직이 자궁 이외의 장소에 흩어지거나 들어가서 증식과 출혈을 반복한다. 극심한 월경통을 수반
하고 또한 해마다 악화되기도 한다.

부인과 계통의 급성 복증

난소 경염전

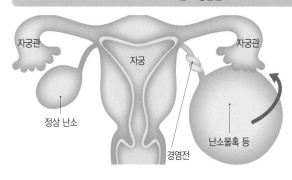

난소물혹 등으로 난소가 부
풀면 그 무게로 회전하게
된다. 그러면 난소를 지탱
하던 인대가 꼬여서 극심한
통증을 일으킨다. 90도만
회전해도 통증이 생긴다.

자궁외 임신, 자궁관 파열

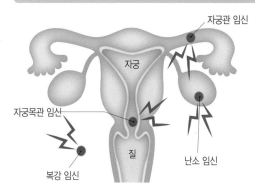

자궁관이 파열하면 극심한
통증이 생긴다.

수정란이 자궁 이외의 장소에 착상하는
것을 자궁외 임신이라고 한다. 특히 자
궁관 임신은 수정란의 성장에 견디지
못하고 자궁관이 파열된다. 이로 인해
복부에 강한 통증이 생긴다.
※복강 임신일 경우, 드물지만 아기가 잘 성
장하기도 한다.

허리 통증 ① 갑자기 나타나는 극심한 요통

- 갑작스러운 요통을 급성 요통증이라고 한다.
- 허리를 삐끗했을 때는 통증은 심하지만, 자연적으로 치유될 가능성이 높다.
- 갑자기 요통을 일으키는 병에는 요추 추간판탈출증 등이 있다.

이른바 허리를 삐끗했을 때와 추간판탈출증

갑자기 허리에 극심한 통증이 생기는 증상을 **급성 요통증**이라고 한다. 일상적인 예로는 무거운 물건을 들어 올리는 순간에 허리에 격심한 통증이 느껴지면서 그대로 움직일 수 없게 되는 이른바 **허리를 삐끗한 증상**이다. 원인은 허리에 갑자기 부하가 걸리거나 근육의 피로, 노화 등이다. 이럴 때 우선은 안정을 취하고 통증이 가라앉기를 기다린 후, 서서히 몸을 움직이면서 회복을 도모 한다. 증상이 심한 데 비해 자연적으로 치유될 가능성이 높다.

급성 요통증을 일으키는 원인은 요추 분리 · 전방전위증, 요추 추간판탈출증, 요추 압박골절 등이 있다. 요관결석(P.202 참조)과 **급성 췌장염**(P.200 참조), 급성 신우신염과 같은 내장의 병으로도 요통이 발생하기 때문에 단순히 허리를 삐끗했다고 방치해서는 안 되며 적절한 검사가 필요하다.

■주요 병과 특징

주요 병과 특징은 아래와 같다.

● 요추 분리 · 전방전위증

허리뼈의 일부가 골절되어 척추뼈가 앞뒤로 나누어지는 것이 분리증이며, 그 결과 척추뼈가 앞쪽으로 미끄러지는 것을 전방전위증이라고 한다. 사춘기의 과도한 운동이 원인인 경우가 있다.

● 요추 추간판탈출증

척추몸통 사이에 끼여 있는 **추간판의 섬유륜**에 균열이 생기고 거기서 수핵이 튀어나와 신경을 압박한다. 요통 외에 다리 저림과 운동장애가 생기기도 한다.

● 요추 압박골절

허리뼈의 척추몸통이 부서지듯이 골절되는 증상. 골다공증과 외상이 원인이다.

급성 요통증
갑자기 생기는 요통이며, 일상적인 것은 허리를 삐끗해서 생기는 통증이다.

요추 분리 · 전방전위증
허리뼈의 일부가 골절되어 척추뼈가 앞뒤로 분리된 것이 분리증이고, 그 결과 척추뼈가 앞으로 미끄러진 것이 전방전위증이다. 요통과 다리 저림 등이 나타난다.

 키워드

허리 삐끗
무거운 물건을 들거나 신발을 신으려고 숙일 때 갑자기 허리에 격심한 통증이 생긴다. 신경이나 추간판에는 이상이 없으며 보통은 자연적으로 서서히 낫는다.

 메모

허리뼈 각도가 전방전위를 일으킨다
허리뼈는 앞으로 굽어 있기 때문에 척추몸통에는 각도가 있어서 분리되면 척추뼈가 앞으로 미끄러지기 쉽다. 등뼈는 척추뼈가 거의 수직으로 쌓여 있어 각도가 없기 때문에 잘 미끄러지지 않는다.

허리 삐끗

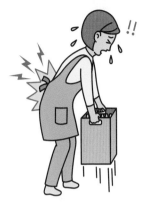

무거운 물건을 들거나 앞으로 숙일 때 등에 갑자기 허리에 격심한 통증을 느끼고 그대로 움직일 수 없게 된다. 추간판 등에 이상은 없으며 일반적으로 서서히 자연적으로 치유된다.

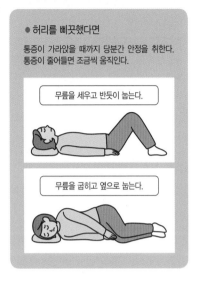

● 허리를 삐끗했다면

통증이 가라앉을 때까지 당분간 안정을 취한다. 통증이 줄어들면 조금씩 움직인다.

> 무릎을 세우고 반듯이 눕는다.

> 무릎을 굽히고 옆으로 눕는다.

요추 분리 · 전방전위증

요추 분리증 **요추 전방전위증**

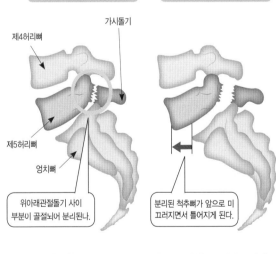

제4허리뼈

가시돌기

제5허리뼈

엉치뼈

> 위아래관절돌기 사이 부분이 골절되어 분리된다.

> 분리된 척추뼈가 앞으로 미끄러지면서 틀어지게 된다.

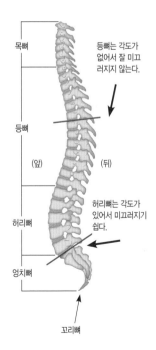

목뼈

등뼈

(앞)   (뒤)

허리뼈

엉치뼈

꼬리뼈

> 등뼈는 각도가 없어서 잘 미끄러지지 않는다.

> 허리뼈는 각도가 있어서 미끄러지기 쉽다.

허리뼈(요추)의 일부가 골절되어 척추몸통과 척추뼈고리가 분리되는 것을 요추 분리증이라고 한다. 그 결과 척추뼈가 미끄러져 앞쪽으로 어긋나는 것을 요추 전방전위증이라고 한다. 요추 전방전위증이 생기면 신경을 압박해서 통증과 저림 등의 증상이 나타난다.

허리 통증 ② 만성적인 요통

- 3개월 이상 지속되는 요통을 만성 요통이라고 한다.
- 만성 요통은 척수종양과 악성 림프종 등의 가능성도 있다.
- 만성 요통은 자연 치유될 가능성이 낮기 때문에 적절한 치료가 필요하다.

지속되는 요통의 원인은 다양하다

일반적으로 요통이 3개월 이상 계속되는 상태를 **만성 요통**이라고 한다. **급성 요통**으로 치료를 받고 있지만 좀처럼 통증이 개선되지 않거나 언젠가부터 통증이 생겨서 쭉 아픈 경우, 혹은 통증이 서서히 심해지는 등의 예가 있다.

만성 요통일 때에 의심되는 병에는 **추간판탈출증**과 같은 급성 요통(P.206 참조)이 오래 지속되는 경우 외에 **변형성 요추증**과 **척추옆굽음증**(척추측만증) 등의 척추·척추의 변형, **화농성 척추염**, **결핵성 척추염**(결핵균에 의한 척추 염증), 척추와 척수의 종양, **악성 림프종** 등이 있다. 방치하면 생명에 위협을 가하는 병이 될 수도 있으므로 오랜 요통에 시달렸다면 한번 의사와 상담해 봐야 한다. 요통의 원인이 되는 병이 판명되면 그에 맞는 치료를 시행하도록 한다.

검사를 해도 이상이 발견되지 않는 요통

요통이 있는데 뼈·근육, 신경, 내장에 이상이 발견되지 않는 경우도 있으며 이것을 **요통증**이라고 한다. 나쁜 자세 등으로 인한 허리의 피로, 허리에 부담을 주는 중노동, 운동 부족, 비만, 노화 등과 관계있다.

심한 스트레스와 우울감 등에 의한 요통을 **심인성 요통**이라고 한다. 이전에 앓았던 급성 요통이 고통스러웠기 때문에 통증에 대한 불안과 공포가 증폭되어 아프다고 느끼거나 스트레스 등으로 인해 통증을 억제하는 뇌의 기능이 약해진 것을 요인으로 생각할 수 있다.

이러한 만성 통증은 자연적으로 호전될 가능성이 낮으므로 적절한 치료와 생활 습관의 개선이 필요하다.

시험에 나오는 어구

만성 요통
3개월 이상 계속되는 요통을 말한다. 급성 요통이 낫지 않고 지속되는 경우, 서서히 아파오거나, 통증이 점차 강해지는 경우가 있다.

심인성 요통
근육과 뼈, 신경, 내장 등에 이상이 없는데 통증을 느낀다. 과거 요통의 경험이나 스트레스, 불안 때문에 통증을 억제하는 작용이 약해지는 것 등이 원인이다.

키워드

심인성
정신적인 문제로 발생한다는 의미. 감염과 염증, 혈류 문제 등이 없는데 증상이 있다. 단, '기분 탓'은 아니며 본인은 확실하게 통증을 느끼고 고생을 하고 있다.

메모

결핵에 의한 결핵성 척추염
폐결핵으로 인한 결핵균이 혈류를 타고 이동해서 척추에 염증을 일으킨다. 주로 허리뼈에 많이 나타난다. 결핵은 과거의 병이 아니며 요즘에도 일정한 수치로 폐결핵 환자가 계속 나오고 있다.

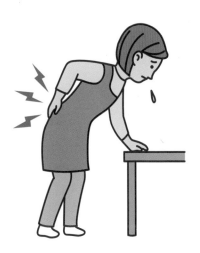

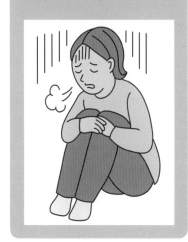

● 심인성 요통

과거의 고통스럽던 요통의 경험과 스트레스, 불안, 공포감이 관련되어 요통에 시달린다. 스트레스로 통증을 억제하는 작용이 약해진 것도 요인이며 결코 기분 탓이 아니다.

3개월 이상 계속되는 요통. 피로가 원인이기도 하지만 암이나 감염증 등 심각한 병인 경우도 있으므로 의사의 진찰을 받는 것이 중요하다.

만성 요통의 원인 질환

변형성 요추증	척추옆굽음증

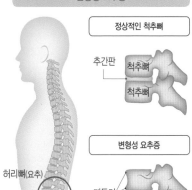

정상적인 척추뼈

추간판 / 척추뼈 / 척추뼈

변형성 요추증

뼈돌기

허리뼈(요추)

노화로 척추뼈 일부가 돌출해서 신경을 자극한다.

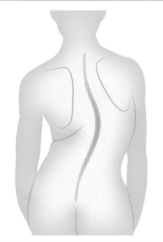

척추가 좌우로 굽어 있는 상태로, 척추가 비틀어진다.

골절로 인한 통증

- ●골절 시에 아픈 이유는 뼈막에 침해수용체가 있기 때문이다.
- ●뼈막에 대한 자극, 주위 조직의 손상이나 압박 등에 의해 통증이 발생한다.
- ●외상성 골절, 피로 골절, 병적 골절, 취약성 골절이 있다.

골절 시에 통증을 느끼는 이유는 뼈막에 신경이 있기 때문

뼈 자체에는 통증을 감지하는 신경이 없어서 뼈만 부러지면 통증이 느껴지지 않는다. 골절 시에 심한 통증을 느끼는 이유는 뼈를 감싸는 **뼈막**(골막)에 통증을 느끼는 수용기가 촘촘하게 분포되어 있기 때문이다. 따라서 골절되면 뼈뿐만 아니라 뼈막도 손상되고 그로 인해 강한 통증을 느끼는 것이다.

또한, 골절과 같은 외력이 작용하면 뼈 주위의 혈관이나 근육 등의 조직도 손상된다. 골절된 뼈의 뾰족한 끝이 주위를 손상시키기도 한다. 그러면 거기에 분포하는 신경이 통증을 감지하거나 출혈 등으로 환부가 부어서 주위를 압박함으로써 통증을 느끼게 된다.

골절은 그 원인에 따라 사고나 스포츠로 인한 **외상성 골절**, 오버 트레이닝 등에 의한 **피로 골절**, 뼈 종양 등에 의한 **병적 골절**, 고령자의 골다공증으로 인한 골절인 **취약성 골절**로 나눌 수 있다.

응급처치와 치료의 기본은 환부 고정

국소에 강한 충격이 가해져서 강한 통증이 생기거나 팔다리 등의 변형으로 골절이 의심될 때는 환부를 고정하고 조속히 의사의 진찰을 받아야 한다. 고정의 기본은 골절 부분의 위아래 관절을 움직이지 않도록 할 것, 변형이 있으면 그 상태 그대로 고정하는 것이다. 뼈가 피부를 뚫고 나온 **개방 골절**인 경우는 출혈과 감염으로 치명적인 결과를 초래할 수 있으므로 응급처치에도 주의가 필요하다. 이때는 응급 이송이 필요하기 때문에 긴급 통보할 때에 응급 처치 방법을 확인하고 지시에 따르는 것이 중요하다.

시험에 나오는 어구

뼈막(골막)
뼈 주위를 감싸는 막으로 통증을 감지하는 수용기가 촘촘하게 분포되어 있다. 성장기에는 뼈의 형성에 관여한다.

키워드

피로 골절
한 곳에 반복해서 부하가 걸리는 것으로 '금속 피로'와 같은 상태가 생기고 어느 순간 부하에 견딜 수 없게 되면 부러진다. 마라톤 선수 등의 발에 생기기 쉽다.

골다공증
주로 고령자에게 나타나며 뼈에 바람이 든 것처럼 무르고 약해진 상태를 말한다. 여성의 경우 여성 호르몬이 뼈의 대사에 관여하기 때문에 폐경 후에 급속도로 골다공증이 진행된다.

메모

골절로 변형됐다면
변형을 무리하게 바로잡으려고 하면 부러진 단면이 주위 조직을 손상시킬 우려가 있으므로 전문가에게 맡기도록 한다. 변형된 형태 그대로 이송하는 것이 기본이다.

골절의 종류

외상성 골절

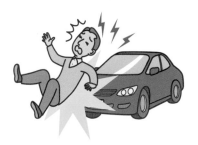

교통사고로 인한 골반이나 팔다리 골절, 스포츠로 인한 골절 등.

피로 골절

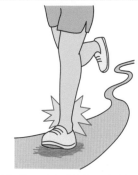

마라톤 선수 등에게 나타나는 증상이다. 같은 부위에 반복해서 부하가 걸려 서서히 '금속 피로'를 일으키고 어느 날 갑자기 부하를 견딜 수 없게 되면 부러진다.

병적 골절

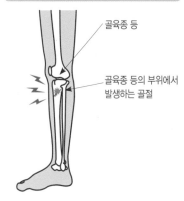

골육종 등

골육종 등의 부위에서 발생하는 골절

뼈에 종양 등의 질환이 있으면 그 부분에서 골절이 일어난다.

취약성 골절

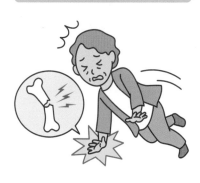

고령자의 골다공증 등 뼈가 물러져서 작은 충격에도 골절된다.

● 골절 시의 고정

적어도 골절 부분의 위아래 두 군데 관절을 고정한다. 변형이 있을 때는 그대로의 상태로 고정한다.

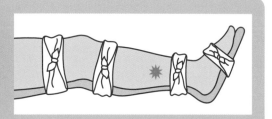

211

근육 통증

POINT

- 근육통의 원인은 근육섬유가 끊어져 염증이 생기기 때문이라고 생각된다.
- 강한 근수축이 있을 때 늘어나는 방향의 힘이 가해지면 근파열을 일으킨다.
- 부분적인 근파열은 일반적으로 근손상이라고 한다.

근육통의 발생기전은 확실히 밝혀지지 않았다

강도 높은 운동을 한 후에 근육에 느끼는 통증을 **근육통**이라고 하는데 근육통의 메커니즘은 아직 명확하게 알 수 없다. 지금으로서는 운동으로 **근육섬유(근섬유)**가 손상되고 근육섬유에 가벼운 염증이 생겨서 **통증유발물질**이 방출되기 때문이라고 생각된다. 근육에 **젖산**이 쌓여서 근육통이 생긴다는 의견도 있지만, 근육에서 발생한 젖산의 일부는 그 자리에서 에너지원으로 이용되어 대사되고 나머지는 혈액으로 흘러가 없어지기 때문에 근육에 오래 쌓여 있지 않으므로 근육통의 원인이 된다고 할 수 없다.

근육통은 자연적으로 낫는다. 통증이 심할 때는 안정을 취하고 어느 정도 진정되면 입욕, 가벼운 마사지, 스트레칭 등으로 회복을 도모한다.

근육이 손상되는 근손상에 의한 통증

갑자기 동작을 취했을 때 근육이 찢어지거나 파열하는 것을 **근파열**이라고 하며 부분적인 파열은 일반적으로 **근손상**이라고 한다. 손상을 받은 순간에 극심한 통증을 느끼고 더 이상 운동을 계속할 수 없게 된다.

근육의 강한 수축과 동시에 반대로 강하게 늘어나는 방향의 힘이 가해질 때에 발생하기 쉽다고 알려져 있다. 스포츠로 증상이 나타나는 경우가 많으며 근육의 피로와 노화, 스트레칭 등의 준비 운동 부족이 요인이 된다.

즉시 운동을 중지하고 환부를 차갑게 해서 가볍게 압박한다. 완전히 파열되었다면 수술이 필요하므로 전문 의료진에게 진찰을 받도록 한다.

시험에 나오는 어구

근육통
원인은 알 수 없다. 운동으로 근육섬유가 찢어져 염증이 생겼기 때문이라고 생각된다. 젖산이 쌓여서는 아니다.

근파열
강한 근육수축과 함께 근육이 파열되거나 찢어지는 증상. 완전히 파열된 경우에는 수술이 필요하다.

키워드

근손상
일반적으로 근육이 파열되거나 찢어지는 근파열 중에서 부분적인 손상.

젖산
에너지원인 포도당 등을 대사해서 에너지를 취하는 과정에서 생기는 물질. 산소를 필요로 하지 않는 무산소성 해당 과정에서 만들어진다.

메모

근육통이 생기지 않는 운동은 소용없다?
근육통이 생기지 않을 정도의 운동이라도 운동 효과는 있다. 오히려 심한 근육통이 생기면 운동을 할 수 없게 되므로 중고령자는 근육통이 많이 생기지 않을 정도로 운동하는 것이 중요하다.

근육통의 발생기전

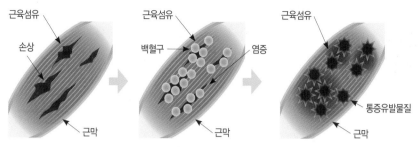

운동으로 근육섬유가 찢어진다.

손상된 부분에 백혈구가 모이고 염증이 생긴다.

염증 부분에서 통증유발물질이 나와서 통증이 생긴다.

근육통은 운동에 의한 근육섬유 손상이 원인이라고 생각된다. 따라서 운동을 한 후에 '근육통을 예방'하는 것은 불가능하다. 운동 직후에는 염증 억제를 위해 냉각하고 통증이 잦아들면 따뜻하게 해서 회복을 도모할 수밖에 없다.

근파열

부분 파열	완전 파열

근파열에는 찢어지는 정도, 일부 파열, 완전 파열 등 여러 가지 정도의 것이 있다. 완전히 파열되면 수술이 필요하다.

Athletics Column

근육 파열의 발생기전

근육의 파열은 갑자기 동작을 취했을 때 근육이 강하게 수축하는 동시에 강하게 늘어나는(예를 들면 달리기 중, 근육이 가장 많이 수축한 상태에서 접지해서 지면의 반력이 가해진다) 때에 일어나기 쉽다. 특히, 근육이 피로한 상태이거나 스트레칭 등의 준비 운동이 부족할 때 많이 발생한다.

관절 통증

- ●관절주머니나 인대의 손상, 관절 염증 등으로 통증이 나타난다.
- ●스포츠 외상, 과도한 사용에 의한 장애 등으로 생기는 통증이다.
- ●노화, 전신성 질환 등이 원인인 통증도 있다.

관절주머니나 인대 부착부에서 통증을 느낀다

관절은 2개 이상의 뼈와 뼈를 연결하는 인대, 관절 부분을 감싸는 관절주머니(관절낭)로 이루어져 있다. 뼈끼리 서로 접하는 부분의 표면에는 움직임을 부드럽게 하고 충격을 완화하는 **관절연골**이 있으며 관절주머니 안에는 관절주머니 안쪽 면을 감싸는 **윤활막**(활막)에서 분비되는 **윤활액**(활액)이 들어 있다. 그리고 무릎의 **반월판**처럼 뼈와 뼈 사이에 쿠션재가 끼여 있는 관절도 있다. 통증을 감지하는 신경은 연골에는 없고 관절주머니나 인대의 부착부 등에 붙어 있다.

예를 들어 발목을 삔 순간에 찌릿하고 통증을 느낀다. 이는 관절주머니 등이 늘어난 것을 신경이 감지해서 생기는 통증으로 오래 계속되지 않는다. 그 직후부터 뻐근하게 생기는 통증은 관절 내에서 통증유발물질이 생기거나 관절과 주위 조직이 손상되어 생기는 염증에 의한 통증이다. 그리고 그 후 가만히 있어도 아픈 **자발통증**과 움직이면 아픈 **체위성 통증**이 생기는 이유는 염증이 진행되어 윤활막이 증식하거나 윤활액이 늘어나 관절주머니의 압력이 높아져(부은 상태) 통증 신경을 자극하기 때문이다.

관절에 통증이 생기는 외상과 병

관절통은 스포츠 경기 중 **염좌**와 같은 외상, 트레이닝과 운동 중 과도한 사용으로 인한 관절 장애와 염증, **변형성 관절증**과 같은 노화로 인한 관절의 퇴화와 기능 저하 등으로 생긴다. 또한, **통풍**, **류마티스 관절염**과 **전신 홍반 루푸스**와 같은 교원병, **뼈암**(골육종), **화농성 관절염** 등으로도 관절 통증이 나타난다.

시험에 나오는 어구

관절주머니(관절낭)
관절을 감싸고 지지하는 동시에 안에 윤활액을 넣어 관절의 움직임을 부드럽게 한다. 통증 수용기가 있다.

키워드

윤활막(활막) · **윤활액**(활액)
관절주머니 안에 펼쳐진 얇은 막이 윤활막이고, 윤활막에서 분비되는 윤활액이 관절공간(관절강)을 채워서 관절의 윤활액이 된다.

메모

자발통증과 체위성 통증
자발통증이란 가만히 있어도 느껴지는 통증이며, 체위성 통증이란 가만히 있으면 통증이 없지만 그 부분을 움직이면 느껴지는 통증을 가리킨다. 통증 유형으로 병과 병의 정도를 추측할 수 있다.

관절의 구조(무릎)

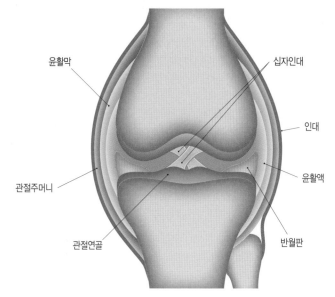

윤활막

십자인대

인대

관절주머니

윤활액

관절연골

반월판

통증을 느끼는 수용기는 관절주머니나 인대 부착부 등에 있으며 관절연골에는 없다. 관절주머니 등이 손상되거나 관절에 염증이 생겨서 부으면 통증이 발생한다.

관절에 통증이 생기는 주요 외상과 병

| 스포츠 외상·장애 | 변형성 관절증 | 류마티스 관절염과 같은 전신성 질환 |

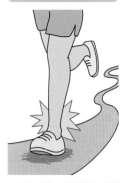

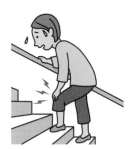

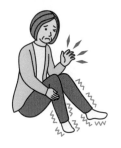

스포츠 외상·장애에서는 엉덩관절(고관절)과 무릎관절과 같은 다리 관절에 주로 통증이 발생한다. 무릎 반월판 손상, 인대 손상, 슬개대퇴골 통증 증후군 등이 있다.

노화와 근력 저하로 인한 관절연골의 손상이나 염증, 혹은 뼈가 변형되어 통증이 발생한다. 엉덩관절과 무릎관절에 생기면 보행이 힘들어진다.

류마티스 관절염과 전신 홍반루푸스 등의 전신성 질환 중에 관절통을 일으키는 것이 있다. 류마티스 관절염은 관절이 파괴되어 극심한 통증이 발생한다.

엉덩관절 통증(고관절 통증)

- ●노화로 인한 변형성 엉덩관절증은 보행 등 일상생활에 지장을 초래한다.
- ●넙다리뼈머리 괴사는 일본 후생노동성의 난치병으로 지정되어 있다.
- ●고령자가 엉덩관절을 골절하면 누워서만 지내게 되기도 한다.

노화에 의한 변화로 생활에 지장이 생기기도 한다

골반과 넙다리뼈가 연결되는 **엉덩관절(고관절)**에 통증이 있다면 **변형성 엉덩관절증(변형성 고관절증)**, **넙다리뼈머리 괴사(대퇴골두 괴사)**, 엉덩관절에 생긴 류마티스 관절염과 관절염, 엉덩관절의 구조상 문제와 노화, **넙다리뼈경부 골절(대퇴골경부 골절)** 등을 생각할 수 있다. 또한, 임신 후기에 접어들면 엉덩관절에 통증이 발생하는 경우도 적지 않다.

■주요 병과 특징

엉덩관절에 통증을 일으키는 주요 질환과 특징은 다음과 같다.

● 변형성 엉덩관절증

관절연골이 마모되어서 노출된 뼈가 깨지거나 어떤 자극에 반응해서 **뼈가 증식함**에 따라 나타난다. 선천성 엉덩관절탈구(선천성 고관절탈구)가 있거나 넙다리뼈머리를 받는 골반 쪽의 움푹 패인 **볼기뼈절구(관골구)**의 형성 부전이 있는 사람은 위험성이 높다. 보행과 같은 일상생활에 지장이 있으면 **인공 엉덩관절**로 바꾸는 수술을 시행하기도 한다.

● 넙다리뼈머리 괴사

일본 후생노동성의 **난치병**으로 지정되어 있다. 넙다리뼈의 뼈머리에 혈액이 도달하지 않아서 괴사한다. 가벼운 괴사는 증상이 없지만 괴사한 부분이 부서지면 통증이 생긴다. 확실한 원인은 알 수 없지만, 스테로이드제를 투여 중이거나 과도한 음주를 하는 사람에게 발생하는 예가 있다.

● 넙다리뼈경부 골절

특히 고령자에다 **골다공증**이 있으면 넘어지기만 해도 넙다리뼈머리 아래 부분인 **넙다리뼈경부**가 부러져버린다. 넙다리뼈경부가 부러지면 누워서만 지내야 하는 상황이 될 수도 있으므로 나이가 들어도 다리의 근육을 유지하고 넘어지지 않도록 주의해야 한다.

변형성 엉덩관절증
(변형성 고관절증)
노화 등에 의해 엉덩관절의 연골이 마모되어 뼈의 파괴, 증식 등이 일어난다. 여성에게 많다.

넙다리뼈경부 골절
(대퇴골경부 골절)
넘어지거나 해서 넙다리뼈경부가 골절된다. 고령자에다 골다공증이 있으면 쉽게 골절되며 이후 누워서만 지내게 되는 경우가 적지 않다.

선천성 엉덩관절탈구
(선천성 고관절탈구)
태어날 때부터 엉덩관절이 제대로 들어맞지 않고 탈구된 상태.

볼기뼈절구(관골구)
엉덩관절을 구성하는 골반에 있으며 넙다리뼈가 들어가기 위해 움푹 파인 곳.

임신 후기의 엉덩관절 통증
임신해서 체중이 증가하고 임신 중 호르몬의 영향으로 관절이 헐거워진 것이 원인이다. 적당한 운동으로 관절을 지탱하고 바른 자세를 유지하는 것이 중요하다.

엉덩관절에 통증이 생기는 주요 질환

변형성 엉덩관절증

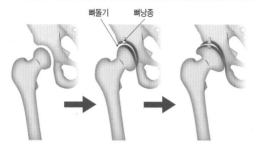

뼈돌기　뼈낭종

정상적인 엉덩관절

진행기. 연골이 마모
되어 관절 틈새가 좁
아진다. 뼈돌기와 뼈
낭종이 보인다.

말기. 뼈의 변형이 진행
되어 관절의 틈새가 거의
없어진다.

넙다리뼈머리 괴사

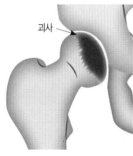

괴사

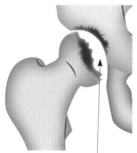

괴사한 부분이 부서진다.

넙다리뼈의 뼈머리 부분에 괴사가
일어나고 괴사가 진행되어 부서지
면 통증이 발생한다.

넙다리뼈경부 골절

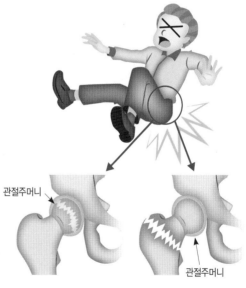

관절주머니

관절주머니

내측 골절　　　　　　외측 골절

넘어지거나 해서 넙다리뼈경부가 골절된다. 엉덩관절에서 가까운 내측
골절과 엉덩관절에서 떨어진 곳의 외측 골절이 있다. 누워서만 지내는
원인이 되기도 한다.

**여러 가지
통증질환**

무릎 통증

POINT

● 스포츠 경기로 인한 반월판이나 인대, 연골의 손상으로 통증이 발생한다.
● 격렬한 동작의 반복으로 근육과 힘줄에 통증이 생기는 경우가 있다.
● 중·고년의 무릎 통증은 변형성 무릎관절증인 경우가 많다.

무릎은 스포츠로 외상이나 장애가 생기기 쉽다

슬관절통(무릎관절통)이 생기는 외상과 병으로는 반월판 손상이나 인대 손상(앞·뒤 십자인대), 슬개대퇴골 통증 증후군과 같은 스포츠 장애, 중고령자에게 많은 **변형성 무릎관절증**(변형성 슬관절증), 온몸의 관절에 침범하는 **류마티스 관절염**, 청소년에게 주로 나타나는 **오스굿 슐라터 병** 등이 있다. 격렬한 운동, O자나 X자 다리, 노화, 비만, 운동 부족에 의한 근력 저하 등이 위험 요인이 된다.

■ 주요 외상·병과 특징

주요 외상·병과 특징은 아래와 같다.

● 반월판 손상, 인대 손상(앞·뒤 십자인대)

넙다리뼈와 정강뼈(경골) 사이에 끼여 있는 **반월판**과 무릎관절 중심부에 있는 앞·뒤 십자인대가 격한 스포츠 등에 의해 손상된다. 자연 치유는 불가.

● 슬개대퇴골 통증 증후군

달리는 동작에 의해 무릎 바깥쪽에 있는 **엉덩정강근막띠**(장경인대)가 넙다리뼈가쪽 관절융기(대퇴골외과)에 계속 마찰해서 염증이 생기는 **엉덩정강근막띠염**(장경인대염). 육상 장거리 선수, 농구나 경륜 선수 등에 많다.

● 변형성 무릎관절증

노화와 근력 저하 등에 의해 무릎 연골이 닳아서 염증을 일으키고 연골이 없어져서 **뼈돌기**(골극)가 생긴다. 무릎 통증, 변형(O자나 X자 다리), 무릎이 굽혀지지 않거나 펴지지 않는 등의 증상이 나타난다. 여성과 비만인에게 많다.

● 오스굿 슐라터 병

10세 이상의 활동적으로 스포츠를 즐기는 남자 청소년에게 많이 보이며 **슬개골염**이라고도 한다. 정강뼈의 넙다리네갈래근 정지부가 반복적으로 당겨져서 염증이 발생하고 뼈가 돌출되거나 떨어져 나간다.

시험에 나오는 어구

슬개대퇴골 통증 증후군
(Patellofemoral Pain Syndrome, PFPS)
엉덩정강근막띠가 마찰로 염증을 일으킨다. 달리는 동작을 반복하는 스포츠 선수에게 많이 발생한다.

오스굿 슐라터 병
10세 이상의 활동적으로 운동을 즐기는 청소년에게 많이 발생한다. 정강뼈의 넙다리네갈래근 정지 부분이 돌출해서 통증이 생긴다. 점퍼즈 무릎이라고도 한다.

키워드

반월판
정강뼈와 넙다리뼈 사이에 있는 반달 모양의 연골조직으로 관절의 쿠션적 역할을 한다. 심한 충격으로 파열되거나 손상되면 자연 치유가 되지 않는다.

앞·뒤 십자인대
무릎관절 안에 있는 인대로 관절의 앞뒤 움직임을 제어한다. 점프해서 착지하는 순간에 손상되기 쉽다. 끊어진 경우 자연 치유되지 않는다.

메모

무릎에 물이 찬다
관절 내에 염증이 있으면 윤활액 분비가 증가해서 관절주머니 내의 수분량이 늘어나기 때문에 관절이 부으면서 통증을 느낀다. 심한 경우에는 물을 빼는 처치를 한다.

무릎관절의 구조
(오른쪽 무릎을 위에서 본 그림)

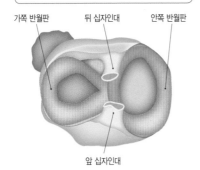

가쪽 반월판　뒤 십자인대　안쪽 반월판

앞 십자인대

반월판 손상

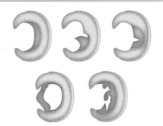

반월판에 균열이 생기거나 균열이 커져서 구멍이 뚫린 것처럼 된다. 너덜너덜해진 연골이 따로 떨어져 관절 내에서 돌아다니는 경우도 있다(관절 내 유리체).

앞·뒤 십자인대 손상

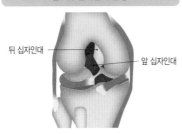

뒤 십자인대

앞 십자인대

앞 십자인대 손상은 높이 점프해서 착지할 때 등에 생기기 쉽다. 관절 내의 인대이므로 자연 치유는 불가능하다.

슬개대퇴골 통증 증후군

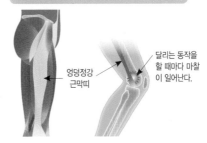

엉덩정강
근막띠

달리는 동작을
할 때마다 마찰
이 일어난다.

엉덩정강근막띠가 달리는 동작을 할 때마다 넙다리뼈가 관절융기에 쓸려서 염증을 일으킨다.

변형성 무릎관절증

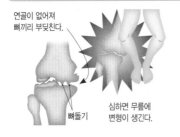

연골이 없어져
뼈끼리 부딪친다.

뼈돌기

심하면 무릎에
변형이 생긴다.

무릎 연골이 닳거나 손상되어 염증을 일으키고 결국 연골이 없어져 뼈끼리 부딪치게 된다. 또한, 뼈돌기가 생기는 등 변형된다. 심하면 O자나 X자 다리가 된다.

오스굿 슐라터 병

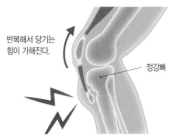

반복해서 당기는
힘이 가해진다.

정강뼈

넙다리네갈래근이 반복적으로 당겨짐으로써 근육이 정강뼈에 붙는 부분이 돌출하거나 박리되거나 한다. 10세 이상의 활동적으로 스포츠를 즐기는 남자 청소년에게 많이 나타난다.

발과 발가락의 통증

POINT

- 마라톤 선수 등은 발허리뼈 피로 골절이 나타나기도 한다.
- 끝이 뾰족한 신발을 오래 신으면 엄지발가락가쪽휨증이 발생한다.
- 고요산혈증이 엄지발가락(무지)에 통증이 생기는 통풍을 일으키기도 한다.

여성은 엄지발가락가쪽휨증, 남성은 통풍이 많다

발의 통증은 보행에 지장을 주기 때문에 일상생활에 큰 영향을 미친다. 발과 발가락에 통증을 일으키는 외상과 질병에는 마라톤 선수 등에게 많이 발생하는 발허리뼈 **피로 골절**(중족골 피로 골절), 여성에게 많은 **엄지발가락가쪽휨증(무지외반증)**과 **몰톤신경종**, 중고령 남성에게 많은 **통풍** 등이 있다.

■ 주요 외상·병과 특징

주요 외상·병과 특징은 다음과 같다.

● 발허리뼈 피로 골절

마라톤 등으로 발의 아치 모양을 만드는 발허리뼈에 충격이 반복적으로 가해짐으로써 피로 골절을 일으킨다. 발등에 통증이 생기며 통증이 심하지 않으면 골절을 알아채지 못하기도 한다.

● 엄지발가락가쪽휨증

엄지발가락이 바깥쪽으로 심하게 굽어서(외반) 보행 시에 엄지발가락 뿌리 부분의 돌출부가 신발에 닿아서 통증을 느낀다. 심하면 신발을 신지 않아도 통증을 느끼게 된다. **편평발**이거나 끝이 뾰족한 구두를 신는 것 등이 요인이며 여성에게 많다.

● 몰톤신경종

하이힐을 장시간 신고 있거나 발꿈치를 올리고 까치발을 하는 자세를 지속하면 **중족지절관절** 부분에서 신경이 압박받아 저림과 통증이 발생한다.

● 통풍

고요산혈증이 있어 혈중요산이 관절부에서 결정을 만들면 그것을 면역이 이물로 여기고 공격해서 염증을 일으킨다. 통증이 극심하며 발작적으로 나타난다(**통풍 발작**). 특히 엄지발가락 뿌리 부위에 많이 발생하며 남성에게 압도적으로 많다.

시험에 나오는 어구

엄지발가락가쪽휨증
(무지외반증)
끝이 뾰족한 신발을 신는 습관 등에 의해 엄지발가락이 바깥쪽으로 휘어서 뿌리 부위가 돌출한다. 돌출 부분이 신발에 닿아서 통증이 생기고 악화되면 걷기만 해도 통증을 느낀다.

통풍
고요산혈증이 있어 혈액에 다 녹지 않은 요산이 결정을 이뤄 염증을 일으키면 극심한 통증이 생긴다. 엄지발가락의 뿌리 부위에 주로 생긴다.

키워드

외반
발가락이 몸의 중심에서부터 밖을 향해 굽은 상태. 엄지발가락가쪽휨증에서는 한쪽 발만 보면 발가락이 발의 중심을 향해 모여서 '안쪽'을 향한다고 생각할 수도 있지만, 이는 틀린 생각이다.

메모

'통풍'의 의미
통풍의 통증은 굉장히 심해서 바람만 불어도 통증을 느낀다고 해서 통풍으로 부르게 되었다고 한다.

발과 발가락에 통증이 생기는 외상·병

발허리뼈 피로 골절

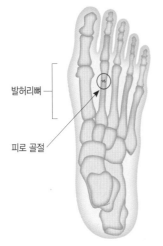

발허리뼈

피로 골절

마라톤 선수 등에게 많이 발생한다. 발의 아치 모양을 만드는 부분에 반복해서 충격이 가해져서 피로 골절을 일으킨다. 제2·3 발허리뼈에 많다.

엄지발가락가쪽휨증

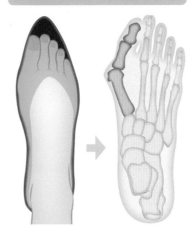

끝이 뾰족한 신발을 오래 신는 습관 등이 요인이며 엄지발가락이 바깥으로 휘어서 엄지발가락의 뿌리 부분이 돌출된다. 엄지발가락의 발허리뼈는 안쪽으로 굽는다. 돌출부가 신발에 닿으면 통증이 생기거나 보행만으로도 통증이 생기기도 한다.

몰톤신경종

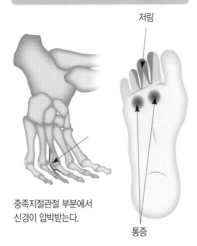

저림

중족지절관절 부분에서 신경이 압박받는다.

통증

하이힐을 신는 등 까치발 자세를 지속하면 중족지절관절 부분에서 신경이 압박받는다. 통증과 저림은 제2~4 발가락과 그 뿌리 부분에서 주로 나타난다.

통풍

엄지발가락 이외에 염증이 생기기 쉬운 부위

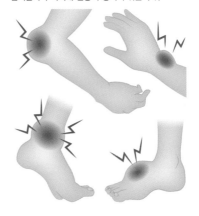

고요산혈증으로 혈중요산이 결정화되어 염증이 생기면 심한 통증이 발생한다. 갑자기 극심한 통증이 생기기 때문에 통풍 발작이라고 한다. 엄지발가락의 뿌리 부위에 주로 발생하지만, 발등과 손목 등에도 생긴다. 생활습관병.

오래 걷기 힘든 간헐성 절뚝거림

POINT

- 간헐성 절뚝거림이란 걸으면 다리가 아프고 쉬면 걸을 수 있는 상태를 말한다.
- 폐색성 동맥경화증과 허리 척추관협착증이 간헐성 절뚝거림의 원인이 된다.
- 허리(요추) 척추관협착증은 상체를 앞으로 기울이면 증상이 완화한다.

고령으로 보행 중 다리가 아프면 간헐성 절뚝거림일 수도

간헐이란 어떤 일이 간격을 두고 발생하거나 그치거나 하는 것을 가리킨다. 또한 **파행**이란 다리를 끌거나 절뚝거리는 등 균형 잡힌 보행을 할 수 없는 상태를 말한다. **간헐성 절뚝거림(간헐성 파행)**이란 어느 정도 걷다 보면 다리가 아프거나 근육이 땅겨서 걸을 수 없지만, 잠시 휴식을 취하면 통증이 사라져 다시 걸을 수 있는 상태가 되는데 이런 패턴이 반복되는 것을 가리킨다. 간헐성 절뚝거림은 주로 **폐색성 동맥경화증**과 **허리(요추) 척추관협착증** 등에 의해 일어난다.

폐색성 동맥경화증은 과식과 운동 부족, 비만, 고혈압, 당뇨병 등의 **생활습관병**, **노화** 등이 원인이며 다리로 향하는 비교적 두꺼운 동맥에 **동맥경화**가 생기는 상태를 가리킨다. 동맥경화로 인해 동맥의 안쪽 공간이 좁아져서 보행과 같은 활동을 하면 근육에 충분한 혈액이 공급되지 않아 산소가 부족해진 근육에 통증이 생긴다. 휴식을 취하면 근육의 산소 수요가 줄어서 산소 결핍 상태가 해소되므로 통증이 사라진다.

허리 척추관협착증은 척추 안을 지나며 안에 척수와 같은 신경이 있는 **척추관**이 허리 부분에서 좁아지는 것을 말한다. 허리 부분에는 척수에서 다리로 향하는 신경 다발인 **말총(마미)**이 있으며 이것이 압박받아서 통증과 저림이 발생한다. 척추관협착증으로 인한 다리 통증은 특히 허리를 젖히는 자세에서 심해진다. 이는 허리를 젖히면 척추관의 협착부가 더 좁아져서 신경을 강하게 압박하기 때문이다. 걷는 도중에 다리가 아플 때 단지 멈춰서는 것만으로는 통증이 개선되지 않으며 의자에 앉거나 상체를 살짝 앞으로 숙인 자세로 쉬면 통증이 가라앉는다.

시험에 나오는 어구

간헐성 절뚝거림(간헐성 파행)
걷고 있으면 다리에 통증이 느껴져 걸을 수 없지만, 잠시 쉬면 다시 걸을 수 있는 상태.

폐색성 동맥경화증
동맥경화로 동맥의 안쪽 공간이 좁아져 다리로 가는 혈류가 나빠져 있는 상태. 간헐성 절뚝거림을 일으킨다.

허리(요추) 척추관협착증
뼈와 추간판의 변형, 인대의 뼈발생 등으로 허리에서 척추관이 좁아져 신경을 압박한다.

키워드

척추관
척추뼈가 겹쳐서 이루어진 척추의 후방을 위아래로 관통하는 관으로 안에는 척수와 신경이 지난다.

메모

폐색성 동맥경화증의 증상
다리 냉증과 저림. 더 진행되면 안정 시에도 다리에 통증이 생겨 수면을 방해한다. 발끝에 잘 낫지 않는 궤양이 생겨서 괴사에 이르기도 한다.

간헐성 절뚝거림의 증상

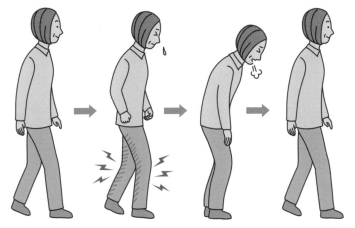

간헐성 절뚝거림이란 어느 정도 걸으면 다리 통증과 근육 땅김 때문에 걸을 수 없다가 잠시 쉬면 통증이 사라지고 다시 걸을 수 있게 되는 상태.

간헐성 절뚝거림의 원인

폐색성 동맥경화증

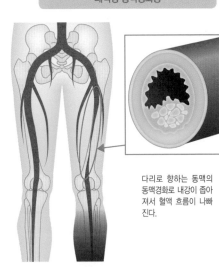

다리로 향하는 동맥의 동맥경화로 내강이 좁아져서 혈액 흐름이 나빠진다.

다리에 혈액을 보내는 동맥에 동맥경화가 생겨서 다리로 가는 혈류가 나빠지면 운동 시에 충분한 혈액이 공급되지 않아서 근육이 산소 결핍 상태가 되어 통증이 발생한다. 쉬면 산소 수요가 줄어들어 증상이 사라지고 다시 걸을 수 있다.

허리 척추관협착증

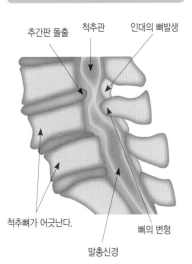

추간판 돌출 척추관 인대의 뼈발생

척추뼈가 어긋난다.

뼈의 변형

말총신경

허리뼈 부분에서 척추관이 좁아지면 보행 중에 다리가 아프거나 저림이 생긴다. 허리를 젖히면 증상이 악화되는 경우가 많다. 앞으로 숙인 자세로 쉬면 증상이 줄어든다.

전신성 통증

- ●온몸의 관절에 염증이 생겨 관절이 파괴되는 류마티스 관절염.
- ●섬유근육통은 전신에 통증이 있지만, 이상이 발견되지 않는다.
- ●만성피로 증후군은 강한 권태감을 느낀다.

원인 불명의 전신성 질환에 의한 참기 힘든 통증

평소 건강하던 사람이 갑자기 전신의 마디마디가 아픈 경우 **인플루엔자** 등의 감염증 때문에 고열이 나는 신호일지도 모른다. 한기와 두통, 머리가 멍한 증상이 동반되면 열을 재 봐야 한다.

만성적으로 전신에 통증이 있다면 **류마티스 관절염, 섬유근육통, 만성피로 증후군** 등을 의심할 수 있다.

■주요 병과 특징

전신에 통증이 생기는 주요 병과 특징은 다음과 같다.

● 류마티스 관절염

전신의 관절에 염증이 생겨 관절통, **관절의 경직**, 관절 파괴와 변형, 미열, 전신 권태감 등의 증상이 나타난다. 관절염은 특히 손가락, 발가락과 손목에 생기기 쉽다. 원인은 알 수 없으며 중고령 여성에게 많이 나타난다. 최근 증상을 완화하고 진행을 늦추는 약과 치료법 개발이 활발히 이루어지고 있다.

● 섬유근육통

전신의 근육, 관절, 힘줄, 내장 등에 만성적인 통증과 경직이 나타나며 통증 부위를 검사해도 특별한 이상이 발견되지 않는다. 특정 부위를 누르면 **압통**이 나타난다. 날에 따라 혹은 시간에 따라 통증 정도와 부위가 바뀐다. 류마티스 관절염과 비슷하지만, 관절이 파괴되지는 않으며 원인 불명이다.

● 만성피로 증후군

강한 **권태감**, 집중력 저하, 근육통과 관절통, 두통, 림프절의 부기와 통증, 목구멍의 통증 등이 있으며 일상생활이 눈에 띄게 힘들어진다. 단순한 피로가 아니므로 충분히 휴식을 취해도 증상이 개선되지 않으며 원인 불명이다.

 시험에 나오는 어구

류마티스 관절염
전신의 관절에 염증이 생겨서 관절이 파괴되는 병. 최근 통증을 완화하는 약이 개발되어 환자의 생활의 질이 개선되고 있다.

섬유근육통
전신에 심한 통증이 있지만, 검사상으로는 특별한 이상이 발견되지 않는다. 통증이 매일 변하는 것이 특징이며 원인 불명이다.

만성피로 증후군
강한 권태감이 주요 증상. 근육통과 관절통, 두통 등의 증상이 있으며 일상생활이 힘들어진다. 원인 불명.

 키워드

압통
자극을 주지 않으면 통증을 느끼지 않지만, 손가락으로 누르면 통증이 느껴지는 것을 가리킨다.

 메모

류마티스의 의미
류마티스는 'rheuma(류마)'라는 그리스어에서 온 말로 '흘러간다'는 의미이다. 예전에는 류마티스는 혈액의 흐름이 정체되어 생긴다고 여긴 것에서 유래되었다. 현재는 그 의미는 잘못되었지만 이름은 그대로 사용되고 있다.

전신에 통증이 생기는 병

류마티스 관절염

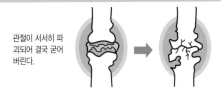

관절이 서서히 파괴되어 결국 굳어 버린다.

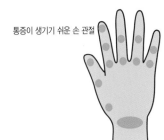

통증이 생기기 쉬운 손 관절

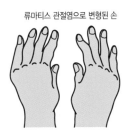

류마티스 관절염으로 변형된 손

전신 관절에 염증이 생기고 관절이 파괴된다. 심해지면 손 등의 관절이 변형된다. 아침에 일어났을 때 손이 뻣뻣하게 경직되는 '조조 강직'이 특징이다.

섬유근육통

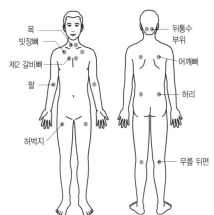

- 목
- 빗장뼈
- 제2 갈비뼈
- 팔
- 허벅지
- 뒤통수 부위
- 어깨뼈
- 허리
- 무릎 뒤편

위에 그려진 부위 중 11곳 이상에 압통이 있으며 그것이 3개월 이상 이어지면 섬유근육통으로 진단한다.

전신의 관절 등에 통증이 있지만, 검사를 해도 이상이 발견되지 않는다. 원인 불명.

만성피로 증후군

만성피로 증후군의 주요 증상

- 두통
- 목구멍의 통증
- 미열
- 관절통
- 불면증
- 집중력 저하 등

심한 권태감이 있으며 두통과 관절통, 미열 등의 증상을 수반하고 일상생활에 지장을 초래한다. 휴식을 취해도 개선되지 않고 원인 불명이다.

복합부위 통증 증후군

POINT

● 복합부위 통증 증후군은 외상 치료 후에 통증이 생긴다.
● 타는 듯한 통증, 찌르는 듯한 통증 등으로 표현된다.
● 발한 이상, 피부와 손발톱의 위축 등을 수반한다.

외상이 나은 후에 생기는 원인 불명의 통증

복합부위 통증 증후군은 염좌나 타박상, 골절과 같은 외상 후에 몸에 만성적인 통증이 생기는 질환이다. 전쟁에서 큰 부상을 당한 군인이 외상이 나은 후에도 극심한 통증을 호소하면서 밝혀지게 되었다.

증상의 계기가 된 외상으로 신경이 손상된 경우와 외상은 있지만 신경은 손상되지 않는 경우가 있다. 예전에는 전자를 열과 통증을 의미하는 **작열통**, 후자를 반사성 교감신경 이영양증이라고 했지만, 지금은 합쳐서 복합부위 통증 증후군이라고 한다.

외상이 나아도 외상 부위나 그 이외의 부위에서 자극의 강도에 맞지 않는 강한 통증에 시달린다. 통증은 타는 듯한 통증, 바늘로 찌르는 듯한 통증, 전기가 통하는 듯한 통증 등으로 표현된다. 또한, 옷이 닿는 정도의 아주 가벼운 자극으로도 통증을 느끼는 **무해자극 통증**(이질 통증)(P.84 참조)이 생기기도 한다.

피부 온도와 발한의 이상, 피부색 변화, 부종, 근육 위축, 관절의 운동 제한, 피부와 손발톱 위축과 같은 증상을 동반한다. 복합이라는 명칭은 통증과 염증 증상, 운동장애 등이 복합적으로 변화한다는 것에서 붙여진 이름이다. 몇 주일 정도 지나면 증세가 호전되는 경우도 있지만, 대부분은 몇 년에 걸쳐 증상이 계속되거나 한번 좋아졌다가도 다시 재발하는 경과를 보인다.

현재 이 병의 원인은 확실히 알 수 없으며, 따라서 치료법은 통증 등에 대한 대증요법이 중심이 된다.

시험에 나오는 어구

복합부위 통증 증후군
외상이 나은 후에 몸에 통증이 생기는 증상. 외상으로 신경이 손상된 경우와 손상되지 않은 경우가 있다. 원인 불명.
(Complex Regional Pain Syndrome—약자로 CRPS라고 불리기도 한다. −감역자 주)

키워드

이영양증
영양 장애를 의미한다. 영양·대사장애로 세포와 조직이 변성하거나 위축을 일으킨다.

무해자극 통증(이질 통증)
원래는 통증을 느낄 리 없을 정도의 가벼운 자극으로 통증을 느끼는 상태.

메모

작열통(Causalgia)
부상으로 신경이 손상되고부상이 나은 후에 통증이 생기는 것을 이렇게 불렀다. 그리스어의 '열(kausos)'과 '통증(algos)'을 합해서 만든 단어.

복합부위 통증 증후군

복합부위 통증 증후군이란?

부상을 입는다.	부상이 낫는다.	몸에 통증이 생긴다.

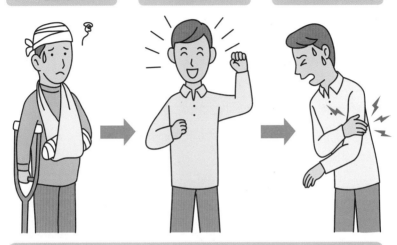

외상이 나은 후에 상처 부위와 그 이외의 부위에 통증이 생긴다. 통증은 타는 듯한 통증, 찌르는 듯한 통증 등으로 표현된다.

복합부위 통증 증후군의 증상

극심한 통증 외에 피부 온도와 발한 이상, 피부색의 변화, 부종, 근육 위축, 관절의 운동 제한, 피부와 손발톱 위축 등이 나타난다.

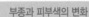

강한 통증	부종과 피부색의 변화	근육 위축

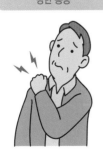
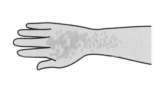
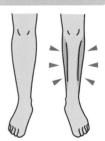

수술 후 통증 증후군

POINT

● 수술 후 통증 증후군은 수술 후에 상처가 나아도 통증은 지속되는 증상.
● 수술로 신경이 손상되었기 때문에 생긴다고 알려졌다.
● 개흉 수술, 유방암과 척추 수술 후에 나타나기 쉽다.

수술로 신경이 손상되어 수술 후에 통증이 남는다

　수술 후 통증 증후군은 수술로 절개한 곳에서 느끼는 통증이 아니다. 어떤 수술을 받은 후 절개한 상처 자체는 나았지만, 통증은 계속되는 것을 말한다. 상처 부분과 그 주변에 통증이 있지만, 통증 유형이 수술 직후의 상처에 의한 통증과는 성질이 다르다.

　기본적으로는 모든 수술에서 나타날 수 있지만, 심장 수술과 같은 개흉 수술, 유방암 수술, 척추 수술 등에서 생기기 쉽다고 알려져 있다.

　개흉수술 후 통증 증후군은 심장이나 폐 수술 후부터 2개월 이상 계속되는 통증, 혹은 수술 후 2개월 이상 경과한 후부터 생기는 통증이라고 정의한다. 수술로 인한 늑간신경 손상이 원인으로 알려져 있으며 대부분은 몇 개월이 지나면 호전되지만, 통증이 오래 지속되거나 점점 악화되는 사람도 있다.

　유방암 수술로 생기는 통증을 유방절제후 통증 증후군이라고 한다. 수술로 인한 갈비사이위팔신경(늑간상완신경)의 손상이 원인으로 알려져 있으며 절제한 유방 주변과 겨드랑이 아래, 팔에 걸쳐 통증과 묵직한 느낌 등이 지속된다. 또한, 팔을 움직이면 통증이 증가하는 경향이 있다.

　척추 수술 후에도 통증이 계속되는 경우가 있으며 요통 때문에 수술을 했는데 오히려 통증이 더 심해지는 웃지 못할 상황이 벌어지기도 한다.

　이런 통증에 대해서는 진통제 복용과 좌약 투여 외에, 신경 차단 요법 등으로 통증 완화를 도모한다. 암 수술 후 통증이 오래 지속되거나 서서히 악화된다면 암의 재발 가능성도 있으므로 주의가 필요하다.

 시험에 나오는 어구

수술 후 통증 증후군
수술 후 상처가 나았는데 절개 부위와 그 주변에 통증이 계속 되는 증상. 수술로 인한 신경 손상이 원인이라고 알려져 있다.

 키워드

늑간신경
갈비뼈를 따라 움직이는 신경으로 등과 배 근육의 움직임, 가슴의 피부감각 등을 관장한다.

갈비사이위팔신경
(늑간상완신경)
겨드랑이 아래에 있는 신경으로 위팔 안쪽의 피부감각을 관장한다.

 메모

유방암으로 겨드랑이 아래 림프절을 제거하면 나타나기 쉽다
유방절제후 통증 증후군은 유방암의 진행으로 겨드랑이 아래 림프절을 절제한 경우에 나타나기 쉽다. 초기 암으로 유방을 보존하는 수술에서는 잘 생기지 않는다.

수술 후 통증 증후군이란

수술 후 통증 증후군이란

개흉 수술

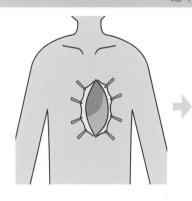

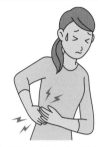

수술 후, 상처가 나은 후에도 상처 부위나 옆구리 등에 통증을 느낀다.

유방암 수술

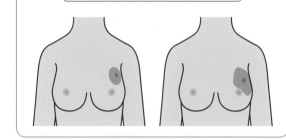

유방 부분 절제술

유방절제술

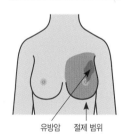

유방암   절제 범위

암이 작을 때는 암과 그 주변만 절제하는 부분 절제술을 시행한다.

암이 큰 경우는 한쪽 유방 전체와 그 근처에 있는 겨드랑이 아래 림 프절을 절제한다.

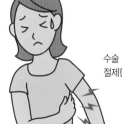

수술 후 통증 증후군은 겨드랑이 아래의 림프절을 절제한 경우 등에 나타나기 쉽다.

암성 통증과 완화 케어

POINT

- 암과 암의 치료 등에 따른 통증을 암성 통증이라고 한다.
- 암성 통증의 특징은 진행성, 지속성, 다발성이다.
- 완화 케어에서 가장 중요한 것은 진통이다.

암성 통증이란 무엇인가?

암과 암의 치료에 관련해서 생기는 통증을 **암성 통증**이라고 한다. 암이 진행되어 커지거나 **침윤**(주변에 번지듯 퍼짐)이나 **전이**(멀리 떨어진 장기로 이동)를 일으켜 조직을 파괴하거나 압박하면 통증이 생긴다. 또한, **수술과 방사선 치료에 의한 통증, 항암제** 부작용으로 생기는 구내염 통증, 진통제 부작용으로 생기는 심한 변비로 인한 복통 등 치료에 수반해서 나타나는 통증도 있다. 그리고 침대에서만 누워 지내 허리에 통증이 생기거나 누워서 움직일 수 없는 경우 욕창으로 통증이 생기기도 한다.

암성 통증의 특징은 서서히 진행되고 하루종일 매일 계속되며 통증 부위가 동시다발적으로 여러 곳이 되는 경우가 많다는 점이다. 극심한 통증이 계속되면 우울감에 빠지고 가족도 힘들어지기 때문에 가능한 한 빨리 적절하게 통증을 제거할 필요가 있다.

완화 케어는 말기가 된 후부터 하는 것이 아니다

암과 같이 생명과 관련된 병의 환자와 가족을 통증으로부터 해방시켜 주고, 그 외에 신체적인 통증, 정신적·사회적 문제, 스피리추얼 문제에 대처해서 생활의 질을 높이는 것을 완화 케어라고 한다. 완화 케어는 죽음이 임박한 말기 환자만을 위한 것이 아니라 말기에 이르기 훨씬 전부터 환자의 상태에 맞게 실행해야 한다. 특히 통증은 생활의 질을 크게 떨어뜨리기 때문에 진통은 가장 중요한 케어라고 할 수 있다.

암성 통증

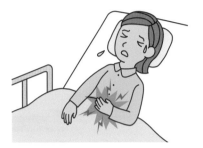

암 자체에 의한 통증.

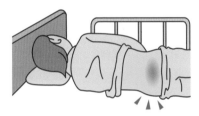

누워서만 지내는 생활로 인해 생기는 요통, 욕창 등의 통증.

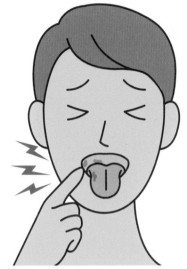

방사선 치료에 따른 피부 장애, 항암제에 의한 구내염, 진통제 부작용인 변비에 의한 복통 등 치료에 따른 통증.

암성 통증이 미치는 영향

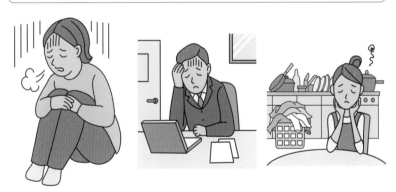

불면, 식욕 부진, 의욕 저하 등의 문제를 야기하고 영양 상태의 저하와 몸 상태 악화를 유발한다. 정신적으로도 악영향을 미쳐 우울감이 생기기도 한다.

> 암성 통증은 가능한 한 빨리 적절하게 제거해서 환자와 환자 가족을 통증에서 해방시켜 주는 것이 중요하다.

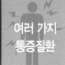
항암제에 의한 통증

- ●항암제는 암세포의 증식을 저해하는 약이다.
- ●구내염, 혈관염 등의 부작용으로 통증이 생기기도 한다.
- ●진통제와 긴장 이완 등으로 통증 완화를 꾀한다.

항암제로 구내염과 혈관염이 생겨서 통증을 일으킨다

항암제는 암세포의 증식을 억제하거나 암세포 자체를 사멸시키기 위해 사용되는 약이며 항암제를 사용하는 치료를 **화학 요법**이라고 한다.

항암제는 여러 종류가 있지만, 아직 암세포만 공격하는 약은 없으며 그 결과 정상 세포도 영향을 받아서 여러 부작용이 생긴다. 특히 활발하게 세포분열을 하는 조직이 손상받기 쉬워서 구강 내와 위장의 점막 세포 장애에 따른 **메스꺼움**과 **구토**, 모발을 만드는 세포의 장애로 인한 **탈모**, 조혈 세포의 장애로 인한 **백혈구 감소** 등의 증상이 나타난다.

어떤 항암제는 주로 **구내염**을 일으켜서 항암제 투여 중에는 구내염 통증 때문에 음식을 제대로 섭취하지 못하기도 한다. 또한, 손발의 통증이 문제시되는 화학 요법 유발성 말초신경병증을 불러일으키기도 한다.

수액으로 정맥에 투여한 항암제가 혈관의 내피세포를 손상하면 **혈관염**이 발생해서 통증이 생긴다. 또 어떤 항암제는 특히 **혈액 생성**이 활발한 골반과 복장뼈(흉골), 넙다리뼈 등에 손상을 줘서 통증을 일으킨다.

항암제의 부작용으로 통증이 발생해도 기본적으로는 항암제를 도중에 멈출 수는 없다. 가능하면 항암제의 종류를 바꾸거나 통증에 대해서는 진통제로 통증 완화를 꾀한다. 마사지나 입욕, 레크리에이션 등으로 기분 전환과 안정을 취하거나 온찜질과 냉찜질 등의 관리도 통증 완화에 효과적이다.

항암제로 인한 부작용

대표적인 부작용이 주로 나타나는 시기

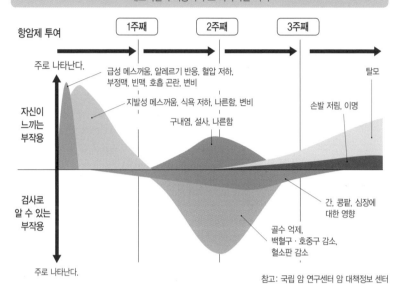

항암제 투여

| 1주째 | 2주째 | 3주째 |

주로 나타난다.

급성 메스꺼움, 알레르기 반응, 혈압 저하,
부정맥, 빈맥, 호흡 곤란, 변비

탈모

자신이
느끼는
부작용

지발성 메스꺼움, 식욕 저하, 나른함, 변비

손발 저림, 이명

구내염, 설사, 나른함

검사로
알 수 있는
부작용

간, 콩팥, 심장에
대한 영향

골수 억제,
백혈구 · 호중구 감소,
혈소판 감소

주로 나타난다.

참고: 국립 암 연구센터 암 대책정보 센터

항암제에 따라 부작용이 나타나는 양상이 다르다. 또한, 개인에 따라서도 부작용 정도 등이 다르다.

항암제 부작용으로 나타나는 통증의 완화

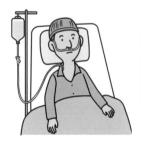

진통제 투여

구내염일 때의 식사 관리
(자극적이지 않으며
부드럽고 씹기 쉬운 음식)

통증은 어떤 통증이라도 가
능한 제거할 것. 통증 완
화를 위해 다양한 방법을
모색하는 것이 중요하다.

마사지, 산책, 족욕, 입욕 등으로 긴장 이완을 도모한다.

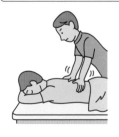
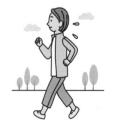
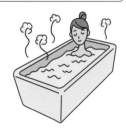

찾아보기

한글 찾아보기

숫자, 기호

Aβ섬유	84
Aδ섬유	26, 28, 46, 106, 126
CMI 건강조사법	112
CRP	114
CT	110
C섬유	26, 28, 46, 60, 94, 106, 126
MMPI	112
MRI	110
NSAIDs	130, 132, 134
SDS	112
β엔도르핀	122

ㄱ

가려움	94
가소화	82
가슴문증후군	186
간헐 절뚝거림	222
간헐 파행	222
갈근탕	148
갈비사이신경	228
갈비사이위팔신경	228
감각뉴런	46, 64
감각수용기	48
감각신경	44, 52
감각장애	96
개방 골절	210
개흉수술 후 통증 증후군	228
건초	192
건초염	192
견관절 주위염	190
견인 요법	158, 162
경결	78
경막밑 혈종	178
경막바깥 차단	150, 152
경막바깥 혈종	178
경막바깥공간	152
경막외 차단	150, 152
경막외 혈종	178
경막외강	152
경막하 혈종	178
경수	186
경신경	186
경추 추간판탈출증	186
경추증	186
경피신경 전기자극법	120
경혈	172
고역치 기계수용체	60
고요산혈증	202
골극	218
골다공증	210, 216
골막	210
관골구	216
관문조절 이론	118, 120
관절경 수술	167
관절낭	214
관절주머니	214
광범위 유해억제 조절	118, 172
광선 요법	170
광작동역 뉴런	66, 118
교감신경	22, 56, 74, 92
교감신경의존성 통증	74
구심성 섬유	44
구제 약물	140
국소마취제	146, 150, 152, 190
군발 두통	176
굴곡 반사	94
궤양성 대장염	198
근섬유	156, 212
근손상	212

근육섬유	156, 212
근육이완제	130, 144
근육통	212
근육풀림 훈련	160
근이완 훈련	160
근이완제	130, 144
근파열	212
긁기 반사	94
급성 복증	200, 204
급성 요통	208
급성 췌장염	200, 206
급성 통증	14, 32, 40, 74
기계적 자극	58, 60
기능국재	54
기립성 두통	188
긴장성 두통	132, 148, 176

ㄴ

난소 경염전	200, 204
난소낭종	204
난소물혹	204
내시경 검사	114
내시경 수술	166
내인성 오피오이드	122, 124, 172
내인성 통증 조절계	118
내인성 통증유발물질	62
내장구심성 섬유	28
내장통증	14, 18, 28, 104
넙다리뼈경부 골절	216
넙다리뼈머리 괴사	216
노르아드레날린	74, 90, 122
뇌간	68
뇌간망양체	68
뇌신경	44
뇌졸중	12, 180

뇌종양	178
뇌줄기	68
뇌줄기그물체	68
뇌척수액	188
뇌척수액 감소증	188
뇌척수액 검사	114
뇌출혈	178, 180
뇌하수체	122
눈꺼풀 처짐	154
뉴런	46, 64, 66, 76
뉴로트로핀	146
늑간상완신경	228
늑간신경	228

ㄷ

다양상 수용기	60, 172
당귀작약산	148
당뇨병성 신경병증	12, 21
대뇌둘레계통	66, 68
대뇌변연계	66, 68
대상포진	196
대식세포	72
대장염	198
대퇴골경부 골절	216
대퇴골두 괴사	216
도수근력 검사	108
도파민	124
돈복약	136
두통	148, 176, 178
둔마	96
둔통	28
뒤뿌리	48, 52, 64
뒤뿌리신경절	64
디클로페낙	134
딴곳임신	204

ㄹ

라세그 검사	108
레이저 치료	128, 168
록소프로펜	134
루피니소체	50
류마티스 관절염	132
류머티즘 관절염	132, 214, 224

ㅁ

마비성 일레우스	140
마약	138, 142
마약성 진통제	142
마음챙김	42
마이스너소체	50
막창자꼬리염	198
만성 요통	208
만성통증	14, 34, 40, 74
만성피로 증후군	224
말이집	46, 70
말이집신경섬유	46, 60
말이집탈락	70
말초신경계	44
메르켈반	50
모르핀	140, 174
목신경	186
목척수	186
몰톤신경종	220
몸감각	26
무릎관절통	218
무릎힘줄반사	108
무수신경섬유	46, 60
무지외반증	220
무통분만	98
무해자극통증	20, 84, 226

물리 요법	158, 162
민말이집신경섬유	46, 60

ㅂ

바이오피드백 요법	164
반달판막	218
반사	108
반사성 교감신경 이영양증	226
반월판	218
발통증강물질	62
발허리뼈 피로 골절	220
방광염	198, 202
배대동맥자루 파열	200
배쪽덮개영역	124
변형성 고관절증	216
변형성 관절증	214
변형성 무릎관절증	218
변형성 슬관절증	218
변형성 엉덩관절증	216
변형성 요추증	208
별신경절	128, 154, 168
별신경절 차단	150, 154
병적 골절	210
보수계	124
보조진통제	130, 144
복부대동맥류 파열	200
복측피개영역	124
복통	198, 200
복합부위 통증 증후군	226
볼기뼈절구	216
부교감신경	56
분극	48
브래디키닌	62
비뇨기관	202
비스테로이드 항염증제	130, 132

찾아보기

뼈돌기	218	스리피추얼 통증	38	압통	224
뼈막	210	스테로이드	132	앞·뒤 십자인대	218
		스트레스	32, 90, 122	야간통증	190

ㅅ

		스포츠 장애	192	야구 팔꿈치	192
사이토카인	62	스피리추얼	86	약물 요법	128, 130
사회적 통증	38	슬개건반사	108	어깨관절 주위염	190
삭상결절	78	슬개대퇴골 통증 증후군	218	얼굴 평가척도	100
삼반규관	92	슬관절통	218	얼굴신경통	182
삼차신경	182	시각아날로그 평가척도	100	엄지발가락가쪽휨증	220
삼차신경통	182	시냅스	46	에텐자미드	136
상행성 전도로	52	시냅스간극	46	역류성 식도염	196
서모그래피 검사	114	시냅스틈새	46	역치	84, 86, 106
서방성	140	시상	54, 66	연관통증	14, 30, 76
선천성 고관절탈구	216	시클로옥시게나아제	132	열 자극	58, 60
선천성 무통각증	12	식도정맥류 파열	194	열린질문	102
선천성 엉덩관절탈구	216	신경병증성 통증	14, 16, 20, 70	염증	14
섬유근육통	224	신경차단 요법	128, 150, 160, 228	오스굿 슐라터 병	218
성상신경절	128, 154, 168	신체적 통증	38	오십견	148, 160, 190
성상신경절 차단	150, 154	심근경색증	12, 194	오피오이드	28, 130, 138, 140, 142
세레콕시브	134	심리요법	128, 164	오피오이드 수용체	138
세로토닌	62, 118	심부감각	26, 108	오피움 유연물질	130, 138
세반고리관	92	심부통	26	옥시코돈	138, 142
소양감	94	심인성 요통	208	온열 요법	128, 158, 162
소화관 천공	200	심인성 통증	14, 16, 22	완화 케어	230
속효성	140	심장신경증	196	외상성 경부 증후군	188
손목터널	192	씹기근육	184	외상성 골절	210
손목터널증후군	192			외인성 통증유발물질	62

ㅇ

수근관	192			요관결석	202
수근관증후군	192	아라키돈산	132	요부 척추관협착증	222
수두-대상포진 바이러스	196	아세트아미노펜	130, 136	요추 분리증	206
수렴투사이론	76	아세틸살리실산	134	요추 압박골절	206
수술 후 통증 증후군	228	아편	130	요추 전방전위증	206
수초	46, 70	안검하수	154	요추 추간판탈출증	206
수치 평가척도	100	안면신경통	182	요통증	208
수치료법	158, 162	암성통증	132, 138, 140, 230	우두바이러스	146

운동 요법	158, 160	
운동뉴런	46	
운동신경	44	
운동장애	96	
원심성섬유	44	
월경통	132, 148, 204	
유발통증	36	
유방절제후 통증 증후군	228	
유수신경섬유	46, 60	
윤활막	214	
윤활액	214	
윤활주머니	190, 192	
이마엽앞영역	66	
이마엽연합영역	124	
이온 통로	64	
이질통증	20, 84, 226	
이차성 두통	178	
이차침해수용 뉴런	58, 66, 90	
이코노미클래스 증후군	194	
이학 요법	128, 158	
이학적 검사	108	
인도메타신	134	
인지행동 요법	164	
일차몸감각영역	54	
일차체성감각영역	54	
일차침해수용 뉴런	58, 60, 64, 66	

ㅈ

자궁내막증	204	
자궁외임신	204	
자기효능감	164	
자발통증	14, 36, 88, 214	
자유신경종말	26, 50	
자율 훈련법	164	
자율신경	44, 56	

작약감초탕	148	
작열통	226	
장구 요법	158	
장폐색증	198	
재택요양	116	
저작근	184	
저혈당	178	
전기적 신호	48, 70	
전도로	52, 66	
전두연합영역	124	
전두전야	66	
전이	230	
전인적 통증	38	
정동	10	
정신적 통증	38	
젖산	212	
제논광선 치료	170	
조영 검사	110	
종양표지자	114	
종합감기약	136	
주된 증상	102	
중족골 피로 골절	220	
중추성 통증	14, 24, 180	
중추신경계	44	
증(症)	148	
지주막하출혈	178, 180	
직선편광 근적외선 치료	170	

ㅊ

창자막힘증	198	
척수 손상	20, 24	
척수신경	44, 65, 152	
척수신경절	48	
척수전기자극 요법	166	
척추관협착증	20, 222	

척추옆굽음증	208	
척추측만증	208	
천장효과	140	
체동 시 통증	14, 36, 214	
체성감각	26	
체성통증증	14, 18, 26	
초음파 검사	110	
추간판탈출증	20, 186, 206	
추간판탈출증 수술	167	
축동	154	
충수염	198	
취약성 골절	210	
측아	72	
침구 치료	172	
침해수용성 통증	14, 18, 58	
침해수용체	16, 18, 58, 60	
침해자극	58, 60, 88	

ㅋ

캡사이신	58, 60	
컴파트먼트 차단	154	
케타민	146	
코데인	138	
크로스토크	74	
큰포식세포	72	

ㅌ

탈수	70	
턱관절	184	
턱관절 장애	184	
테니스 팔꿈치	192	
텔레스코핑	80	
토탈 페인	38	
통각과민	84, 86	
통증	10	

찾아보기

통증 평가척도 100, 106
통증유발물질 32, 36, 62, 212
통증유발점 78, 156, 168
통풍 220
투쟁–도피 반응 32, 122
트리거 포인트 30, 78, 156, 168
트리거 포인트 주사 156
트립탄 계열 약물 146
특발성 삼차신경통 182
특이적침해수용 뉴런 66

ㅍ

파치니소체 50
패치제 142
펜타닐 138, 142
펩티드 64
편두통 92, 146, 176
폐색성 동맥경화증 222
폐색전증 194
폐암 196
포스포리파아제 132
표재감각 50
표재통 26, 28
프로스타글란딘 62, 132
피로 골절 210, 220
피부감각 26, 50, 108

ㅎ

하행성 통증 조절계 118, 122, 138, 168
한랭 요법 158, 162
한방약 148, 172
항경련제 144
항부정맥제 144
항상성 56
항암제 230, 232

항우울제 144
해열진통제 130, 134
허리삐끗 206
혈관염 232
혈액 검사 114
협심증 196
호너증후군 154
호문쿨루스 55
화학적 자극 58, 60
환상팔다리 통증 80
환지통 80
활막 214
활액 214
활액낭 190, 192
회백질 52
회색질 52
후근 48, 52, 64
후근신경절 64
흉곽출구증후군 186
흉부 대동맥 박리 194
흉통 194, 196
히스타민 62, 94
힘줄윤활막염 192
힘줄집 192
98

영어 찾아보기

A

ACE	136
Acetaminophen	136
ANPEC	140
Aspirin	134
Auscultation	108
Aα	47
Aβ	47
AΥ	47
Aδ	47

B~C

B	47
Bell-Magendie's law	48
BUFFERIN PLUS	137
C	47
CALONAL	136
Celecox	135
Chief Complaint	102
convergence-projection	76
CMI(Cornell Medical Index)	112. 113
cross talk	74
Cyclooxygenase	132

D~K

Dermatome	52
Durotep MT Patch	142
Excedrin	137
Fentos Tape	142
fight of flight response	32
FRS(Face Rating Scale)	100, 101
Functional localization	56
High Threshold Mechanoreceptor	60
Homeostasis	56
Indometacin	135
KADIAN	140

L~N

LASER	168
LOXONIN	134
Mental pain	38
Mindfulness	42

MMPI(Minnesota Multiphasic Personality Inventory	112
MS Contin	140
Myelin	46
neuroplsticity	82
NRS(Numeric Rating Scale)	100, 101
NSAIDs(Non-Steroidal Anti-Inflammatory Drugs)	130, 132

O~P

Opioid	138
OPSO	140
OXIFAST	142
OXINORM	142
OXYCONTIN	142
Pain Scale	100
Palpation	108
Paralytic ileus	140
Percussion	108
Physical Examination	108
polymodal	60
Polymodal Receptor	60
POMS(Profile of Mood States)	113

Q~Z

SDS(Self-Rating Depression Scale)	112
Spiritual pain	38
Threshold Value	86
titration	174
Total Pain	38
VAS(Visual Analog Scale)	100, 101
Voltaren	134

그림으로 이해하는 인체 이야기
통증·진통의 구조

2022. 11. 16. 초 판 1쇄 인쇄
2022. 11. 23. 초 판 1쇄 발행

감　　수 │ 하시구치 사오리
감　　역 │ 김연동
옮긴이 │ 이진경
펴낸이 │ 이종춘
펴낸곳 │ **BM** ㈜도서출판 **성안당**
주소 │ 04032 서울시 마포구 양화로 127 첨단빌딩 3층(출판기획 R&D 센터)
　　　 │ 10881 경기도 파주시 문발로 112 파주 출판 문화도시(제작 및 물류)
전화 │ 02) 3142-0036
　　　 │ 031) 950-6300
팩스 │ 031) 955-0510
등록 │ 1973. 2. 1. 제406-2005-000046호
출판사 홈페이지 │ **www.cyber.co.kr**
ISBN │ 978-89-315-8975-7 (03510)
　　　　 978-89-315-8977-1 (세트)
정가 │ 16,500원

이 책을 만든 사람들
책임 │ 최옥현
진행 │ 조혜란, 권수경
교정·교열 │ 김정아
본문 디자인 │ 신묘순
표지 디자인 │ 박원석
홍보 │ 김계향, 유미나, 이준영, 정단비, 임태호
국제부 │ 이선민, 조혜란
마케팅 │ 구본철, 차정욱, 오영일, 나진호, 장경환, 강호묵
마케팅 지원 │ 장상범, 박지연
제작 │ 김유석

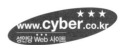

편집: 유한회사 view기획 l 커버디자인: 이세 타로(ISEC DESIGN INC.)
본문디자인: 노무라 도모미(mom design), 다케다이쿠 l 집필협력: 스즈키 야스코, 기타무라 야에코
일러스트: 다카하시 나오미, 이케다 도시오, 간바야시 고지